COLLECTION TERREUR
dirigée par Patrice Duvic

GRAHAM MASTERTON

DÉMENCES

Traduit de l'anglais
par François Truchaud

POCKET

Titre original :

WALKERS

publié par Tor Books, New York

Si vous souhaitez recevoir régulièrement
notre zine « **Rendez-vous ailleurs** », écrivez-nous à :

« Rendez-vous ailleurs »
Service promo Pocket
12, avenue d'Italie
75627 PARIS Cedex 13

ISBN : 2-266-03985-7
ISSN : 1144-7214

DÉMENCES

DU MÊME AUTEUR
CHEZ POCKET

Apparition
Démences
Le démon des morts
Le djinn
Le jour J du jugement
La maison de chair
Le maître des mensonges
Le miroir de Satan
La nuit des salamandres
Le portrait du mal
Les puits de l'enfer
Rituel de chair
Tengu
Transe de mort
Le trône de Satan
Sang impur

Trilogie de Manitou

Manitou
L'ombre du Manitou
La vengeance du Manitou

Trilogie des Guerriers de la Nuit

Les guerriers de la nuit
Les rivages de la nuit
Le fléau de la nuit

Sur les marches de la maison de fous
étincelante
J'entends la cloche barbelée faire
trembler les clairières
le glas ultime de mon monde.

Gregory Corso, « *Dans la main fugitive du Temps* »

Si je dois mourir...
Cette riche terre dissimulera une
poussière
plus riche encore.

Rupert Brooke, « *Le Soldat* »

Merrimack a la consonance des mots gaéliques *mor-riomach*, signifiant « d'une grande profondeur ».

Barry Fell, *America BC*

CHAPITRE PREMIER

Il quitta la route des yeux un instant seulement, tendant la main vers la boîte à gants pour prendre sa cassette de Santana, lorsque quelque chose d'imprécis et de blanc grisâtre comme un enfant courbé et portant un imperméable traversa brusquement la chaussée juste devant lui.

Il cria : « *Ah!* » et écrasa la pédale de frein... son pied glissa... il freina à nouveau. La station-wagon[1] dérapa et fit un tête à queue sur le macadam glissant, dans un crissement de pneus. Puis elle continua de déraper vers l'accotement feuillu, eut un soubresaut et heurta bruyamment le tronc d'un chêne.

Jack coupa le moteur et resta sur son siège, tout tremblant. *Seigneur Dieu! Dieu tout-puissant!* La bruine commença à piqueter le pare-brise. Il roulait vite, d'accord, faisant du quatre-vingts, ou du quatre-vingt-dix et abordant un virage en côte. Mais la visibilité n'avait pas été *aussi* mauvaise ; et il avait regardé de côté juste une fraction de seconde. Il ne comprenait pas comment diable il avait fait pour ne pas voir un enfant s'élançant depuis le bas-côté de la route.

— Seigneur Dieu, répéta-t-il à haute voix.

Sa voix semblait terne et peu convaincante. Il tremblait toujours, de façon irrépressible.

Il inspira profondément, détacha sa ceinture de

1. *Station-wagon :* voiture fourgonnette, à arrière vitrée ; break.

sécurité et descendit de sa voiture. A présent elle était tournée du côté où il était venu, le côté gauche du train arrière encastré dans l'arbre. La route et les bois environnants étaient étrangement silencieux après le grondement du moteur. Rien à part le ruissellement de la pluie sur les arbres en surplomb, et le *pee-oo, pee-oo* intermittent d'un gobe-mouches dans le lointain.

Des bois, des bois et encore des bois. Le père de sa mère avait toujours détesté le Wisconsin, à cause des arbres. Le père de sa mère avait été fermier, et pour lui des arbres signifiaient des souches. « Tous ces satanés arbres », avait-il coutume de se plaindre, même après avoir pris sa retraite.

Jack renifla, frissonna et jeta un regard à la ronde. Aucun enfant ne gisait sur la chaussée, Dieu merci, et aucun signe de quiconque sur le bas-côté proche. Pas d'imperméable gris-blanc maculé de sang. Pas de sneakers tordus.

Remontant le col de sa veste sport, il revint vers la route, s'avançant prudemment sur l'étendue boueuse creusée d'ornières, essayant de ne pas abîmer ses mocassins havane neufs. Les traces de pneus repoussaient la pluie tombant doucement ; aussi pouvait-il voir distinctement l'endroit où il avait freiné brutalement, et l'endroit où il avait commencé à déraper. Quatre motifs en forme de huit s'entrecroisant et se découpant leur chemin sur le macadam. Il s'accroupit pour les examiner de plus près. Rien ne laissait supposer qu'il avait peut-être heurté quelqu'un.

Il ne pensait pas *avoir* heurté quelqu'un. Il ne se souvenait pas d'un choc, à l'exception de la collision finale contre l'arbre. Il se retourna, s'abritant les yeux de la pluie, et regarda l'avant de sa station-wagon. Le pare-chocs avant était intact, aucun phare n'était cassé. Il espérait seulement qu'il n'avait pas accroché quelqu'un de côté, l'envoyant valdinguer dans les fougères et le sous-bois. Il avait entendu parler de gens renversés par un chauffard qui avait pris la fuite, grièvement blessés et gisant dans les fourrés à quelques mètres seulement d'une route très passante, et qui étaient finalement morts de froid.

Il descendit un peu plus loin le long de la chaussée. Il mit ses mains en porte-voix et appela :

— Ohé? Il y a quelqu'un? Ohé?

Il resta tout à fait immobile et écouta attentivement. Le gobe-mouches appela *pee-oo, peewoo*, puis *pee-widdi*. La pluie tombait, aussi légère que le voile d'une mariée moribonde. C'était difficile de croire qu'il se trouvait seulement à vingt minutes de Madison, la capitale de l'Etat, et à un peu plus de deux heures de Milwaukee.

Il appela « Ohé? » encore trois ou quatre fois. Il n'y avait toujours pas de réponse. Son cœur cessa de battre la chamade, sa respiration revint progressivement à la normale. Il commença à se sentir plus calme. Il prit son mouchoir, s'essuya le visage et se moucha. En dépit du froid, sa chemise et son maillot de corps étaient trempés d'une sueur glacée.

C'était sûrement un daim, d'accord? Ou peut-être une chèvre. Un animal, en tout cas. Tu n'as pas très bien vu, exact? Enfin, Jack, allons, sérieusement, que ficherait un enfant ici dans les bois, par un jeudi après-midi pluvieux, dans ce coin paumé? Toi-même tu ne serais pas ici, si tu n'avais pas été obligé d'aller jeter un coup d'œil au vieux chalet d'été de Papa à Devil's Lake, et la seule raison pour laquelle tu as emprunté cette route, c'est qu'elle te permet de gagner vingt kilomètres sur ton trajet pour rejoindre la route 51.

Allons, que ficherait un gosse *dans ce coin perdu?*

Le fait troublant, c'est que Jack était certain d'avoir vu des jambes qui couraient, des bras se balançant et un capuchon relevé. Le bon sens lui disait que cela avait été forcément un animal. Mais il avait gardé l'image d'un enfant courbé et portant un imperméable gris-blanc, surgissant brusquement et traversant la chaussée devant lui, de façon mal calculée et irréfléchie comme le font les enfants.

Il attendit encore quelques instants. Puis, lentement, se retournant de temps en temps, il rebroussa chemin jusqu'à sa station-wagon. Une Electra modèle 81, rouge métallique, maintenant luisante de pluie; la dernière voiture de son père. Jack en avait hérité, ainsi que du chalet d'été, et de pièces remplies de livres sentant le moisi, et de plus de journaux que quiconque aurait pu en compter. Il avait été contraint de vendre l'appartement de Jackson Park afin de payer les impôts de son père et les frais de l'enterrement (non pas qu'il aurait pu convaincre Maggie d'habiter là-bas, pour rien au monde, pas même pour des diamants, parce que Maggie avait toujours cru que le cancer pouvait s'attraper). Toute une vie de rêves et de travail n'avait produit rien de plus spectaculaire que quelque part où aller en voiture et quelque chose à lire.

Le cataphote arrière de la voiture avait été brisé, éparpillant des fragments de plastique rouge foncé sur le sol et les feuilles. Le hayon avait été enfoncé, de telle sorte qu'il arborait un rictus d'un côté comme la lèvre d'Elvis Presley, et Jack eut beau le rabattre avec force, il refusa de se refermer correctement. Il se dit que cela aurait pu être pire. Il aurait pu heurter le chêne de plein fouet et être grièvement blessé ; ou tué. C'était probablement tout aussi bien qu'il ne sache pas comment contrôler un dérapage des roues avant. Un conducteur plus émérite se serait sans doute tué.

Il remonta dans la voiture et mit le contact. La courroie du ventilateur émit un couinement, mais à part ça le moteur semblait tourner normalement. Du moment qu'il le ramenait à Milwaukee, cela lui était parfaitement égal qu'il fasse autant de boucan que l'orchestre de la Taverne Pfister.

Juste avant de mettre en marche les essuie-glaces, cependant, il eut l'impression d'apercevoir quelque chose à travers la brume argentée de la pluie qui recouvrait le pare-brise. Un scintillement blanchâtre, dans les bois, sur sa droite. Il essuya le pare-brise, et regarda attentivement dans cette direction à nouveau, mais cela avait disparu. Il ouvrit la portière et descendit à demi de la voiture, afin de voir plus distinctement. A nouveau le plus infime des mouvements, une très légère tache gris-blanc, il en était certain.

Il tendit la main vers le siège arrière et prit son imper.

Il y avait quelqu'un dans ces bois, cela ne faisait aucun doute... quelqu'un ou quelque chose. Et quoi que ce fût, cela avait bien failli les tuer tous les deux. Si c'était un animal, il ne pouvait pas y faire grand-chose, sauf le signaler. Mais s'il s'agissait d'un enfant, il voulait savoir ce que cet enfant avait dans la cervelle, pour se promener tout seul dans les bois.

Il sortit de la voiture, claqua la portière et commença à descendre la pente en diagonale. Sous ses pieds, la terre était détrempée et couverte de feuilles, et il glissait de côté un pas sur deux. Le temps qu'il atteigne un terrain plus plat, ses mocassins étaient noirs d'humidité, et des ronces avaient fait des accrocs au pantalon de son costume de mohair. Il fit halte un moment, pour reprendre son souffle, et pour s'essuyer le visage une fois de plus.

— Merde, murmura-t-il pour lui-même.

Il ne savait pas ce qu'il lui avait pris, de s'élancer au bas de cette pente humide et couverte de broussailles, à la poursuite d'un enfant qui probablement n'était pas du tout un enfant, mais une stupide chèvre égarée. En ce moment même il aurait pu être dans sa voiture, rentrant chez lui, bien au chaud et au sec, passant *Santana Abraxas* au volume maximum pour couvrir les couinements de sa courroie de ventilateur.

« Et j'espère que tu te sens mieux... et j'espère que tu te sens en pleine forme! »

Il attendit, renifla, et jeta un regard à la ronde. Derrière lui, il pouvait juste distinguer le garde-boue rouge terne de sa station-wagon, tout là-haut près de la route. Devant lui, le terrain continuait de descendre en pente douce, mais conduisant à une crevasse sombre et envahie par la végétation, couverte de ronces et de fougères ruisselantes de pluie. Il entendait de l'eau couler quelque part; le murmure d'un petit ruisseau; mais en cet après-midi pluvieux et sous ce ciel morne et gris, le clapotis semblait terne et déprimant, au lieu d'être joyeux.

Il aurait pu rebrousser chemin. *Continuer serait déraisonnable, capitaine.* Même si la silhouette gris-blanc *avait* été un enfant, il ne l'avait pas tué, de toute évidence. Et si c'était une chèvre, elle pouvait facilement le distancer, et gravir collines et vallées, ce pour quoi ses mocassins Florsheim n'étaient pas seulement inappropriés mais carrément dangereux.

— Ohé! appela-t-il, une dernière fois. Il y a quelqu'un?

Il recommença à frissonner, de froid cette fois. Et il avait aussi besoin d'uriner, de façon pressante. Il se tint devant un massif de fougères et son urine fuma dans la fraîcheur de l'après-midi. Cela semblait se poursuivre interminablement. Pourtant il n'avait pas encore fini lorsqu'il aperçut la silhouette blanc grisâtre à nouveau, juste une seconde, là-bas au fond de la crevasse entre les arbres.

— Hé! lança-t-il. Hé, toi! (Il referma sa braguette et commença à s'avancer maladroitement dans sa direction.) Hé, petit, attends, ne t'en va pas!

Le sol sous ses pieds devint brusquement plus escarpé. Il glissa trois ou quatre fois, et à un moment il fut obligé de s'agripper à des ronces pour ne pas tomber, et il s'écorcha le poignet, lequel se mit à saigner. Suçant le sang, boitant, jurant en sourdine, il descendit de plus en plus profondément dans le vallon étroit.

Espèce de triple buse, se dit-il. *Tu vas mettre des heures à regrimper là-haut jusqu'à ta voiture. Et, bon Dieu, il pleut à verse maintenant.*

Il glissa au bas d'une ravine de pierres roulant sous ses pieds, se retint de justesse aux fougères, puis tomba lourdement sur le dos.

Merde! fulmina-t-il. *Merde et re-merde!*

Lentement, laborieusement, il se remit debout. Le fond de son pantalon était trempé et poissé de boue. Ses mocassins neufs étaient bons à jeter à la poubelle. Sa main droite saignait toujours et il s'était meurtri le coude gauche.

Bon, ça suffit comme ça. Gosse ou pas gosse, c'est maintenant que je fais demi-tour et que je rentre chez moi.

Il se redressa, inspira profondément, puis cria :

— Hé, petit! Est-ce que tu m'entends? Je laisse tomber! C'est terminé! Si tu t'es perdu, tant pis pour toi! Tu as compris?

Il écouta attentivement, mais tout ce qu'il entendit fut l'écho de sa propre voix ; et la pluie ; et le clapotis du ruisseau.

— Sale petit con, grommela-t-il. Espèce d'abruti... quoi que ce soit, merde, chèvre, je m'en fous !

Il commença à grimper vers le haut de la vallée. Mais, juste à cet instant, du coin de l'œil, il aperçut la silhouette grisâtre sur le talus à sa gauche, seulement à une vingtaine de mètres de là... elle ne bougeait pas, ne courait pas, mais se tenait simplement là, la tête penchée au milieu des fougères ondoyant au vent. Il fit halte et la regarda fixement, claquant des dents sous l'effet du froid. Cette fois, pour une raison inconnue, il n'avait pas du tout envie de crier.

— Parfait, maintenant je te tiens, petit salopard, dit-il à voix basse.

Il entreprit de grimper péniblement la côte, se frayant un chemin parmi les fougères et les ronces. Cette fois, la silhouette resta où elle était, avec son imperméable blanc grisâtre, son capuchon relevé, les épaules tombantes. Jack trouva bizarre que le gosse ne se soit pas retourné ; qu'il n'ait pas du tout bougé. Il devait certainement l'entendre. Jack grimpait vers le haut du talus à peu près aussi discrètement que le général Patton et la troisième division blindée.

Il avait presque rejoint la silhouette, maintenant, et elle ne bougeait toujours pas. Elle se tenait juste à côté d'une clôture de fils de fer barbelés qui s'étendait en diagonale jusqu'au fond du vallon, délimitant son pourtour. C'était incontestablement un enfant, plutôt qu'un animal. Mais apparemment il s'agissait d'un enfant singulièrement bossu, d'un enfant difforme ; et pour la première fois, Jack commença à se sentir vraiment mal à l'aise.

— Hé, petit ! lança-t-il d'une voix rauque, mais plus par bravade que sous l'effet de la colère. Hé, petit, tu as bien failli nous tuer tous les deux, là-bas sur la route.

Néanmoins l'enfant resta où il était, appuyé contre la clôture. Jack s'avança vers lui finalement, se tenant au fil du dessus de la clôture de barbelés pour ne pas tomber et glisser à nouveau au bas du talus.

Puis, alors qu'il était en mesure de toucher l'enfant, il comprit que ce n'était absolument pas un enfant. Ce n'était même pas un animal. Il saisit son « capuchon » et l'arracha de la clôture, et tout ce qu'il avait dans la main c'était un exemplaire imbibé d'eau de pluie du *Milwaukee Sentinel* de dimanche dernier. D'une manière ou d'une autre le journal avait dû se déplier, il avait été emporté par le vent et plaqué contre l'un des poteaux de la clôture, prenant la forme d'un enfant encapuchonné.

Il resta immobile sous la pluie un long moment, fronçant les sourcils, un tas détrempé de pages sportives dans chaque main. Il n'y comprenait rien ; et d'une façon bizarre c'était presque plus troublant que d'avoir trouvé effectivement un enfant. Il avait vu cette silhouette à la forme identique traverser en courant la chaussée devant lui. Il l'avait vue s'élancer au bas de la colline, et vers le vallon. Depuis le petit ravin en contrebas, elle avait tout à fait ressemblé à un enfant portant un imperméable gris-blanc. Comment diable pouvait-il s'agir seulement d'un journal ?

Il déplia les pages humides et vit la date. L'édition de vendredi dernier. Rien de particulier à ce sujet. Lentement, il froissa le journal et en fit une boule ; puis il le lança au loin d'un ample mouvement du bras. Il jeta un dernier regard aux bois environnants. Il ne vit rien d'autre ressemblant même vaguement à l'enfant qu'il avait cru poursuivre. Aucune vision fugitive et insolente d'un imperméable grisâtre parmi les fougères. Il renifla, s'essuya le front du dos de la main, et rassembla ses forces en vue de la longue et pénible remontée jusqu'à sa voiture.

Ce fut à ce moment, cependant, qu'il aperçut le contour de ce qui ressemblait à des toits parmi les arbres. Il continua de gravir la colline, et quelques mètres plus haut il fut à même de le voir tout à fait distinctement. Un édifice immense avec des tours de brique jaune ; et des ardoises gris-bleu luisantes ; et des rangées de fenêtres de style gothique. Allons bon, qu'est-ce que c'était que ce bâtiment ?

Jack écarta les fils de fer de la clôture, baissa la tête et se faufila prudemment entre les barbelés. L'édifice se dressait de l'autre côté du vallon par rapport à la route, ses tours cachées parmi d'énormes chênes blancs, de telle sorte que, bien qu'il ait été construit avec une telle vue sur les bois environnants, il était quasiment impossible pour quiconque de le voir depuis la route.

Il était farouchement protégé du monde extérieur par son environnement naturel, comme le château de la Belle au bois dormant. Jack pouvait voir que l'on avait éclairci les futaies autrefois, il y avait peut-être vingt ou trente ans ; mais à présent il devait se frayer un chemin à travers des ronces et des rosiers sauvages, et le temps qu'il atteigne un massif de chênes à environ deux cents mètres en contrebas et au sud-ouest de l'édifice, les pans de son imper avaient été déchirés deux fois, et ses chaussettes étaient en lambeaux. Et il pouvait dire adieu à ses mocassins à cent soixante-dix dollars.

Ce qui l'intriguait énormément, cependant, c'était cette sensation qu'il éprouvait d'avoir été *conduit* jusqu'ici : comme s'il avait été destiné toute sa vie à découvrir cet édifice, cet après-midi précisément, à cette heure précise. Comme si l'édifice l'avait *entendu*.

Lorsqu'il était gosse, il avait passé dans la région presque toutes ses vacances d'été, au Mirror Lake ou au Devil's Lake ou au lac Wisconsin, et ses amis et lui avaient sillonné ces bois au cours de centaines de randonnées et d'« explorations de la jungle ».

Pourtant il n'avait jamais vu cet édifice jusqu'à ce jour, en dépit de ses dimensions considérables. Il ignorait même son existence. Il était si imposant, mystérieux et empreint d'une ambiance particulière que Jack était presque furieux de ne pas l'avoir découvert lorsqu'il avait onze ans. Ah, les jeux que Dougie McLeish et lui auraient pu inventer dans un tel décor ! Prince Vaillant ! L'homme au masque de fer ! Dracula ! Cela aurait été sensationnel ! Pourquoi l'avait-il découvert seulement maintenant, aujourd'hui, alors qu'il avait quarante-trois ans, était marié, vivait à Milwaukee et était le propriétaire d'une chaîne d'ateliers spécialisés en pose rapide de pots d'échappement ?

L'édifice ressemblait à un château, ou à un hôtel, ou à une gare grandiose. Les murs étaient de cette même brique jaune pâle que la vieille brasserie Pabst dans le quartier ouest de Milwaukee — cette même brique qui avait jadis valu à Milwaukee le surnom de « la Ville crème ». Son architecture était de style gothique autrichien, avec une tour carrée à chaque extrémité de sa façade longue de soixante-dix mètres, chacune avec une grappe de cinq flèches, et des balustrades ornementales en fer forgé faisant tout le tour des gouttières.

Il y avait des visages partout. Des visages gris, en plomb, sur chacun des tuyaux d'écoulement. Des visages jaune d'ocre, sculptés dans la pierre, au-dessus des fenêtres. Des visages en fonte noire, aux coins des balustrades. Probablement plus d'une centaine, à tout prendre. A la différence de la plupart des gargouilles, cependant, aucun de ces visages n'était laid ou grotesque. Ils étaient tous paisibles, vénérables et sereins ; il y avait pourtant un détail étrange : chaque visage avait les yeux fermés, comme s'il était aveugle, ou endormi, ou mort.

Jack s'avança parmi les arbres jusqu'à ce qu'il atteigne l'allée de gravier blanc qui entourait le bâtiment. Le gravier était tapissé de lierre et envahi par les mauvaises herbes. Sur la tour ouest le lierre avait poussé jusqu'au niveau des fenêtres du deuxième étage, s'accrochant aux briques telle une maîtresse sombre et possessive.

Il ne faisait aucun doute que le bâtiment était inoccupé depuis des années, peut-être même depuis des décennies. Les gouttières étaient en très mauvais état, et de l'eau avait ruisselé près de la porte principale, laissant une tache de rouille tout le long de la maçonnerie de brique. Toutes les fenêtres étaient sombres, recouvertes de poussière et nues ; et un grand nombre des vitres plombées en losange étaient brisées. Il y avait des nids d'oiseaux abandonnés dans presque tous les conduits de cheminée, ou coincés entre les flèches.

Tout l'édifice, se dressant dans la pluie qui tombait doucement, semblait baigné d'une atmosphère de désespoir tranquille, de souvenirs depuis longtemps oubliés, et de regret raffiné.

Jack se dirigea vers la porte principale, gravit les marches de pierre et essaya de tirer sur la lourde poignée en bronze. La porte était verrouillée — probablement aussi barricadée. Non pas qu'il y ait quelque danger que le bâtiment fût saccagé par des vandales, ici au milieu des bois où personne ne pouvait le trouver.

A côté de la porte il y avait une sonnette à poignée d'autrefois, ornée d'un visage en bronze, le visage d'un saint aux yeux fermés. Jack tira sur la sonnette, et ne réussit qu'à provoquer une averse de rouille ; puis il tira dessus une deuxième fois, plus fort, et il entendit un son métallique rauque quelque part dans le bâtiment, un tintement qui se prolongea encore et encore, comme quelqu'un agitant frénétiquement une sonnette à manche.

Il fit un pas en arrière avec embarras. Seigneur, et si jamais il y avait quelqu'un à l'intérieur? Il s'attendait presque à ce que le visage sur la sonnette ouvre les yeux et lui lance un regard désapprobateur.

Puis le tintement mourut, et l'édifice fut silencieux à nouveau. Le visage sur la sonnette demeura béat et aveugle. Jack secoua la tête, dit : « Espèce d'andouille ! », et fit une grimace, se moquant de sa propre frayeur.

Il s'éloigna de la porte principale et longea la façade du bâtiment jusqu'à ce qu'il atteigne la tour à l'extrémité est. Il essaya de regarder à l'intérieur par l'une des fenêtres, mais la vitre était tellement sombre qu'il était impossible de voir quelque chose, excepté les contours indistincts de ce qui semblait être un canapé. Tout autour du bâtiment, l'herbe et les broussailles avaient poussé presque jusqu'à hauteur de poitrine, donc il ramassa une petite branche, cassa deux ou trois brindilles superflues, et s'en servit pour se frayer un chemin à travers la végétation. Indiana Jones. Stanley à la recherche de Livingstone.

Le silence, l'humidité et l'isolement au sein des bois produisaient en lui une surexcitation que Jack n'avait pas éprouvée depuis qu'il était gosse. Il se mit à siffloter entre ses dents, un effet sonore dramatique pour accompagner sa progression à travers les mauvaises herbes. Lorsqu'il effraya un écureuil, il tint son bâton comme une carabine, le mettant en joue et faisant semblant de tirer sur lui tandis que l'animal s'enfuyait vers l'un des chênes avoisinants. *Blam! Blam! Blam!*

Il passa devant la porte à la peinture bleue écaillée de ce qui avait dû être les cuisines du bâtiment. Collant son front à la vitre, il put discerner une énorme cuisinière à charbon de jadis, et deux immenses éviers avec des robinets droits. Il y avait un buffet vitré qui contenait encore des piles d'assiettes blanches et des tasses à café.

C'était bizarre. Cela donnait l'impression que le bâtiment avait été abandonné avec tout restant en l'état — mobilier, vaisselle de table, tapis. Il y avait même un vase à fleurs en verre sur l'appui de la fenêtre, contenant des branches de chrysanthèmes complètement desséchées.

Jack atteignit l'arrière du bâtiment. Il y avait une grande serre en fer forgé s'étendant tout du long ; rongée par la rouille maintenant, avec un grand nombre de carreaux cassés, et sa verrière était couverte d'une couche épaisse de feuilles et de poussière. Partant de la serre, des marches en pierre conduisaient vers un jardin en contrebas, où des allées de gravier avaient été tracées de manière à former une feuille de trèfle. Toutes les plates-bandes disparaissaient à présent sous les broussailles et les mauvaises herbes ; et une pergola rose qui se trouvait au centre du jardin s'était partiellement effondrée. Au-delà du jardin encaissé, le parc s'élevait en terrasses vers les bois. Plus loin à l'ouest, une partie du parc avait été aménagée en courts de tennis, et à côté des courts de tennis, il y avait une piscine en plein air, avec une bordure carrelée.

Jack longea la serre jusqu'à ce qu'il arrive aux courts de tennis. La pluie couvrait la vallée de brume, triste et froide, mais Jack mit ses mains en visière pour abriter ses yeux de la pluie et resta là pendant presque cinq minutes à regarder au loin. Par un jour d'été, la perspective sur les bois devait être d'une beauté à vous couper le souffle.

Il descendit en glissant le talus détrempé et verdoyant

jusqu'aux courts de tennis eux-mêmes. Les filets étaient affaissés et pourrissaient, et les corps ratatinés d'oiseaux morts étaient pris dans leurs mailles. Mais le revêtement rouge était toujours en bon état, et il ne faudrait pas grand-chose pour leur redonner leur aspect d'antan.

Il s'approcha de la piscine. Elle était carrelée de blanc, avec des motifs floraux marron sur le pourtour : datant de la Belle Epoque, hygiénique, et remplie au quart d'une eau noir verdâtre. Quelque chose gisait dans l'eau, également ; quelque chose d'informe et de pâle, juste sous la surface. Il essaya de l'atteindre avec son bâton, mais c'était trop loin. Cela ballotta, flotta et roula de côté. Cela aurait pu être n'importe quoi.

Dis donc — songea Jack, se relevant et parcourant du regard l'arrière du bâtiment —, *il y a de sacrées possibilités ici. Un bâtiment splendide, en bon état à part des broutilles. Un emplacement formidable. Tout le terrain souhaitable pour des installations sportives. Astucieusement réaménagé, cela pourrait devenir le plus beau complexe de loisirs dans tout le Midwest.*

Lentement, il traversa les courts de tennis, longea la serre et retourna vers le devant du bâtiment une fois de plus. Une idée germait dans son esprit. Une idée d'affaires. Une idée de *carrière*. Une idée qui l'emmènerait loin de la périphérie de la ville ; et loin de l'ennui quotidien de *Reed, Pose d'échappements & Pneus*. Une idée qui lui apporterait liberté et accomplissement, prestige et *plaisir*, également — tout cela à la fois.

Si le bâtiment était resté inoccupé depuis aussi longtemps, alors de toute évidence personne n'en voulait ; ou personne ne s'était rendu compte de sa valeur virtuelle. Il devrait être capable de l'acquérir pour — combien ? — un demi-million de dollars ? Trois cent mille ? Peut-être même moins. Son ami Morris Tucker de la Menomonee Savings pourrait certainement l'épauler, question financement. Tous deux sortaient de l'école de commerce du Wisconsin, promotion 67, et trois ou quatre fois chaque été ils allaient pêcher tous les deux au large de Whitefish Bay, avec des chapeaux de soleil avachis, des packs de six de Pabst Blue Ribbon et des cassettes des Beatles sur le ghetto-blaster.

« Tous ces gens solitaires... d'où viennent-ils ? »

D'accord, il aurait besoin de plusieurs millions pour aménager le bâtiment en complexe de loisirs conformément aux normes internationales. Mais si Morris parvenait à trouver le montage financier adéquat... ma foi, c'était un sacré risque. Un *sacré* risque. Mais que risquait-il de perdre, si tout allait de travers ? Une maison dans la banlieue de Milwaukee, une station-wagon cabossée, et un avenir tristement prévisible, consistant à poser des pots d'échappement sur les voitures d'autres personnes ? Ce ne serait pas une perte ; ce serait une libération ; même si tout capotait, et s'il était obligé de retourner travailler dans un bureau.

Il atteignit l'allée de gravier, la remonta jusqu'au bâtiment, et appuya sa main sur les briques humides. *Une fois dans la vie de tout homme, une seule fois, une occasion exceptionnelle se présente.* Jack était certain que la découverte de ce bâtiment était *son* occasion exceptionnelle. Ce l'était *forcément. Quand on songe à la façon étrange dont j'ai été conduit jusqu'ici ! Par un journal emporté par le vent qui ressemblait à un enfant courant à toutes jambes. Si ce n'est pas le destin, mon vieux, je me demande foutrement ce que c'est.*

Il le voyait déjà. Le bâtiment entièrement restauré, le parc réaménagé, le soleil brillant, des couples élégants se promenant, entrant et sortant de la serre. Des hélicoptères se posant sur les terrasses, amenant des clients directement de Chicago ou de Milwaukee. Un court de squash, une verrière pour la piscine, un terrain de golf aménagé dans les bois.

Il l'appellerait le Merrimac Court Country Club. Propriétaire et président, John T. Reed, Jr.

Lentement, il s'éloigna à reculons du bâtiment, se frottant les mains et reniflant dans le froid. Dès qu'il serait rentré à la maison, il se renseignerait pour découvrir qui était le propriétaire du bâtiment, et pour combien il était disposé à le vendre. Ensuite il le ferait inspecter par un expert, juste pour s'assurer que le bâtiment ne présentait pas de vices de construction nécessitant des travaux trop coûteux. *C'est ça, fais preuve de bon sens, montre-toi judicieux. Surtout ne t'emballe pas.*

Mais il savait qu'il ne pouvait plus reculer. Sa vie avait déjà été complètement bouleversée. Même s'il était impossible de restaurer ce bâtiment, il en trouverait un autre, et il ouvrirait son country-club d'une façon ou d'une autre, même si c'était sa mort.

Ecarte-toi, Laura Helmsley. Jack Reed arrive.

Il parcourut le bâtiment d'un dernier et long regard, s'efforçant de le graver dans sa mémoire, et ce fut à ce moment qu'il aperçut un visage à l'une des lucarnes, tout là-haut sur le toit. Un petit visage blanc, comme celui d'un enfant.

Il resta là, à regarder fixement vers la fenêtre, clignant des yeux pour chasser la pluie. Il avait très froid, et il se sentait harassé. Pourtant il n'avait pas imaginé ce visage. Il l'avait vu tout à fait distinctement. Juste un instant, d'accord. Mais c'était le visage d'un enfant, tout là-haut, les yeux fixés sur lui.

Il ne savait pas trop quoi faire. C'était certainement l'enfant qu'il avait vu sur la route ; l'enfant qui l'avait conduit jusqu'ici. Le journal plaqué contre la clôture n'avait été rien de plus qu'une coïncidence. Mais s'il y avait *effectivement* un enfant à l'intérieur du bâtiment, en quoi cela le regardait-il ? Cette propriété ne lui appartenait pas ; ce n'était pas son enfant. Peut-être devrait-il téléphoner à la police locale, et les prévenir, dans le cas où l'enfant serait un fugueur, ou bien s'il courait quelque danger moral ou physique. Mais il estimait que sa responsabilité s'arrêtait là.

Cependant... l'enfant était forcément entré d'une façon ou d'une autre, et cela voulait dire qu'il devait y avoir une porte ouverte, ou une fenêtre par où on pouvait se faufiler. Même s'il ne trouvait pas l'enfant, il pourrait au moins jeter un coup d'œil à l'intérieur, et se rendre compte de l'état des lieux.

Il fit demi-tour pour se diriger à nouveau vers l'arrière du bâtiment. Il essaya d'ouvrir les portes-fenêtres sur le côté de la tour ouest ; mais elles étaient solidement verrouillées et il vit qu'elles étaient également barricadées.

Il alla jusqu'à la porte de la serre, et essaya de l'ouvrir. Au début elle refusa de bouger d'un pouce, mais lorsqu'il abaissa les poignées, et tira à nouveau, l'un des battants s'ouvrit en vibrant.

Il hésita. Au regard de la loi, il avait déjà commis une infraction, simplement en se promenant dans le parc sans autorisation ; mais s'il s'avançait à l'intérieur, il serait également coupable de violation de domicile. Malgré son abandon apparent, ceci était peut-être toujours la demeure de quelqu'un ; et si ce quelqu'un était là, il aurait un tas d'explications embarrassantes à fournir.

Il frappa à la vitre avec son index recourbé. « Ohé ? Il y a quelqu'un ? » appela-t-il. A l'intérieur, la serre était poussiéreuse, silencieuse et sombre. Une table en fer forgé gisait sur le sol, renversée de côté, et les morceaux du pot de céramique vert qui avait été brisé lorsqu'elle était tombée étaient toujours éparpillés tout autour. Contre le mur opposé était disposée toute une série de grosses urnes en terre cuite, avec des plantes crevées jaunâtres pendant des cols. Il y avait une forte odeur d'humidité dans la serre, et de quelque chose d'autre qui était plus aigre, comme du vinaigre.

— Il y a quelqu'un ? répéta Jack.

Mais la serre était silencieuse, à l'exception du *flic-flac* persistant de l'eau de pluie suintant par ses joints de métal rongés.

Sers-toi de tes méninges, Reed, se dit Jack. *Personne n'habite ici. Seulement des squatters, peut-être, ou des vagabonds, ou des gosses qui ont fait une fugue. Des gens qui n'ont pas plus le droit de se trouver ici que toi. Des gens en situation irrégulière.*

Il poussa le battant un peu plus et s'avança à l'intérieur. Le sol était sablonneux, et crissa et craqua sous ses pas. Il s'immobilisa un moment, puis il traversa la serre et gravit deux marches jusqu'à la porte qui donnait directement accès au bâtiment lui-même. Les battants résistèrent également, mais il parvint à les ouvrir.

Maintenant ou jamais, pensa-t-il, poussant légèrement les battants, et se glissant par l'entrebâillement.

La pièce dans laquelle il se trouvait semblait être une vaste salle de lecture, ou un foyer. Il y avait des chaises de rotin crème un peu partout, cinquante ou soixante, et des tables également en rotin. Sur certaines de ces tables, il y avait des tasses et des soucoupes, avec des marques brun acajou à l'intérieur laissées par du café depuis longtemps évaporé. Des revues et des journaux étaient éparpillés sur le sol recouvert d'un tapis vert. Jack se baissa et ramassa un exemplaire de *Collier's*. L'article principal illustré en couverture était consacré à « L'équipe A de Walter Camp » et la revue était datée de 1926. Il ramassa un journal dont la manchette annonçait : « Le meurtre de Hall-Mills : Ouverture du procès ». La date était le 21 juin 1926.

Il resta au milieu de la pièce un moment, puis posa précautionneusement la revue et le journal sur l'une des tables. Il se sentait étrangement claustrophobe, comme si la pièce se refermait sur lui. Il eut aussitôt envie de faire demi-tour et de sortir au grand air. *Parce que, bon Dieu, cette pièce devait être bondée ce jour-là en juin 1926, et pour une certaine raison tous ces gens se sont levés d'un bond et sont partis, et la maison a été fermée, complètement fermée, et personne n'a touché à rien ici depuis soixante-deux ans.*

Il inspira profondément. L'air dans la maison était encore plus froid qu'au-dehors ; et il y avait toujours cette nette odeur piquante de vinaigre.

Il écouta attentivement, mais le bâtiment demeurait silencieux. Il entendait seulement la pluie, tambourinant sur la verrière. Il parcourut la salle du regard et pensa : *Cette pièce ferait un bar sensationnel. Un grand miroir d'époque, sur toute la longueur du mur du fond, un comptoir au plateau de marbre, des fauteuils d'époque dorés.* Il traversa la pièce jusqu'à la porte opposée, qui était légèrement entrebâillée. *Cet endroit aurait une classe terrible.*

Il poussa le battant, et se retrouva dans un immense vestibule caverneux, avec un palier faisant tout le tour de celui-ci et formant une galerie. De chaque côté, un escalier en marbre conduisait au premier étage. Quel hall d'hôtel ! Une énorme lanterne de fer forgé était suspendue au plafond tout en haut. Des toiles d'araignée pendaient de ses parois comme un suaire glissant insidieusement. Le sol du vestibule était recouvert de dalles de marbre en damier, rouge et blanc, mais disparaissait sous une couche de poussière et de détritus, de fragments de plâtre et de brindilles provenant de nids d'oiseaux.

Au bas de chaque escalier se dressait la statue de pierre, grandeur nature, d'un personnage vêtu d'une robe biblique, ressemblant à un saint ; deux statues identiques, toute deux les yeux fermés. Jack s'approcha de l'une d'elles et la contempla un long moment. Il ne savait pas pourquoi il trouvait tous ces visages aux yeux fermés aussi troublants, mais c'est ce qu'il ressentait. *Enfin, pourquoi diable sculpter des statues avec des yeux fermés ? Est-ce parce qu'ils sont censés être morts, ou endormis, ou bien est-ce simplement parce qu'ils ne veulent pas nous regarder pendant que nous les contemplons ?*

Quoi qu'il en soit, cela ne lui plaisait pas. Cela lui donnait la sensation désagréable que lorsqu'il leur tournerait le dos ils ouvriraient leurs yeux pour le regarder fixement.

Il monta deux ou trois marches, et lança :

— Ohé ? Ohé ? Il y a quelqu'un ?

Il n'y eut pas d'écho. Mais il entendit quelque chose détaler, quelque part dans le bâtiment. Peut-être un écureuil. Ou un oiseau. Ou un petit garçon, qui savait qu'il avait fait une bêtise en traversant la route sans regarder, et qui s'était caché dans l'une des pièces à l'étage.

— Ohé ? cria Jack. Est-ce que tu m'entends ? Parce que je monte te chercher, que cela te plaise ou non !

Il gravit l'escalier, deux ou trois marches à la fois, jusqu'au premier étage. Lorsqu'il atteignit le palier, il regarda en bas vers les deux statues dans le vestibule. Le jour commençait à baisser, pourtant elles luisaient d'un éclat presque anormal, comme de l'ivoire. Ni l'une ni l'autre des statues n'ouvrit les yeux ; ni l'une ni l'autre des statues ne bougea. *Jack, mon vieux, tu ferais mieux de cesser de te faire des idées.*

Partant du palier, deux longs couloirs s'étendaient dans chaque direction, l'un vers la tour ouest et l'autre vers la tour est. Tous deux étaient sombres, mais Jack discernait la lumière du jour se reflétant faiblement sur leurs sols en linoléum. Il sortit une pièce de monnaie de la poche de son imperméable et la lança en l'air. *Pile le couloir ouest, face le couloir est*, se dit-il. La pièce tomba sur le sol. Pile.

Il s'engagea dans le couloir est. Il était long, étroit et sans ouvertures ; mais il songea qu'il pourrait toujours faire percer des fenêtres supplémentaires. Le couloir était bordé de chaque côté par des rangées de portes, des portes crème, toutes verrouillées — mais chaque porte avait un petit judas dans son panneau, recouvert d'une petite plaque en laiton que l'on faisait pivoter. Il jeta un coup d'œil dans trois ou quatre des chambres. Il ne vit que des lits et des chaises ; et dans l'une des chambres, seulement un matelas posé à même le sol.

Toutes les six portes, un court couloir latéral bifurquait et conduisait vers l'arrière du bâtiment, aboutissant à une fenêtre. Chaque fenêtre, toutefois, était munie d'un grillage métallique noir au dessin en losanges, et aux mailles très serrées, ce qui réduisait la lumière du jour de presque la moitié. De plus, le grillage n'avait pas été simplement vissé dans le chambranle, mais *soudé*. Jack trouva cela plutôt absurde : le propriétaire des lieux avait été suffisamment soucieux de la sécurité pour protéger toutes les fenêtres du premier étage, mais il n'avait pas pensé à faire de même avec les fenêtres du rez-de-chaussée.

Il suivit le premier couloir latéral, jusqu'à la fenêtre, et jeta un coup d'œil au-dehors. A travers le grillage couvert de poussière et la vitre sale, il apercevait une partie des courts de tennis et un coin de la piscine, et ce jardin laissé à l'abandon et envahi par une végétation luxuriante. Il resta devant la fenêtre deux ou trois minutes, regardant au-dehors. Il pleuvait toujours, le ciel était d'un gris ardoise, l'herbe d'un vert vénéneux. Il consulta sa montre et vit qu'il était déjà quatre heures et demie. Il n'arriverait à la maison que bien après la tombée de la nuit.

Au fond du couloir, Jack fut confronté à une porte à deux battants en chêne verni, non seulement verrouillée mais munie d'un moraillon en acier et d'un cadenas Ingersoll incrochetable. Il secoua les battants, mais la porte tint bon. Quoi que ce fût qui était conservé dans la tour est, son propriétaire désirait manifestement que cela n'en bouge pas. Peut-être une bibliothèque aux livres rarissimes ; ou une collection d'objets d'art ? Ou bien le plancher s'était peut-être effondré, et c'était une simple mesure de sécurité pour empêcher les gens d'entrer. Mais à sa gauche, un autre escalier montait vers les ténèbres, conduisant à l'étage supérieur.

Il trouva un interrupteur mural sur sa gauche, et il l'actionna ; sans résultat, bien sûr. Le bâtiment aurait probablement besoin d'une installation électrique remise à neuf, de fond en comble.

Il y avait une fenêtre à mi-hauteur de l'escalier, mais elle était également protégée par un grillage métallique. Le grillage était bosselé en plusieurs endroits, comme si on avait cogné dessus avec un objet lourd, maintes et maintes fois.

Jack posa un pied sur la première marche de l'escalier, puis hésita. Il commençait à être tard, et à faire sombre, et il n'avait pas de torche électrique. Il ferait peut-être mieux de laisser tomber pour aujourd'hui, et de songer à rentrer chez lui. Il savait que Maggie allait se faire du souci à son sujet, et que la dinde prévue pour le dîner serait complètement desséchée. Il était toujours tellement ponctuel ; et il téléphonait toujours pour prévenir Maggie s'il pensait qu'il risquait d'être retardé.

D'un autre côté, il n'avait encore jamais vu une demeure comme celle-ci ; la chance de sa vie. Cela en valait la peine. Et que diantre représentait un dîner pour Homme Affamé complètement calciné dans le grand dessein de la destinée humaine ?

Il commença à gravir les marches, ses chaussures couinant sur le marbre. A ce moment, il lui sembla entendre un bruit ; il fit halte, retint son souffle, et tendit l'oreille.

C'était un grincement, comme un pas pesant ou comme si l'on *traînait* quelque chose ; en fait, cela évoquait plutôt le bruit du ciment que l'on malaxe dans une bétonnière. Mais c'était très indistinct, et il lui était impossible de discerner d'où provenait ce bruit, et cela cessa presque immédiatement, si bien qu'il n'était pas du tout certain de l'avoir vraiment entendu.

Il resta exactement où il était, écoutant jusqu'à ce que sa nuque commence à craquer par suite de la tension, mais le bruit ne se reproduisit pas. Cela avait pu être de l'eau de pluie, gargouillant dans les gouttières. Cela avait pu être des écureuils, trottinant sur les avant-toits.

Il continua de gravir les marches, plus doucement cette fois. Le palier suivant était encore plus sombre, et empestait encore plus le vinaigre. C'était probablement de la pisse d'animal, d'une espèce ou d'une autre. Tout le bâtiment était probablement un immense hôtel pour les putois, les mouffettes, les écureuils et les oiseaux. Il se souvint avoir vu un jour la toiture en réfection d'une maison dans la banlieue de Madison. Des écureuils en avaient fait leur nid depuis cinq ans, et les avant-toits avaient été bourrés d'une épaisse couche d'isolant en fibre de verre déchiqueté, où étaient agglutinés les corps à demi décomposés de jeunes écureuils. La puanteur de la mort avait été suffocante ; et depuis ce jour il lui avait été impossible de regarder un écureuil et de le trouver mignon.

Jack jeta un regard rapide au couloir du deuxième étage, mais c'était plus haut, à l'une des lucarnes, qu'il avait vu le visage de l'enfant (s'il s'était *bien* agi du visage d'un enfant, et non d'une chouette ou d'un oiseau ou d'un reflet lumineux sur la vitre ou de quelque chose de ce genre.) Aussi grimpa-t-il les marches encore une fois jusqu'au dernier étage. A nouveau, il y avait une fenêtre à mi-hauteur de l'escalier, et à nouveau, elle était solidement protégée par un épais grillage métallique.

Une autre pensée bizarre lui vint à l'esprit : d'habitude, on fixait un grillage métallique *à l'extérieur* des fenêtres, afin qu'une pierre lancée par un vandale ne puisse pas briser la vitre, et pour commencer afin que des cambrioleurs ne puissent pas entrer par les fenêtres. Ce grillage devait avoir été posé ainsi sur les fenêtres afin que l'on ne puisse pas les briser *de l'intérieur*.

Mais qui donc habiterait une demeure aussi magnifique, et serait contraint de protéger les fenêtres de lui-même ?

Il arriva au dernier étage. Ici, les avant-toits s'incurvaient en dedans pour former un toit en mansarde, et bien qu'il fût tout en haut de la maison, Jack se sentait encore plus cerné qu'auparavant. Si jamais il voulait quitter la maison en toute hâte, il lui faudrait dévaler trois escaliers, suivre un long couloir, descendre un autre escalier, traverser le vestibule, puis la salle de lecture, et enfin la serre.

Il attendit un moment, respirant profondément. Il n'avait jamais souffert de claustrophobie auparavant, mais il émanait quelque chose de ce bâtiment qui lui donnait l'impression d'être pris au piège. C'était probablement à cause des fenêtres, cette façon dont elles étaient toutes couvertes d'un grillage. C'était à cause des portes verrouillées, également. Il n'avait pas encore trouvé une seule pièce aux étages supérieurs dont la porte ne fût pas verrouillée.

Il commença à s'avancer le long du couloir qui s'étendait sur toute la longueur de la maison, d'un bout à l'autre du toit. A présent il faisait très sombre, et il voyait seulement à cinq ou six mètres devant lui. Il faisait glisser ses mains le long de la partie supérieure du lambris de chêne verni, pour guider ses pas. A chaque porte, il faisait halte et essayait de tourner la poignée. Si l'enfant était apparu à l'une des lucarnes, il lui avait été possible d'entrer dans l'une des chambres. Et s'il n'avait pas de clé, et était donc dans l'impossibilité de fermer la porte derrière lui, Jack devrait être en mesure de trouver où il se cachait.

— Ohé ? appela-t-il. Il y a quelqu'un ?

Il secoua une autre poignée de porte. Elle était verrouillée. Il continua et essaya de tourner la poignée. Cette porte-ci était également verrouillée.

Il se trouvait à mi-chemin dans le couloir lorsqu'il lui sembla entendre ce grincement à nouveau. Il s'immobilisa et tendit l'oreille. C'était derrière lui. Un bruit étouffé et lent, comme si l'on traînait un sac de ciment. C'était derrière lui et cela semblait venir vers lui.

Il se retourna, des picotements sur la nuque, effrayé. Il n'y avait personne. Il voyait très bien que le couloir était désert.

Pourtant le bruit se poursuivit. *Sssshhhhhhh-sssshhhh-ssssshhhhh* ; étouffé, pesant et sans rémission.

Jack resta immobile un moment, écoutant le bruit. Puis il commença à marcher plus rapidement dans le couloir, s'éloignant du bruit, se dirigeant vers l'extrémité ouest de la maison. Il essaya de tourner les deux ou trois premières poignées de porte, mais le bruit se rapprochait, aussi il ignora les autres, et commença à courir. *Sssssshhhhh-ssssshhhhh-ssssshhhhh*, le long des murs, ponctué par un coup étrangement sourd à chaque porte.

C'était comme si quelque chose d'énorme et d'invisible le poursuivait dans le couloir, son corps se traînant contre les murs et heurtant les portes. Cela commença à retentir de plus en plus fort et de plus en plus vite, *sssshhhh-bang! ssshhhh-bang! ssshhh-bang!*

Jack se lança dans une course éperdue. Le couloir sombre tanguait devant ses yeux. Il priait le ciel pour qu'il y ait un escalier à l'autre bout du couloir. Il ne lui était pas venu à l'esprit lorsqu'il s'était mis à courir qu'il n'y avait peut-être qu'un seul escalier.

Le bruit le poursuivait, telle une avalanche, *sssshhhh-bang! sssshhh-bang!* et il ne savait pas ce que c'était ou ce que cela pouvait lui faire, mais il voulait sortir de cette maison aussi vite que ses jambes pourraient le porter.

Il était presque arrivé au fond du couloir. Il y *avait* un autre escalier, Dieu merci! Il s'élança, sautant quatre ou cinq marches à la fois, suffoquant à chaque bond. Mais le bruit le suivait toujours, *tacatac- tacatac*, descendant l'escalier.

Il saisit la rampe et sauta les six dernières marches, glissant et se cognant la cheville. Ensuite il sprinta et sautilla le long du couloir du premier étage jusqu'au palier, dévala le dernier escalier, franchit le vestibule, traversa la salle de lecture, traversa la serre, et sortit en trombe vers la bruine de la soirée humide.

Il se retourna, haletant. Quoi que ce fût, il pouvait l'affronter maintenant, dehors, à ciel ouvert. Mais pour plus de sûreté, il délogea une brique de la bordure de l'allée, et la soupesa dans sa main.

Il eut l'impression d'entendre le *ssshhhhh* traverser la salle de lecture. Il entendit la porte de la salle s'ouvrir bruyamment. Puis la serre vibra et trembla comme si elle avait été heurtée par une voiture, et plusieurs carreaux de la verrière tombèrent et tintèrent sur le sol de marbre.

Jack fit un pas en arrière, balançant la brique. Puis ce fut le silence. Le bruit avait cessé. Il attendit et attendit, mais le bruit ne se reproduisit pas. Il entendait la pluie dans les gouttières et le gobe-mouches chantant son *peewoo-peewoo!* dans le lointain, mais c'était tout.

Il fit deux ou trois prudents vers la serre, et jeta un coup d'œil à l'intérieur. Il lança : « Ohé? » Mais personne ne répondit, parce qu'il n'y avait personne dans la serre.

Durant un moment il écouta les battements frénétiques de son cœur, puis il pénétra à nouveau dans la serre. Il n'allait pas se laisser effrayer par cette maison ; et surtout il n'allait pas se laisser effrayer par sa propre imagination qui perdait les pédales. Il avait été *conduit* jusqu'ici par le destin, parfaitement, et cette demeure allait devenir le Merrimac Court Country Club, propriétaire et président John T. Reed, Jr., et toc!

Pauvre cloche, se dit-il. *C'était ta propre respiration, ton propre sang comprimant tes tympans. Comme d'entendre la mer, lorsque l'on appuie un coquillage contre son oreille. Tu t'es fait des idées, c'est tout.*

Il ramassa l'un des carreaux brisés qui étaient tombés de la verrière. *Pas de mystère, là non plus. La porte s'est refermée en claquant derrière moi, et avec cette charpente en fer complètement rongée, pas surprenant que deux ou trois carreaux soient tombés.*

Il retourna dans la salle de lecture. Déserte. Inchangée. Pas une seule chaise n'était renversée. Si quelque chose l'avait vraiment poursuivi, il l'aurait vu, *ja*? Il prit l'un des journaux, rebroussa chemin vers la serre, et referma la porte derrière lui.

D'accord, il n'avait pas réussi *tout à fait* à se convaincre que ce qu'il avait entendu n'était rien d'autre que son propre sang comprimant ses tympans. *Mais examine la situation d'une manière rationnelle, Jack. Les fantômes ça n'existe pas ; et quelque chose que tu ne peux pas voir ne peut absolument pas te faire de mal, d'accord*? En mettant les choses au pire, il pouvait s'agir d'un écureuil courant à l'intérieur des murs de refend. Bien sûr, c'était ça. Un écureuil, un connard d'écureuil, courant après lui pour protéger sa progéniture. Ils pouvaient être féroces, exact? Surtout ici, dans les bois.

Cette hypothèse de l'écureuil l'enchantait. Lorsqu'il ferait inspecter le bâtiment, il demanderait aux experts de vérifier les murs de refend.

Il commençait à faire très sombre maintenant, même si la pluie s'atténuait sensiblement. Il contourna le bâtiment une fois de plus, s'efforçant de l'évaluer de la façon la plus pessimiste possible, prenant en compte ses aspects les plus défavorables, ses gouttières effondrées, ses tuiles manquantes, ses ferrures rouillées.

Voyons, Jack, il y a un tas de travaux à faire ici ; et il y aura un tas de soucis également, avant qu'ils soient terminés. Tu ferais mieux de t'en aller et de laisser tomber, et on n'en parle plus. Retour à la case départ : Milwaukee et Reed, Pose d'échappements Pneus.

Mais il savait qu'il ne serait plus jamais le même. Il avait été séduit par une vieille dame d'un âge vénérable mais attirante, et il ne parviendrait jamais à la chasser de son esprit.

Il s'éloigna de la demeure, s'avança entre les arbres et se fraya péniblement un chemin parmi les fougères et les ronces pour redescendre vers la clôture de fils de fer barbelés. Il avait presque atteint la clôture lorsqu'il aperçut un écriteau gisant à plat sur le sol parmi les mauvaises herbes. Il s'approcha en clopinant, et s'apprêtait à le soulever lorsqu'il vit qu'il était couvert de limaces noires et luisantes. Aussi le retourna-t-il avec son pied.

A travers le lichen vert-noir qui cachait la plus grande partie de l'écriteau, Jack put seulement distinguer les mots *A vos risques et périls*. Il le laissa retomber vers les broussailles. Il jeta un dernier regard aux toits du « futur » Merrimac Court Country Club, puis il se glissa entre les fils de fer barbelés et se dirigea vers la route pour récupérer sa station-wagon.

CHAPITRE II

Il avait mis au point son speech durant le trajet de retour jusqu'à la maison, mais Maggie était quand même furieuse. Elle marchait de long en large dans la cuisine tandis qu'il était assis sur la banquette du coin petit déjeuner, une Pabst posée devant lui. Le dîner pour Homme Affamé — dinde et brownie fondant[1] — avait été expédié deux heures auparavant vers les cieux, quels qu'ils soient, qui accueillent les repas TV auxquels on n'a pas touché.

— Dis-moi ! exigea-t-il. Mais dis-moi ! Dis-moi *une seule chose* que tu connaisses sur la façon de diriger un country-club ! *Une seule chose*, c'est tout, et alors je commencerai peut-être à te prendre au sérieux !

Jack haussa les épaules. Il faisait tout son possible pour rester calme et imperturbable. Premièrement, Randy était déjà couché et dormait. Deuxièmement, il avait toujours le dessous lorsqu'il se disputait avec Maggie et qu'il se mettait en colère, parce que ensuite il devait lui demander pardon de s'être mis en colère, et en ce qui la concernait cela voulait également dire s'excuser d'avoir discuté ainsi, même s'il était dans son droit.

— Primo, je sais comment diriger une affaire rentable, lui dit-il.

Rentable, dit le visage de Maggie, avec une grimace instantanée et silencieuse.

1. Petit gâteau au chocolat *(N.d.T.)*

— Secundo, il se trouve que j'ai une idée très précise de ce que j'attends d'un country-club, en tant que membre payant.

— Comment pourrais-tu avoir la moindre idée de ce que tu attends d'un country-club ? rétorqua-t-elle. Tu n'as jamais *été* dans un country-club.

Jack contempla sa bière.

— Eh bien, dit-il, je suis désolé, mais cela montre ce que tu sais. Je suis allé au club de golf de Kenosha avec Harry Whiteman ; et je suis allé au club de tennis et de squash de Mud Lake lorsque nous avons tenu ce congrès de fournisseurs de pots d'échappement à Madison.

— Oh, j'oubliais, fit Maggie. Le club de tennis et de squash de Mud Lake. Une demi-douzaine d'hommes bedonnants, en chemises hawaïennes, essayant d'envoyer un volant sans plumes au-dessus d'une rangée de chaises pliantes.

— Le filet était en réparation, répondit-il vivement. Puis il pensa : *merde*, elle me coince toujours dans les détails.

— Néanmoins c'est ton idée précise de ce que tu attends d'un country-club ? Mud Lake ?

Il redressa la tête et la regarda fixement, lui jetant un regard noir. Mais il parvint à refréner sa colère. Il l'avait déçue, il le savait. Il l'avait déçue depuis le premier jour de leur mariage. Elle s'était imaginé qu'il était quelqu'un d'autre, un autre genre d'homme, et en onze ans de vie commune il n'avait jamais été à même de découvrir quel autre genre d'homme il était censé être.

Il avait essayé de le lui demander. « Mais bon sang, qu'attends-tu de moi ? » vociférait-il, lorsqu'il avait bu trop de bières. Mais elle ne le lui disait jamais. Elle se contentait de s'enfermer dans la chambre à coucher et de mettre ses bigoudis. Très probablement, elle ne le savait pas elle-même.

Ils s'aimaient encore ; bien que Jack eût du mal à définir quelle sorte d'amour c'était exactement. Ils formaient toujours un « gentil couple » lorsqu'ils allaient à une soirée. Jack était grand et bien découplé, avec des cheveux châtains qui donnaient toujours l'impression de nécessiter une visite chez le coiffeur, et l'un de ces visages fins et allongés que les gens ne parviennent jamais à prendre tout à fait au sérieux, comme Dick Van Dyke. Il avait la manie de s'habiller d'une manière trop recherchée — mettant une cravate alors que tout le monde portait des chemises à col ouvert —, pourtant, même à quarante trois ans, il lui était encore difficile de se défaire du formalisme écrasant qui lui avait été imposé par son père.

Il s'était rendu compte trop tard que le formalisme de son père avait été un symptôme non pas de traditionalisme et de force, mais de timidité et de manque d'assurance chronique.

Maggie (ou Margaret Ann, comme il l'appelait lorsqu'il était vraiment en colère) était une Allemande de la deuxième génération de Milwaukee. Elle avait des cheveux blond argent, ses yeux étaient aussi verts que des raisins, et son menton était volontaire, germanique et creusé d'un sillon au milieu, comme celui de son père. Lorsqu'elle était heureuse, elle était féminine de façon exubérante. Elle était capable de danser pieds nus, même s'ils étaient bien en chair. Mais lorsqu'elle était en colère, elle pouvait se montrer masculine de façon déconcertante. Elle avait de gros seins, mais ses bras étaient forts également, et se couvraient de taches de rousseur en été ; et elle se plaignait toujours parce qu'elle avait des cuisses trop grosses.

Le père de Maggie était un imprimeur à la retraite, qui avait toujours nourri de vagues illusions selon lesquelles il était plus ou moins un intellectuel de la vieille Europe. Sa bibliothèque était bourrée de livres qu'il n'avait jamais lus, comme *Narcisse et Goldmund* et *Le Voyage d'un naturaliste autour du monde*, et il était abonné à *Psychology Today*. Il fumait de petits cigares et parlait de « mondes dans les mondes ».

Maggie, qui avait semblé à une certaine époque tout à fait satisfaite de son travail à mi-temps comme professeur de piano à l'université Marquette, avait montré ces derniers temps des signes d'illusions similaires. Elle s'était inscrite à des cours du soir sur l'expressionnisme, qui devaient commencer en mars. Jack ne savait même pas ce qu'était l'expressionnisme.

Il demandait tout le temps : « Bon sang, mais qu'est-ce que c'est, l'expressionnisme, au fait ? » mais elle refusait de le lui dire, ou en était incapable.

— Nous pourrions mener grand train, une vie comme tu n'as jamais osé en rêver, lui dit-il.

— Tu ne penses pas que la vie réelle que nous menons est suffisamment moche comme ça ? répliqua-t-elle.

Elle alla jusqu'au fond de la cuisine, puis fit demi-tour et revint dans l'autre sens.

— Tu penses qu'elle est *moche* ? lui demanda-t-il. Tu trouves que notre manière de vivre est *moche* ?

— Pour l'amour du ciel, Jack, je ne voulais pas dire moche. Pas moche *moche*. Mais, je ne sais pas... *stressante*.

— Quel stress ? demanda-t-il. Quel stress ? Le seul stress c'est que nous n'avons pas de stress. Nous n'avons pas de défi à relever.

— Et tu penses que diriger un country-club est un défi ? Seigneur, je crois rêver !

Elle fit six pas dans un sens, six dans l'autre. Cela faisait cinq mois et quatre jours qu'elle avait arrêté de fumer, sevrage brutal. Les portes du buffet colonial en chêne étaient maculées de taches sombres à force d'être lavées, et la pendule électrique sur le mur n'était jamais tout à fait droite ; et elle ne donnait jamais l'heure exacte non plus.

Jack secoua la tête, s'efforçant d'avoir l'air navré pour elle parce qu'elle ne comprenait pas.

— Cette maison, trésor... elle semble sortie d'un conte de fées. Tu te souviens de la Belle au bois dormant ? Le château entouré d'épines et d'un tas de trucs ? Il faut la voir pour y croire.

— Je n'ai pas envie de la voir, lui dit Maggie. Cela ne m'intéresse absolument pas de la voir. Toute cette histoire, ce projet... on dirait que tu es devenu complètement fou. C'est comme si tu rentrais à la maison et m'apprenais que tu es atteint du Sida.

— Le Sida ? vociféra-t-il. Le Sida ? Mais c'est une

maison, Maggie. C'est une vieille demeure, immense, au milieu des bois. On pourrait en faire quelque chose de formidable ! Elle a tout ce qu'on peut exiger ! Donne-moi une chance, bon Dieu !

Il s'interrompit, tremblant, puis ajouta :

— Le Sida, bon Dieu !

Maggie cessa de marcher et pressa sa main sur son front.

— Je n'ai jamais entendu quelque chose d'aussi stupide, déclara-t-elle, comme si elle parlait à quelqu'un d'autre au téléphone. Je n'arrive pas à croire que tu es rentré avec deux heures et demie de retard pour me dire que tu veux ouvrir un country-club. Je vais peut-être me réveiller demain matin et réaliser que tu n'as jamais dit ça.

Jack se leva. *Mon Dieu, aidez-moi, je vous en supplie.* Il était à deux doigts d'exploser.

— Maggie, dit-il, aussi doucement que cela lui fut possible. Tu crois que je mettrais fin à vingt-cinq ans de *Reed, Pose d'échappements & Pneus* pour quelque chose qui n'en vaut pas la peine ? Tu crois vraiment cela ? Je ne suis pas un rêveur, j'ai les pieds sur terre. Mais il faut que tu comprennes une chose : j'ai également de l'imagination. Je vois loin. J'ai beau avoir quarante-trois ans, j'ai encore de l'ambition.

— De l'ambition, répéta-t-elle en hochant la tête, comme si elle continuait de parler à son interlocuteur imaginaire au téléphone.

— C'est si mal que ça, avoir de l'ambition ?

Ses yeux verts le fixèrent avec dureté.

— C'est de *ton* ambition dont tu parles, mon petit vieux. *Ton* ambition. Pas la mienne.

Jack abattit son poing sur le comptoir, renversant de la bière.

— D'accord, nom de Dieu ! C'est mon ambition ! Mais comment diable puis-je favoriser ton ambition si je ne sais même pas quelle est ton ambition, merde !

La porte de la chambre à coucher claqua. Du plâtre tomba du plafond. Jack resta seul dans la cuisine, contemplant sa bière renversée sur le comptoir. *Loupé, une fois de plus*, se dit-il, avec ce goût amer familier dans la bouche. *Loupé, encore une fois. A présent les seules options qui me restent sont a) renoncer au country-club ; ou b) divorcer.*

Il était toujours assis là lorsque la porte s'ouvrit à nouveau. Durant un instant irrationnel il pensa que c'était peut-être Maggie, revenant pour lui dire qu'elle était désolée. Mais c'était Randy, les cheveux ébouriffés, les yeux gonflés, dans son pyjama *Agence tous risques* et tenant dans ses bras cette chose beige, hideuse et asexuée, qu'une amie féministe de Maggie avait tricotée à son intention parce que ce jouet était totalement non discriminatoire.

Randy l'appelait Gaufre, parce que cela avait la texture d'une gaufre. Jack l'appelait l'Etron.

— Comment ça va, champion? demanda Jack à Randy, le prenant dans ses bras pour l'asseoir sur le comptoir.

— Toi et maman vous m'avez réveillé, fit Randy d'un ton accusateur.

— Hum, nous chantions, dit Jack.

Randy secoua la tête.

— Vous vous disputiez.

— Nan. Ce n'était pas une dispute, c'était ce qu'on pourrait appeler une discussion.

— Maman a fermé la porte à clé et lorsque j'ai regardé par le trou de la serrure elle mettait ses bigoudis.

Jack soupira.

— D'accord, monsieur l'agent, j'avoue. C'était une dispute.

— A propos de quoi, *cette* fois?

Randy était très désabusé pour un petit garçon de neuf ans.

— Oh, je ne sais pas. De choses et d'autres. Les choses habituelles. L'impossibilité pour deux grandes personnes qui ont des opinions en dehors du temps qu'il fait de vivre ensemble heureuses et sans problèmes. L'univers a-t-il la forme d'un beignet et, dans ce cas, où est la confiture ? Ta maman et moi pouvons nous disputer à propos de n'importe quoi.

Il se tut un moment et but une gorgée de bière. Puis il dit :

— Randy, ça te plairait de déménager?

Randy serra l'Etron plus fort et fronça les sourcils.

— Tu veux dire aller habiter ailleurs?

— Bien sûr. Comme... je ne sais pas... dans les bois, disons.

— Les *bois*?

Jack acquiesça vigoureusement.

— C'est exact, les bois. Tu commences à faire comme ta mère. Je dis « les bois » et elle dit « les bois? » et je repète « les bois », et nous continuons ainsi, *ad nauseam*, *ad infinitum*, et pour toujours.

Randy le regarda, dérouté. Finalement Jack se permit un sourire et dit :

— Bon, écoute, Randy. Je vais t'expliquer pour les bois.

Il pleuvait toujours le lendemain matin lorsque Jack se rendit à *Reed, Pose d'échappements & Pneus* sur West Good Hope Road, à côté de l'imprimerie Wisconsin Cuneo. Il se gara sur l'emplacement marqué « Réservé » et traversa en hâte le parking orné de flaques d'eau pour pénétrer dans l'atelier. Apparemment ses mécaniciens étaient surchargés de travail. Il y avait deux voitures sur les ponts de graissage, dont on changeait le pot d'échappement, tandis que plus loin, dans la partie du garage où l'on entreposait les pneus, retentissaient le ronflement strident des perceuses électriques et le vacarme assourdissant des pneus que l'on gonflait.

Mike Karpasian, le contremaître de Jack, le salua d'un poing couvert de graisse puis vint vers lui, traversant l'atelier en roulant des épaules, portant sa combinaison Oshkosh B'Gosh grande taille. Mike était un ancien boxeur, et articulait mal, mangeant ses mots, mais il était de loin l'homme le plus sérieux et le plus vif du personnel.

— Qu'est-il arrivé à votre voiture? voulut-il savoir, désignant de la tête la station-wagon cabossée de Jack.

— J'ai dérapé et je suis rentré dans un arbre, lui dit Jack. Vous allez être occupés comme ça toute la journée?

— M'en a tout l'air. Nous avons cinq autres boulots prévus pour ce matin ; deux pots d'échappement à changer et trois contrôles techniques. Pour les pneus c'est plus calme, mais on ne peut jamais savoir. Les gens commencent à se préoccuper de leurs pneus lorsque les routes deviennent glissantes.

Il renifla, puis il dit :

— Mon cousin Waldo peut retaper l'arrière de votre voiture si vous voulez. Il tient un atelier de carrosserie à Cudahy. Tarifs préférentiels.

— S'il s'agit de votre cousin qui a réparé mon broyeur à ordures, je pense que je me passerai de ses services. Maintenant je possède le seul broyeur à ordures en Amérique qui augmente le volume de vos ordures.

Il traversa l'atelier jusqu'au bureau. Karen était occupée à taper des factures sur le traitement de texte, mais elle leva les yeux lorsqu'il ouvrit la porte et sourit.

— Je ne m'attendais pas à vous voir ici aujourd'hui, lui dit-elle. Je croyais que vous deviez aller à Wauwatosa.

— Je suis venu vous voir, dit-il, refermant la porte du bureau derrière lui.

Karen travaillait pour lui depuis trois ans. Une brune à la coiffure bouffante, vingt-six ans ; très jolie dans le genre boudeur, poupée de luxe, avec quatre paires de faux cils. Elle portait toujours des cardigans très décolletés — sans soutien-gorge — et des minijupes moulantes, et elle se tortillait lorsqu'elle marchait. Elle constituait une attraction majeure pour les clients masculins de *Reed, Pose d'échappements & Pneus*, mais elle n'avait d'yeux que pour Jack.

Non pas qu'ils aient batifolé ensemble. Karen venait tout juste d'obtenir gain de cause dans la procédure qui l'opposait à son second mari, un camionneur de cent quarante kilos prénommé Cecil qui lui avait fracturé la mâchoire en deux endroits, et pour le moment elle prenait ce qu'elle appelait des « vacances côté sentiments », se remettant de ses peines de cœur et élevant sa fille née de son premier mariage, Sherry (diminutif, plus qu'improbable, de Sherrywine[1]).

Karen et Jack allaient de temps en temps à la Taverne, de l'autre côté de la rue, pour prendre un verre ensemble après la fermeture de l'atelier pour la journée, et pour s'épancher, parlant de choses qui étaient et de choses qui n'étaient pas, et de choses qui n'auraient jamais pu être ; mais cela n'allait pas plus loin.

— Vous vous êtes encore disputé avec Maggie ? lui demanda-t-elle.

— Eh bien, pas vraiment.

Jack s'assit derrière son bureau et se passa les mains sur le visage. Derrière sa tête était accroché un calendrier où posait une fille nue, vantant les qualités du pneu HRS-71 à carcasse radiale.

— Vous voulez un café ? lui demanda Karen. Vous avez une mine affreuse.

Jack secoua la tête.

— Ce qu'il me faut c'est un Jack Daniel's ; et une Blue Ribbon pour le faire descendre.

— La vie ne peut pas être aussi moche, déclara Karen, tirant sur son cardigan en angora rose, ce qui eut pour effet de découvrir encore plus son décolleté, et un collier plaqué or sur lequel était gravé son prénom.

— Je ne sais pas, répondit Jack. Peut-être est-ce possible. Dites-moi… supposons que vous soyez tombé par hasard sur quelque chose que vous désirez depuis toujours, même si vous l'ignoriez, mais que vous ne puissiez pas l'avoir, du moins pas sans tout perdre ?

— Hé, c'est une devinette ? demanda Karen.

— Ma foi, plus ou moins, reconnut Jack.

Karen le regarda durant un très long moment, mâchonnant son bubble-gum, sans rien dire. Finalement, elle dit :

— Vous voulez bien me dire ce qui ne va pas ?

— Je ne suis pas très sûr d'en être capable, fit Jack.

Il venait brusquement de penser que s'il disait à Karen

1. « Vin de Sherry », xérès. *(N.d.T.)*

qu'il voulait vendre *Reed, Pose d'échappements & Pneus*, et ouvrir un country-club, il allait lui retirer son emploi stable de sous les pieds comme une carpette en nylon bon marché. Elle devait élever Sherry, après tout ; et tous les types qui travaillaient ici avaient femmes et enfants à nourrir. Où Mike Karpasian trouverait-il un boulot — à cinquante-sept ans, avec une articulation déplorable, et des compétences qui se limitaient à poser des échappements neufs sur des voitures ?

Peut-être se comportait-il égoïstement, plus qu'il n'en avait conscience. Il avait lu dans *Reader's Digest* un article sur l'andropause. Après des années d'une vie rangée et sans histoire, des hommes entre deux âges pouvaient de manière inattendue se comporter comme des adolescents trop gâtés. Courant le jupon, conduisant trop vite. Pris de la folie des grandeurs, comme ouvrir un country-club.

Mais Karen dit :

— J'ai trouvé la réponse à votre devinette. Vous avez trouvé une chose que vous désiriez depuis toujours. Peut-être ne *saviez*-vous pas que vous la désiriez — pas avant de l'avoir trouvée par hasard — mais lorsque vous l'avez trouvée, vous avez pensé, c'est ça, c'est ce que je désirais depuis toujours.

Jack acquiesça, puis sourit.

— Alors, de quoi s'agit-il ? voulut savoir Karen. Vous allez me faire languir longtemps ?

Jack réfléchit un moment, puis il dit :

— Hier, je suis allé à Devil's Lake ; juste pour jeter un coup d'œil au chalet d'été de mon père. En revenant, j'ai eu un accident. Rien de grave. J'ai dérapé et j'ai heurté un arbre. Mais lorsque je suis sorti pour constater les dégâts, j'ai découvert cette maison incroyable.

Karen ne dit rien, mais fit passer son bubble-gum de l'autre côté de sa bouche, ce qui était le signe qu'elle l'écoutait ; et que ce qu'il lui disait l'intéressait.

— C'est difficile de vous dire à quoi elle ressemble, poursuivit Jack. Elle est immense, vraiment immense ; et ancienne. Mais tout à fait splendide. Elle n'a pas été habitée depuis des années et des années.

— Et vous la voulez, l'interrompit Karen de la plus douce des voix.

— Oui, dit-il. Je la veux.

— Je l'aurais parié, dit-elle. Vous avez cette même voix rauque que Cecil prenait lorsqu'il me parlait du Notchback Barracuda modèle 68.

Jack lui adressa un sourire crispé.

— Comprenez-moi bien, Karen. Si j'avais cette maison, elle pourrait changer ma vie de fond en comble.

— Mais Maggie ne veut pas que vous achetiez cette maison, hein ? Et *pourquoi* ne veut-elle pas que vous l'achetiez ?

— Aucune raison particulière. Elle ne veut pas que je l'achète, point final.

Karen fit : « Hon-hon », hocha la tête, puis ajouta : « Hon-hon. » Puis elle dit :

— Pardonnez-moi de vous poser cette question, mais pour quelle raison exactement voulez-*vous* l'acheter ?

— Je... hum, j'ai envie d'étendre mes affaires, vous comprenez ? De diversifier mes activités, c'est le terme exact. Jusqu'à présent j'avais mis tous mes œufs dans le même panier avec les ateliers Reed. Je songe à me lancer dans l'hôtellerie. Et ouvrir un country-club. Un endroit où les gens peuvent organiser des congrès, vous savez, et jouer au tennis, nager et disposer de saunas. Un endroit luxueux, vous voyez ce que je veux dire, avec une cuisine raffinée et des vins fins.

— On dirait le paradis sur terre, dit Karen.

— Oui, répondit Jack. C'est exactement ça. Mais Maggie est hostile à ce projet à cent pour cent. A cent pour cent. Apparemment elle pense que tenir un country-club dépasse mes compétences.

Karen le considéra, et mastiqua.

— Et alors, que comptez-vous faire ? demanda-t-elle finalement.

— Je ne sais pas, avoua-t-il.

Il regarda par la baie vitrée du bureau vers une Riviera que l'on abaissait vers le sol taché d'huile de l'atelier ; vers les silhouettes de ses mécaniciens se découpant sur la lumière grisâtre d'un jour pluvieux. Cette maison l'avait séduite, pas de doute. Il pouvait la visualiser en ce moment même, se dressant au sein de la bruine, abandonnée.

Sauve-moi, l'avait-elle supplié. *Redonne-moi ma splendeur d'antan.*

Et peut-être reconnaissait-il là un écho de sa propre vie gâchée ; de ses ambitions qui ne s'étaient jamais réalisées.

— Et si on allait prendre ce verre, hein? dit Karen. J'ai l'impression que ça vous ferait le plus grand bien. Vous avez l'air d'un mort-vivant.

Ils traversèrent ensemble West Good Hope Road sous la pluie, Jack avec le col de sa veste relevé, Karen faisant *clic-clac* avec ses talons aiguilles ridiculement hauts.

— Emmenez-moi la voir! cria Karen, tandis qu'un camion passait devant eux, projetant des éclaboussures.

— Quoi? cria-t-il à son tour.

— La maison! Emmenez-moi la voir!

Il resta dans son bureau la plus grande partie de l'après-midi, téléphonant à des agents immobiliers de Madison, avant de découvrir qui gérait la propriété. Aucun d'eux ne se montra très coopératif. Aussitôt qu'il expliquait quelle maison l'intéressait, ils disaient : « Oh, *cette* maison », comme s'il avait mentionné une brebis galeuse de la famille dont le portrait avait été depuis longtemps retourné contre le mur.

— Oui, *cette* maison, dit-il à une femme à la voix crispée de l'agence Capitol.

Elle lui demanda de rester en ligne. Il attendit pendant presque trois minutes, écoutant une bande enregistrée grinçante du *Post Horn Gallop*, puis la femme reprit le téléphone pour dire que *oui-ii-ii*, la propriété *était* gérée par Capitol, pour ainsi dire, mais il devrait prendre rendez-vous pour voir Mr. Daniel Bufo.

— Formidable! Alors je voudrais prendre rendez-vous pour voir Mr. Daniel Bufo.

Ce soir-là, il était à la maison de bonne heure, avec des fleurs. Elles ressemblaient trop à ces fleurs choisies à la hâte que des maris achètent à l'intention de leurs épouses pour s'excuser ; trop de garniture et trop de roses de serre. Maggie rentra à son tour, se tint sous la lumière peu flatteuse du vestibule et les considéra un moment comme si elle s'attendait à ce qu'elles se fanent sous ses yeux. Puis elle suspendit son béret bleu pervenche et le manteau tricoté que Jack appelait toujours sa tenue de moudjahid, et entra d'un pas vif dans la cuisine, laissant les fleurs où elles étaient.

— Des fleurs, dit Jack, avec un mouvement de la tête vers le vestibule.

Elle lui adressa un sourire pincé.

— Vous n'avez pas commencé à dîner ?

Il jeta un coup d'œil à Randy, qui était assis sur l'un des tabourets de la cuisine, regardant la télé.

— Randy a eu un bol de Lucky Charms. Je ne savais pas à quelle heure tu rentrais.

— La réunion du Groupe des femmes se termine toujours à six heures et demie, tu le sais très bien. Tu n'as même pas rapporté une pizza ?

— Je suis désolé. Je pensais que nous pourrions peut-être aller au restaurant. Chez *Schneider*, qu'en dis-tu ? Saucisses, choucroute ? *Deutschland über alles ?* Rien de tel pour recharger les batteries ethniques.

La vérité, c'est qu'il n'avait pas du tout pensé au dîner. Il avait été trop absorbé par le Merrimac Court Country Club ; et par son rendez-vous avec Mr. Daniel Bufo, demain matin à onze heures. Il avait déjà crayonné un en-tête de lettre très original pour le country-club — la lettre M pour Merrimac, avec les flèches du country-club se dressant derrière le M.

— Tu as trouvé une baby-sitter ? voulut savoir Maggie.

Des yeux verts sans expression, attendant.

Randy se tourna et vit que sa mère était rentrée, mais il ne dit rien. Il savait qu'une réconciliation devait d'abord avoir lieu, avant qu'il devienne une priorité. Il jeta un regard à son père, dans l'expectative.

— Eh bien… je n'ai pas pris d'arrangements définitifs, admit Jack.

— Tu as l'intention de m'emmener dîner chez *Schneider*, mais tu n'as pas pris d'arrangements définitifs ?

— Je m'étais dit que Randy pourrait venir avec nous.

La voix de Maggie prit ce ton monotone, affreusement condescendant, qui avait toujours le don de l'exaspérer.

— Il est en pyjama, Jack. Il a école demain. Et tu veux l'emmener chez *Schneider*?

— Et alors? rétorqua Jack. Bon sang, et alors? Il a neuf ans, il peut venir chez *Schneider*.

— Jack, il a *école*.

— Il peut manquer l'école.

— Jack, dit-elle, tu es fou.

Il faillit dire oui, *je suis fou*, et faire voler son verre de bière du comptoir, et la gifler violemment ; mais au lieu de cela, il baissa la tête, inspira profondément et ne laissa pas cet autre scénario se réaliser.

Randy regarda sa mère ; puis son père. Dans l'attente, mais pas effrayé.

Au bout d'un long moment, Maggie dit : « Entendu », comme si elle se fichait complètement de cette discussion, de toute façon. Puis elle ajouta :

— Mais s'il manque l'école, tu devras t'occuper de lui. Et il faudra que tu écrives un mot d'excuse pour sa maîtresse.

— Je le ferai, bon Dieu, lui assura Jack. Tu veux un mot d'excuse, je t'écrirai un mot d'excuse. Et merde!

— Tu as bu, le réprimanda Maggie.

Il se couvrit les yeux de la main, comme s'il était fatigué, et que la lumière était trop vive pour lui. *Mais regarde les choses en face, Jack, tu espères que lorsque tu rouvriras les yeux tout sera différent. Maggie sera souriante; et Randy sera heureux; et toutes ces vannes n'auront jamais été échangées.*

— Eh bien... si nous allons vraiment chez *Schneider*, dit Maggie, je ferais mieux de faire un brin de toilette. Randy... va vite te changer. Et mets quelque chose de convenable, pour l'amour du ciel. Pas ton T-shirt Alf.

Randy éteignit la télévision et courut vers sa chambre pour se changer. Jack regarda Maggie et Maggie regarda Jack.

— Tu sais quoi? dit Jack. Nous formions un couple plutôt bien assorti, toi et moi. Nous aurions pu nous entendre. Nous avons pris des directions différentes, c'est tout. En quelque sorte, nous nous sommes *ratés* l'un l'autre, si tu vois ce que je veux dire.

— C'est ce que tu penses? demanda Maggie.

Il ne discernait rien dans ces yeux vert clair lui disant qu'il l'avait peut-être persuadée.

Il acquiesça. Il ne trouva rien d'autre à lui dire. Maggie resta là à le regarder pendant un moment, puis elle s'en alla dans la chambre à coucher pour faire un brin de toilette. Il l'entendit tourner la clé dans la serrure.

Nom de Dieu, pensa-t-il, *ce mariage est mort. Mort et enterré. Je devrais finir cette bière, franchir la porte d'entrée et ne jamais revenir*.

Puis Randy survint, portant ses jeans Levi's neufs et son pull à col roulé rouge vif, et il était tout sourire et prêt à aller chez *Schneider*. Jack lui tendit les bras et l'étreignit ; il sentit cette odeur de biscuit chaud caractéristique des petits garçons et maudit Dieu d'obliger les pères à aimer leurs fils.

Il pleuvait à verse lorsqu'ils atteignirent la sortie de l'autoroute, un kilomètre et demi après Lodi. Bien sûr, Mr. Daniel Bufo les attendait, dans sa Sedan havane. Jack se gara derrière lui et coupa le moteur. Il baissa sa vitre de quelques centimètres, parce que le pare-brise se couvrait de buée. La pluie crépitait bruyamment sur les lauriers de l'accotement, et tambourinait de façon irrégulière sur le toit de la station-wagon. Il y eut un instant de silence, puis la portière de la Sedan s'ouvrit brusquement, et une forme énorme, revêtue d'un imperméable en plastique gris et d'un chapeau de pluie en plastique gris, s'extirpa du véhicule, se redressa et vint vers eux d'un pas lourd.

— Mon Dieu! s'exclama Karen. C'est Moby Dick!

Daniel Bufo arriva à la hauteur de leur voiture et approcha son visage ruisselant d'eau de la vitre baissée de Jack.

— Mr. Reed? Ça va, la vie est belle? Et Mrs. Reed? Ravi de vous connaître, m'dame.

Karen croisa et recroisa ses jambes, tira sur le bord de sa minijupe et émit un rire singulièrement aigu.

— Et qui avons-nous, à l'arrière ? s'enquit Daniel Bufo. Est-ce le petit dernier des Reed ?

— C'est Randy, répondit Jack.

Daniel Bufo s'essuya le visage du dos de la main.

— Randy, hein ? J'ai eu un chien qui s'appelait Randy. Sans vouloir vous offenser. Un chien sensationnel. On aurait juré qu'il pouvait parler, ce chien, à condition qu'il cesse de manger suffisamment longtemps. (Jack vit des doigts boudinés, de grosses bagues en or.) Bon, vous me suivez, m'sieur-dame, jusqu'au bas de la colline, et on tourne à gauche. C'est facile de rater la bifurcation, aussi roulez lentement.

Il retourna vers sa voiture, puis tous deux mirent leur moteur en marche, et descendirent prudemment la route qui sinuait entre les arbres. Il faisait tellement sombre par moments, sous les arbres, que la station-wagon de Jack alluma automatiquement ses phares. On avait peine à croire qu'il était seulement onze heures du matin.

Des branches faisant saillie crissaient et frottaient contre les flancs de la station-wagon. Puis la route s'élargit un peu, et Jack aperçut une grille d'entrée en métal noir, munie de chaînes et d'un cadenas. Daniel Bufo stoppa sa voiture, en descendit et alla jusqu'à la grille pour l'ouvrir. Avant de se glisser de nouveau vers le siège du conducteur, il fit à Jack le signe du cercle avec le pouce et l'index, pour lui dire que tout baignait dans l'huile.

Ils remontèrent une longue allée bordée d'arbres immenses.

— Cet endroit est plutôt *lugubre*, non ? fit remarquer Karen.

— Il n'a pas été entretenu depuis Dieu sait quand, répondit Jack, la bouche sèche du fait de sa nervosité. Si ces arbres étaient élagués et l'herbe fauchée.

L'allée semblait se poursuivre indéfiniment, pendant au moins un bon kilomètre. Puis, brusquement, la maison apparut ; encore plus grande et imposante que Jack n'en avait gardé le souvenir ; et d'une façon inexplicable plus *maussade*, presque comme si elle était irritée que Jack soit venu avec d'autres personnes pour troubler sa tranquillité. Karen dit : « C'est fan-*tas*-tique », mais Randy se renfonça sur son siège, les yeux écarquillés, comme s'il n'aimait pas du tout l'aspect de la maison.

Ils se garèrent devant l'entrée principale, et Daniel Bufo gravit les marches jusqu'à la porte en gonflant les joues et chercha bruyamment dans un trousseau de clés qui aurait fait honneur à Jacob Marley.

— C'est une superbe demeure historique ; tout à fait superbe. On ne construit plus de maisons comme ça de nos jours ; impossible de trouver des ouvriers qualifiés.

— Alors, depuis combien de temps est-elle inhabitée ? lui demanda Jack.

Il lui avait déjà posé cette question, au téléphone, mais la réponse de Daniel Bufo avait été plutôt évasive. « Un bon moment », avait-il dit. « Possible que quelqu'un d'autre sache depuis quand exactement. »

Daniel Bufo trouva la clé appropriée et la brandit. Elle ne ressemblait à aucune clé que Jack eut jamais vue jusqu'à ce jour — on aurait plutôt dit l'un de ces kriss de Bali.

— On ne fait plus de clés comme ça non plus. C'est une sacrée clé, non ?

— A votre avis, vingt ans, trente ans ? insista Jack.

Daniel Bufo haussa les épaules.

— Eh bien, mon associé dit qu'elle a été construite à la fin du siècle dernier. C'était une maison particulière, au tout début, construite par Adolf Krüger qui a fondé la société Krüger Beer. Apparemment, il l'a vendue juste après la Première Guerre mondiale, et par la suite elle a été aménagée en maison de santé.

Il tourna la clé dans la serrure et ouvrit la porte sans difficulté. Les battants ne grincèrent pas, et ne vibrèrent pas. Les gonds fonctionnèrent silencieusement, comme s'ils étaient neufs.

Tandis qu'il entrait, Randy aperçut les visages aveugles en bas reliefs, et demanda dans un chuchotement :

— Pourquoi ont-ils tous les yeux fermés?

Daniel Bufo regarda à son tour, puis secoua la tête, de telle sorte que ses bajoues tremblotèrent.

— Je ne le sais pas plus que toi, mon jeune ami.

— On dirait ce genre de masques, intervint Karen. Vous savez, lorsque quelqu'un meurt et que l'on fait comme un moule de son visage.

— Un masque mortuaire, dit Jack.

— C'est ça, un masque mortuaire. A vous donner la chair de poule, non? Enfin, s'il s'agit *bien* de masques mortuaires. Toute une maison couverte de visages de gens morts qui ont vraiment existé.

Ils s'avancèrent dans l'immense vestibule sonore où se trouvaient les statues d'une blancheur d'ivoire. La maison était entièrement silencieuse, à l'exception du crissement de leurs chaussures sur les dalles de marbre. Randy prit son père par la main, et Karen eut un petit frisson nerveux.

— Dites donc, on n'est pas à l'étroit, ici, fit-elle remarquer.

— Mr. Reed, d'après ce que vous m'avez dit au téléphone... vous envisagez de transformer cet endroit en une sorte de... qu'avez-vous dit?... de complexe de loisirs? dit Daniel Bufo, tout en jetant un regard à la ronde.

— C'est exact.

Jack se tenait immobile, écoutant. *Ecoutant quoi?* se demanda-t-il. *Ecoutant des chuchotements? Ecoutant l'eau de pluie s'écoulant dans les gouttières? Ou bien cherchant à déceler ce bruit, ce* sssshhhhh, *qui l'avait poursuivi jusqu'au bas des escaliers?*

— Dans ce cas, cette demeure est l'endroit rêvé, dit Daniel Bufo. Des pièces immenses, ces escaliers; très impressionnant, je dirais. On voit déjà tout ça, non?... les lumières, les gens.

— Pour le moment, je ne vois que de la poussière et des ordures, intervint Karen.

— D'accord, d'accord, fit Daniel Bufo en riant. Mr. Reed se rend parfaitement compte que pour aménager cet endroit cela nécessite une bonne dose de perspicacité, sans parler d'un énorme investissement. La maison n'a pas été habitée depuis les années vingt, c'est ce que mon associé m'a dit. C'est pourquoi il ne faut pas se bercer d'illusions... nous sommes bien d'accord, Mr. Reed? Il va falloir remettre à neuf l'installation électrique, la plomberie, les sanitaires ; poser une nouvelle toiture ; réaménager la maison conformément aux normes régionales, fédérales et de l'Etat. Et il y aura certainement d'autres travaux indispensables. Pour ma part, c'est la première fois que je viens ici.

Jack regarda autour de lui, et s'éclaircit la voix.

— Donald Trump l'a bien fait. Pourquoi pas moi?

Daniel Bufo jeta un coup d'œil à Karen et fit une grimace circonspecte. A présent il avait compris que Karen n'était pas la femme de Jack ; aussi ne lui faisait-il pas de boniments directs. De toute façon, il était évident que Jack avait trouvé la maison de ses rêves ; et qu'il la voulait, coûte que croûte. Un acheteur éventuel comme Jack devait être traité en douceur.

Jack s'approcha de la statue qui se trouvait au bas de l'escalier est. Une grande silhouette drapée, aux yeux fermés. *A quelle scène as-tu assisté?* songea-t-il pour lui-même. *Que s'est-il donc passé ici pour que tu sois contraint de fermer tes yeux pour toujours?*

— Vous parliez de Donald Trump, poursuivit Daniel Bufo. Il est possible que l'Etat du Wisconsin vous permette d'acquérir cette propriété sans payer d'impôts fonciers, en tenant compte du fait que vous restaurez une demeure historique, et que vous créez de nouveaux emplois pour la main-d'œuvre locale. Durant une certaine période, en tout cas. C'est la transaction que Trump a réussi à extorquer à la ville de New York. Surtout ne dites à personne à Madison que je vous ai suggéré cela, mais...

Jack acquiesça. Les talons aiguilles de Karen claquaient et retentissaient de tous côtés, parce qu'elle avait usé les talons jusqu'aux fers. Randy tournait en rond, les yeux levés vers le plafond, et vers l'énorme lanterne drapée de toiles d'araignée. Il cessa de tourner parce qu'il commençait à avoir le vertige.

— Eh bien ? s'enquit Daniel Bufo. Vous voulez visiter les lieux ? Ne vous gênez pas. Je vais juste vérifier la cave, pour voir dans quel état est la plomberie.

Il déplia son immense plan jaunissant du sous-sol, et l'étala sur le guéridon du vestibule, tandis que Randy commençait à monter l'escalier. Jack et Karen déambulaient dans le vestibule, main dans la main.

— Jack... vous avez *vraiment* l'intention d'acheter cette maison ? lui demanda Karen, en fronçant le nez. Elle est tellement *vieille*. Et tellement *crado*.

Jack fit courir sa main sur la robe de la statue en marbre, presque comme s'il s'attendait à découvrir qu'elle était en toile de lin.

— Cela coûtera beaucoup d'argent, Karen ; mais réfléchissez un peu. Essayez d'imaginer à quoi ressemblera cet endroit lorsque les travaux seront achevés. Les gens arriveront ici en avion, venant du monde entier. Le Merrimac Court Country Club, *l'*endroit où il faut être.

— Vous le pensez vraiment ?

Elle parcourut le vestibule du regard et il était évident qu'elle n'imaginait rien du tout. Elle avait habité dans une caravane la plus grande partie de sa vie ; et elle ne voyait que l'état actuel des lieux.

Jack sourit et hocha la tête.

— C'est un rêve devenu réalité, Karen. Croyez-moi.

— Et *Reed, Pose d'échappements & Pneus* ? lui demanda-t-elle. Je veux dire, vous avez l'intention de continuer, n'est-ce pas ? Enfin, vous n'allez pas fermer boutique pour *ça* ?

— Je ne sais pas encore, mentit-il. C'est un peu tôt pour prendre ce genre de décision. Mais je veux cette maison, Karen, croyez-moi. Elle représente quelque chose pour moi.

— Un enterrement de première, répliqua Karen, en mâchonnant son Bubblicious de façon éhontée.

Randy monta jusqu'au palier du premier étage et regarda en bas, faisant signe à son père mais sans l'appeler, parce que le vestibule était trop sonore, et aussi parce qu'il trouvait les échos effrayants, comme si d'autres personnes répétaient vos paroles en criant après vous.

Jack lui fit signe de la main en réponse, ainsi que Karen. Vus d'ici, ils paraissaient minuscules. Randy aimait bien Karen. Elle était drôle, elle sentait bon et elle lui donnait toujours du bubble-gum, mais il ne comprenait pas très bien quelle place exactement elle occupait dans la vie de son père. Parfois, son père se comportait plus affectueusement avec Karen qu'il ne le faisait avec sa mère. Randy l'avait vu embrasser Karen une ou deux fois. Mais cela n'allait pas plus loin. Son père rentrait à la maison tous les soirs, et il embrassait sa mère également et lui disait qu'il l'aimait. Parfois il lui *criait* qu'il l'aimait. Randy avait du mal à comprendre ça, mais il ne disait rien, parce que son père semblait s'attendre à ce qu'il ne dise rien.

Il scruta les longs couloirs au sol de linoléum qui partaient du palier et conduisaient vers les autres extrémités de la maison, à l'est et à l'ouest. Les couloirs étaient sombres ; pourtant Randy les trouvait étrangement attirants. C'était la première fois qu'il était attiré par le noir. D'habitude il le trouvait effrayant. Il insistait chaque soir pour que son père laisse allumée la lumière dans le couloir (bien que, mystérieusement, elle fût toujours éteinte lorsqu'il se réveillait, le matin suivant). Il se dirigea vers le couloir et le scruta un long moment. Puis il dit : « Ohé ? »

Pas de réponse. Mais aucun écho non plus. Il appela « Ohé ? » une deuxième fois ; il ne savait pas pourquoi il s'attendait à ce que quelqu'un lui réponde ; pourtant il fut déçu parce que personne ne le faisait.

Il s'apprêtait à redescendre vers le vestibule lorsque, du coin de l'œil, à la limite de son champ de vision, il entrevit une petite forme blanc grisâtre, s'enfuyant tout au fond du couloir. Il se retourna, stupéfait ; son cœur battait la chamade, *blonk*, *blonk*, *blonk*. Elle avait disparu maintenant. Mais cela avait été un enfant, forcément. Une petite fille, avec un capuchon, et un imperméable produisant un bruissement. En fait il n'avait pas vraiment *entendu* le bruissement ; il l'avait plutôt *senti*... *sssssshhhhh, sssssshhhh, sssssshhhh*... le long du couloir.

« Papa », appela-t-il ; puis il réalisa qu'il avait chuchoté au lieu de crier d'une voix forte. « Papa », répéta-t-il, mais sa voix était tout aussi douce.

Il s'avança prudemment dans le couloir, faisant glisser le bout de ses doigts le long des murs et sur les portes de chaque côté. Il n'apercevait la forme blanc grisâtre nulle part ; mais il était tout à fait certain, qu'elle était toujours là, l'attendant, quelque part dans l'obscurité ; et qu'il n'avait aucune raison d'avoir peur.

— Petite fille? appela-t-il. Petite fille?

Il passa devant des pièces dont chaque fenêtre était munie d'un grillage métallique. Finalement, il arriva au fond du couloir, et se retrouva sur un palier. Un autre escalier montait à sa gauche, faiblement éclairé par une fenêtre grillagée. Il entendait la pluie chuchoter contre la vitre. Il attendit et tendit l'oreille. Cette fois il n'appela pas « ohé ». Il y avait une porte à deux battants devant lui. Il essaya de l'ouvrir, mais de toute évidence elle était verrouillée. La petite fille avait dû s'enfuir en haut de l'escalier. Il regarda rapidement derrière lui vers le couloir, puis décida de la suivre. Elle n'avait pu aller très loin.

Tandis qu'il montait les marches, il entendit quelqu'un chanter, dans le lointain :

« La lavande est bleue, lala-lala
La lavande est verte.
Ici je suis le roi, lala-lala
Tu seras la reine. »

Il avait toujours adoré cette comptine, depuis sa plus tendre enfance. Pour quelque raison, cela le faisait se sentir heureux et triste en même temps. Et quelqu'un la chantait ici ! Il atteignit le palier suivant. La petite fille restait invisible, mais il était convaincu qu'elle était montée plus haut, jusqu'au dernier étage, et qu'il la trouverait là-bas.

Le temps qu'il arrive au sommet de l'escalier, il était tout essoufflé. Il fit halte, les bras le long du corps, reprenant son souffle. Puis il regarda autour de lui, plissant les yeux comme font les enfants lorsqu'ils imitent des adultes préoccupés.

— Allons, où es-tu? demanda-t-il.

Il commença à avancer lentement dans le couloir, ses Keds rouges crissant sur le linoléum. Il essaya d'ouvrir l'une des portes, puis une autre, mais toutes deux étaient solidement verrouillées. Il entendait toujours quelqu'un chanter : « *La lavande est bleue, lala-lala... la lavande est verte...* »

Parvenu à mi-chemin dans le couloir, il s'arrêta. Devant lui, l'une des portes était entrebâillée. Juste un tout petit peu, mais suffisamment pour projeter sur le linoléum un triangle de lumière délavée en forme d'aileron de requin. Il se sentait indécis, mais pas effrayé. Il écouta les bruits de la maison ; elle craquait et dégouttait de pluie tout autour de lui, comme l'arche de Noé. Il entendait sa respiration. Il entendait la voix de son père, résonnant de façon terne dans les couloirs et dans les escaliers. Et là, devant lui, il y avait la porte entrouverte, et le triangle de lumière en forme d'aileron de requin sur le sol, et le sentiment que *je suis ici, Randy, nous sommes ici!*

Le temps s'écoulant à des vitesses différentes. Poussant lentement le battant de la porte. S'avançant lentement à l'intérieur. Un son confus, une vue brouillée. *Je suis ici, Randy! Nous sommes ici!* Une petite chambre au papier peint de fleurs marron ; un lit au châlit de métal, crème, avec un matelas affaissé, souillé par d'innombrables nuits d'incontinence. Au mur, un tableau placé de guingois, *Suzanne et les vieillards*, de Thomas Hart Benton, sourcils épilés, seins ronds, fente du vagin, et des hommes regardant. *Randy! Je suis ici, Randy!*

Il tourna les yeux. Il regarda vers le mur. Là, à mi-hauteur, dans la faible lumière du matin, il vit que le papier mural faisait une bosse, prenant la forme d'un visage d'homme... quasiment comme si le décorateur avait collé le papier sur lui, avec des fleurs marron. Les yeux de l'homme étaient fermés, mais il souriait. Il avait l'air amical, mais on ne pouvait pas lui faire entièrement confiance, comme l'un de ces farceurs qui écartent brusquement votre chaise au moment où vous vous asseyez.

Randy le regarda avec stupeur, frissonnant. Il ne savait pas si l'homme était réel ou non. Mais comment pouvait-il être réel, s'il était recouvert par le papier peint ? On ne peut pas *respirer* dans ce cas, on étouffe, n'est-ce pas ? Et il ne bougeait pas, il n'était pas réel, il était totalement immobile ; un bas-relief dans du papier peint marron.

Randy s'approcha de lui, marchant sur le sol de linoléum. Le linoléum était vert, avec des petits carrés noir et blanc qui ressemblaient aux yeux d'un chat affligé de strabisme. L'homme souriait et ne bougeait pas ; mais chaque détail de son visage avait été rendu sur le papier peint ; ses paupières, ses lèvres, son menton creusé d'un sillon. Randy le regardait fixement et ne savait pas quoi faire.

Tu as peur, Randy? Tu n'as pas besoin d'avoir peur.

— Est-ce que vous êtes réel ? demanda-t-il, sa voix rendue aiguë par la peur.

Il n'y eut pas de réponse. Randy regardait fixement le visage de l'homme et ne savait toujours pas quoi faire. Il ne pouvait pas être réel, n'est-ce pas ? Pourtant il semblait respirer. On ne pouvait pas vraiment le *surprendre* en train de respirer, pourtant il le faisait, de toute évidence ; on pouvait l'entendre, le sentir. Inspirant, expirant, inspirant, expirant. Une respiration courte, oppressée, comme quelqu'un se dissimulant dans un placard, au cours d'une partie de cache-cache.

— Vous n'êtes pas réel ! cria-t-il à voix haute. C'est impossible !

Qu'appelles-tu réel, Randy? Tu crois peut-être que tu es réel, à rester là dehors dans le froid?

Randy se mordit la lèvre. Il avait très envie de sortir de la chambre en courant et de redescendre au rez-de-chaussée à toute allure. Mais, bien que l'homme dans le papier peint fût étrange, il ne semblait pas menaçant. Il y avait chez lui quelque chose d'*enfantin*, comme ce jeune timbré, George, qui travaillait pour le vieil Hamner à l'épicerie du coin.

— Est-ce que vous pouvez parler? lui demanda Randy, faisant un pas prudent en avant. Est-ce que vous pouvez ouvrir les yeux?

Pas besoin d'ouvrir les yeux, Randy. Au royaume des aveugles, les borgnes sont rois.

— Qui êtes-vous? lui demanda Randy. Comment se fait-il que votre visage soit dans le mur?

Je m'appelle Lester. Enfin, parfois c'est Lester. D'autres fois c'est Belphegor. C'est un joli nom, n'est-ce pas? Belphegor.

— Comment se fait-il que votre visage soit dans le mur?

Comment se fait-il que tu te trouves ici, hein, Randy? C'est bien Randy, non? J'ai entendu ton papa t'appeler Randy.

— Mon père veut acheter cette maison et en faire un hôtel.

Oh vraiment? Eh bien, certaines personnes seront ravies d'apprendre cette nouvelle. D'autres ne le seront pas; d'autres qui aiment les choses telles qu'elles sont. Mais certains seront enchantés.

— Je ne sais pas. Je n'aime pas cet endroit. C'est trop vieux et ça sent mauvais.

Hum, c'est possible. Mais si tu viens vivre ici, tu auras des dizaines de nouveaux amis.

— Cet endroit est en pleine campagne, dit Randy. Qui donc habite par ici?

Nous. Nous tous. Et nous pourrions devenir tes amis. Et je pourrais être ton ami intime.

Randy hésita. Il entendait les pas de son père, montant l'escalier, suivis du *clic-clac* des talons usés de Karen.

— A présent je dois m'en aller, dit-il au visage.

Viens, viens plus près, lui demanda le visage.

— Je pense que non.

Approche-toi. Tu veux que nous soyons amis?

— Bien sûr, mais...

Alors approche-toi.

Randy s'approcha du mur et posa légèrement sa main sur la cloison, juste en dessous du visage. Le visage dit :

Tu aimes les mystères, Randy? Tu aimes la magie? Tu aimes les femmes nues?

Randy ne sut pas quoi répondre à cela.

Le visage esquissa un sourire, un sourire sournois. *Je peux te montrer des mystères, Randy. Je peux te montrer de la magie comme tu n'en as jamais rêvé. Je peux aussi te montrer des femmes nues.*

Randy frissonna ; il ne savait pas pourquoi.

La voix de Jack résonna dans le couloir. « Randy? Tu es là? Randy, où diable es-tu? »

Si tu as envie de voir ces choses, reviens ici, Randy, reviens dans cette chambre, et parle-moi. Mais ne dis à personne que tu m'as vu. Tu ne dois le dire à personne. Ni à ton papa, ni à ta maman, à personne. Et surtout pas à personne d'autre qui est dans le mur.

— Randy! cria Jack, beaucoup plus durement cette fois.

— Que voulez-vous dire par « personne d'autre qui est dans le mur »? demanda Randy précipitamment.

Suis mon conseil, crois-moi. Certains d'entre eux ne sont pas aussi gentils que moi. Certains d'entre eux sont franchement dangereux. Ils auraient dû être mis sous les verrous.

A ce moment, Jack ouvrit la porte toute grande et dit à voix haute : « Randy? Tu es là? » Le visage qui s'appelait Lester disparut aussitôt comme s'il avait été fait de gelée, et le temps que Jack pénètre dans la pièce et aperçoive Randy, le papier peint était redevenu lisse, complètement lisse.

— Tu ne peux pas répondre quand je t'appelle? demanda Jack. Je t'ai cherché partout.

Il y eut un léger *sssssshhhhhh* — *sssssshhhhh* le long de la plinthe. Jack posa sa main sur l'épaule de Randy, fronça les sourcils et dit :

— Ecoute!

Randy leva les yeux, dans l'expectative.

— Vous avez entendu ce bruit? demanda Jack.

Daniel Bufo les avait rejoints, ses semelles de crêpe couinant sur le linoléum.

— Des rats, probablement, fit-il remarquer, s'épongeant la nuque avec son mouchoir.

— Hum, ou bien des écureuils, dit Jack.

Daniel Bufo parcourut la chambre du regard et fronça le nez.

— Sûr qu'un brin de nettoyage ne serait pas du luxe !

Ils sortirent de la pièce. Randy se retourna en arrivant près de la porte et regarda vers le mur aux fleurs marron. Il ne savait pas s'il devait parler ou non de Lester à son père. Cela semblait complètement dingue quand on y réfléchissait. Et son père ferait une telle histoire — palpant les murs, tout d'abord ; et comme il ne trouverait rien, tâtant son front, et lui demandant s'il se sentait fiévreux. Et comment pourrait-il lui expliquer pour les femmes nues ? Son père ne lui permettrait pas de regarder des femmes nues, certainement pas.

Il décida de ne rien dire ; pour l'instant, en tout cas. Ils ne reviendraient peut-être jamais ici. Et Lester lui avait demandé de ne rien dire à personne. *Suis mon conseil, crois-moi. Certains d'entre eux sont carrément méchants. Certains d'entre eux sont franchement dangereux.*

— Vous me tiendrez au courant, alors ? demanda Daniel Bufo.

— Comptez sur moi, répondit Jack.

Ils étaient dehors sous la pluie, pendant que Karen et Randy attendaient dans la voiture. Karen se mettait du rouge à lèvres en se regardant dans le rétroviseur ; Randy faisait des dessins avec son index sur la vitre embuée.

— Ce matin j'ai parlé aux propriétaires actuels, lui dit Daniel Bufo, en plissant un peu les yeux. Je dois vous prévenir, ils se sont montrés plutôt évasifs.

— Vous voulez dire qu'ils ne sont pas très chauds pour vendre ?

— Difficile de le savoir avec certitude. Ils n'ont pas donné de réponse catégorique, si vous voyez ce que je veux dire. J'ai dit que j'avais un acheteur éventuel, une personne de Milwaukee ; et ils n'ont rien dit. Juste hmmm, et ils ont raccroché.

— Juste *hmmm* ? demanda Jack.

Daniel Bufo se pencha vers lui. Une goutte d'eau lui

pendait au bout du nez, et son haleine empestait le salami hongrois et le Binaca.

— Cela pourrait faire progresser les choses si je les rappelais en leur communiquant une première offre de votre part.

— Vous voulez dire qu'ils ne vous ont indiqué aucun prix de vente ?

— Je ne suis pas très sûr qu'ils aient l'intention de vendre, pour vous dire la vérité.

— Mais ils ne vous ont pas dit tout net qu'ils ne voulaient pas vendre ?

— Non, m'sieur. Ils ont dit hmmm.

— Eh bien, dit Jack. J'avais pensé dans les cinq cents, peut-être cinq cent cinquante.

Daniel Bufo fit une grimace.

— C'est un peu maigre, Mr. Reed, dit-il sans grande conviction. Il y a neuf hectares de terrain boisé, sans parler de la maison elle-même.

— Quelqu'un d'autre a-t-il fait une offre ?

— Non, m'sieur.

— Eh bien, voilà mon offre. Posez la question aux propriétaires, et voyez ce qu'ils en pensent. Le pire qu'ils puissent dire c'est hmmm.

— Ouais, vous avez sans doute raison. (Daniel Bufo tira son mouchoir de sa poche et se moucha.) Ce serait vraiment sensationnel si nous n'avions plus à nous occuper de cette maison, croyez-moi. C'est devenu une plaisanterie à l'agence, vous savez ? Toutes les fois que quelqu'un se plaint à propos d'une propriété invendable, les gars disent que c'est presque aussi impossible que pour Les Chênes.

— C'est le nom de cette maison ? Les Chênes ?

— C'est le nom qu'on lui a donné lorsque c'était une maison de santé.

— Les Chênes, répéta Jack.

Il recula de quelques pas et leva les yeux vers la maison une fois de plus, vers ses flèches sombres luisantes de pluie. Il était incapable de dire pourquoi elle l'attirait à ce point. Mais il en était tombé amoureux ; ainsi que de son élégance vétuste et de son mystère. Il se tourna vers la voiture, et Karen lui fit un petit signe du doigt. Randy, l'air triste, avait le nez aplati contre la lunette arrière. Probablement regrettait-il maintenant de ne pas être allé à l'école.

— Très bien, dit Jack, et il serra la main de Daniel Bufo. Vous faites part de mon offre aux propriétaires ; ensuite nous verrons ce que nous pouvons faire. A propos, pouvez-vous me dire qui sont les propriétaires ?

Daniel Bufo secoua la tête.

— Je suis désolé, Mr. Reed. J'aimerais le faire, croyez-moi. Mais le caractère confidentiel du client, vous savez comment ça se passe.

— Ce ne sont pas Starsky et Hutch, hein ?

Daniel Bufo émit un bruit comme quelqu'un jouant de la cornemuse et essayant de rire en même temps.

— Non, m'sieur. Ce ne sont pas Starsky et Hutch.

Jack monta dans la voiture et claqua la portière.

— Que diriez-vous d'un hamburger ? proposa-t-il comme il mettait le moteur en marche.

— Tout ce que vous voudrez, dit Karen en tirant sur le bord de sa minijupe. Hé, regardez plutôt ma *coiffure* !

Ils descendirent lentement la grande allée aux arbres dégouttant de pluie. Randy se tourna sur son siège pour regarder la maison progressivement engloutie par les frondaisons sombres et indistinctes. Ils étaient presque arrivés à la grille d'entrée lorsqu'il aperçut la silhouette blanc grisâtre de la petite fille, debout entre les troncs d'arbres, lui faisant signe. Un bras levé, l'agitant.

Chose étrange, cependant, son visage était recouvert par son capuchon, comme si sa tête était posée à l'envers. Ou bien comme si elle n'avait pas de visage du tout.

CHAPITRE III

Trois jours plus tard, il rentra à la maison et Maggie l'attendait dans la salle de séjour, portant son imperméable, sa valise bleue en vinyle soigneusement posée à côté d'elle. Il demanda : « Qu'est-ce que ça signifie? » comme si ce n'était pas évident.

Maggie répondit avec une assurance soigneusement répétée :

— Je pense qu'on appelle ça avoir besoin de changer d'air.

— On appelle ça ainsi? rétorqua-t-il. Vraiment? Haha! (Il avait bu trop de Blue Ribbon au *Hunting Lodge*.) C'est curieux. Moi, j'appelle ça quitter son mari.

— Jack..., commença-t-elle, et lorsqu'elle leva les yeux vers lui, il vit pour la première fois ce que toutes leurs années de vie commune passées à se disputer avaient fait à son visage. Ou peut-être n'était-ce que la lumière peu flatteuse du plafonnier.

Il ne dit rien. Il parcourut la salle de séjour du regard. Cette pièce n'avait pas le moindre caractère. Des murs beige clair, une épaisse moquette à motifs d'une couleur qui était miel en principe, mais qui était devenue beige également. Des tableaux ternes aux murs; un canapé beige avec des mouchetures marron et blanc.

Et assise sur le canapé beige avec des mouchetures marron et blanc, une femme qu'il n'aimait pas vraiment, sa valise faite.

Elle lui débita son petit discours préparé, tout en se curant les ongles.

— J'ai essayé de toutes mes forces de te comprendre, Jack. J'ai essayé de comprendre ce que tu attendais de la vie, et de te le donner. Ou de t'aider à le trouver, en tout cas. Mais tu ne sembles pas savoir toi-même ce que c'est. Et si *tu* ne le sais pas, comment pourrais-*je* t'aider à le trouver? J'ai l'impression d'avoir gaspillé tout mon temps et toute ma belle énergie, en t'aidant à chercher quelque chose qui n'existe même pas.

Il attendit. Peut-être espérait-elle une réponse.

— Oui? dit-il.

— Je ne suis plus de la première jeunesse, dit-elle, les larmes aux yeux. Je veux jouir de la vie avant d'être trop vieille pour ça.

— *Ohhhh...*, fit Jack. Je ne m'en étais jamais rendu compte! Tu veux *jouir* de la vie! Pourquoi diable ne pas me l'avoir dit plus tôt? Je ne t'aurais pas demandé de laver mes chemises, bon Dieu, ou de préparer mes repas, ou de faire le ménage ici! Je ne t'aurais pas donné Randy! Allons, tu ne peux pas t'amuser avec un gosse accroché à ton cou, n'est-ce pas?

— Randy attend dehors, dans la voiture, dit Maggie, se levant et prenant sa valise.

— De quoi parles-tu? La voiture de qui?

— Nous allons quelque temps chez ma sœur.

— Oh, Seigneur! sainte Velma. Sans parler de saint Herman.

— Jack, il faut que je m'éloigne de toi. Tu m'étouffes. Je n'ai pas envie de te quitter, pas pour de bon. Je t'aime, mais tu me rends folle. Depuis que tu as découvert cette maison, tu es pire que jamais. De quoi as-tu parlé depuis lors? Comment tu ferais pour trouver les fonds nécessaires, comment tu ferais pour curer la piscine, comment tu ferais pour annoncer en douceur à tes employés que tu avais l'intention de vendre ton affaire, comment tu ferais pour décaper le marbre, comment tu ferais pour déposer la toiture. Jack, je n'en *peux* plus!

Jack saisit son poignet.

— Maggie... tu veux bien m'écouter, pour l'amour de Dieu?

— Velma attend.

— *Ecoute-moi, pour l'amour de Dieu!*

Elle dégagea son bras d'un mouvement brusque.

— Je t'ai écouté des années durant, Jack. Cela ne marchait pas avant, et c'est pire maintenant. Si tu as envie de construire ce... ce complexe de loisirs, appelle ça comme tu veux, vas-y, construis-le, mais ne t'attends pas à ce que Randy et moi en supportions les conséquences. Vis ta vie ! Vas-y ! Mais ne compte pas que je la vive avec toi ! Tu es foutrement trop pitoyable et tu es foutrement trop obsédé par ce projet et tu es foutrement trop *tout ce qu'on veut* ! Et tu as couché avec Karen, n'est-ce pas ?

— Quoi ? vociféra Jack. *Quoi ?* Tu penses que j'ai couché avec Karen ?

— Tu es ivre, dit-elle, les lèvres serrées. Je m'en vais. Je ne peux pas discuter de quoi que ce soit si tu es ivre. Adieu, Jack.

Il l'attrapa par la manche de son imper et lui tordit le bras derrière le dos. Il la regarda avec fureur, droit dans les yeux, et il sentit qu'il aurait été capable de la tuer, juste à cet instant.

— Lâche-moi, dit-elle.

Il pouvait percevoir la peur dans sa voix, et cela le rendit encore plus furieux.

— Tu penses que j'ai couché avec Karen ? répéta-t-il, avec une telle douceur et un tel bon sens dans la voix qu'il la terrifia encore plus.

— Randy a dit...

Elle détourna la tête. La seule pensée de cet acte la faisait hésiter.

— Randy a dit quoi ? Allons, Randy a dit quoi ?

— Randy a dit que tu avais emmené Karen avec toi pour visiter la maison. Randy a dit... que tu l'avais embrassée.

Sans un mot, Jack relâcha la manche de Maggie, et leva les deux mains en signe de capitulation, puis il recula de quelques pas. Il ne se sentait plus en colère. Il était presque soulagé que Maggie ait pris la décision de s'en aller. Il n'avait pas couché avec Karen, et il y avait de fortes chances pour qu'il ne couche jamais avec elle. Il ne pouvait pas être en colère. On se mettait en colère lorsqu'on avait mauvaise conscience. Il fallait un sentiment de culpabilité, de frustration et de détresse ; et il n'éprouvait aucune de ces choses.

Bien au contraire, tout ce à quoi il pouvait penser était : *Si Maggie et Randy séjournent quelque temps chez Velma, je pourrai concentrer toute mon attention sur Les Chênes. Je peux faire en sorte que ce projet se réalise pour de bon. Et si cela se réalise et que nous ouvrons effectivement ce complexe de loisirs, ne me dites pas que Maggie ne sera pas heureuse à ce moment. Ne me dites pas qu'elle n'aura pas envie de parader sur cette véranda, la reine du Merrimac Court Country Club, sous un soleil radieux, la piscine étincelante, et tous les hôtes la saluant de la tête.*

— Au fait, dit Maggie, un certain Bufo t'a appelé. Il a dit qu'ils acceptaient ton offre, qui qu'ils soient.

— Daniel Bufo, c'est l'agent immobilier, expliqua Jack. Ils ont accepté mon offre? C'est ce qu'il a dit?

Maggie ouvrit la porte d'entrée et le regarda un moment. « Que Dieu te vienne en aide, Jack », lui dit-elle, puis elle s'en alla, refermant la porte avec une douceur digne d'éloges. Jack resta où il était. Puis... lorsqu'il entendit la Volkswagen de Velma démarrer et s'éloigner dans la rue, il alla jusqu'au réfrigérateur, l'ouvrit et contempla son contenu avec l'expression stoïque d'un homme qui sait qu'il va probablement devoir manger au restaurant pendant un bon bout de temps.

Après tout, que pourrait préparer même le meilleur chef cuisinier à partir d'un demi-paquet de saucisses Oscar Mayer, de cinq kumquats, d'une bombe de crème fraîche et d'un morceau de roquefort dur comme de la pierre?

Il regardait toujours avec résignation le réfrigérateur ouvert, lorsqu'il entendit la Volkswagen se garer à nouveau devant la maison. Il referma le frigo mais il ne se dirigea pas vers le vestibule. Il resta dans la cuisine, attendant, tandis que Maggie tournait la clé dans la serrure et réapparaissait d'un pas décidé. D'une main elle tirait Randy derrière elle, et de l'autre tenait son sac de voyage Rambo. Les cils de Randy étaient collés par les larmes. Le visage de Maggie était crispé et pâle.

— Il veut rester avec toi, annonça-t-elle de la voix de quelqu'un laissant tomber un coûteux verre à vin sur un patio en ciment.

Jack ne dit rien mais se tourna pour la regarder.

— Il dit que la maison lui plaît bien et qu'il s'est fait un ami là-bas, et qu'il veut rester.

Jack fronça les sourcils vers Randy.

— Un ami ? Quel ami ?

Randy haussa les épaules.

— Il y avait une sorte d'homme là-bas, c'est tout.

Jack regarda Maggie.

— Que s'est-il passé ? Randy a fait une scène ?

— Une scène ? Un flic s'est approché et nous a demandé de lui montrer nos cartes d'identité. Il pensait que nous l'avions peut-être... kidnappé, pour l'amour du ciel ! (Ses narines frémirent de colère.)

Jack hocha la tête. Il n'éprouvait aucun sentiment de triomphe. En fait, il aurait préféré que Maggie emmène Randy avec elle. Mais il ne voulait pas discuter, pas maintenant. Il avait commencé à comprendre qu'une partie de son échec dans la vie provenait de son incapacité à venir à bout de plus d'une chose à la fois. Il était capable d'être un mari attentionné ; et un amant fougueux ; et un père inflexible. Il était capable d'être un patron honnête ; et un promoteur immobilier perspicace. Mais il ne pouvait assumer qu'une seule tâche à la fois. Essayer d'aimer sa femme et d'élever son fils et de consoler ses employés et de préparer l'avenir, toutes ces choses en même temps, cela ne faisait que l'embrouiller, et il finissait par boire trop avec Karen, et par ne plus rien faire du tout.

Cette fois, Maggie claqua la porte derrière elle de telle sorte que la vitre vibra. Randy se tenait gauchement dans le vestibule, les bras le long de son corps. Il portait un sweat-shirt avec le message « L'expérience c'est le nom que nous donnons à nos erreurs » imprimé sur le devant.

— Quel âge as-tu? lui demanda Jack.

Pour la première fois, il voyait Randy comme un autre être humain ; comme une personne qui le regardait, de la même façon qu'il regardait Randy.

— Neuf ans, répondit Randy.

A la différence des adultes, les enfants ne trouvent pas bizarre que vous leur posiez des questions dont vous connaissez manifestement la réponse. Les maîtresses font toujours ça.

— Neuf ans, répéta Jack. Et merde. Si seulement j'avais eu ton cran, lorsque j'avais neuf ans.

Il prit le sac Rambo de Randy et ouvrit la fermeture à glissière. Dedans, il y avait un pyjama, des jeans propres, un pull rouge et trois paires de chaussettes soigneusement dépareillées.

— Si tu restes avec moi, tu devras trier toi-même tes chaussettes, tu m'as compris?

— Oui, m'sieur.

— Tu as envie d'un chili-dog?

— Je ne dis pas non.

Sous l'éclairage fluorescent, au *Captain Dogg*, leurs coudes ostensiblement posés sur la table en formica, le juke-box passant de la musique des années soixante comme *Salisbury Hill* et *Bummer in the Summer*, ils firent un merveilleux repas entre père et fils, s'empiffrant de chili-dogs géants et de frites, suivis d'un dessert (un *pig's dinner* : neufs parfums de glace à moitié fondue flottant dans une énorme coupe, avec des kakis).

— J'ai mal au cœur, dit Jack, en finissant sa bière.

— Pas moi, fit Randy.

— Tu as neuf ans, voilà pourquoi tu n'as pas mal au cœur. Un enfant de neuf ans n'a jamais mal au cœur, à moins de manger de la nourriture pour grandes personnes comme du calamar, ou des *escargots*[1]. Alors il a mal au cœur.

— Des escargots? Ça se mange?

1. En français dans le texte. *(N.d.T.)*

— Bien sûr. Une spécialité française. Tu les fais cuire dans leurs coquilles avec du beurre et de l'ail, d'accord? Et c'est tout à fait délicieux. Mmh-hmh! Tu devrais essayer un jour!

— Tu en as déjà mangé? Des escargots?

— Pas depuis que j'ai adhéré à Greenpeace. J'ai juré de ne jamais manger quelque chose de plus lent que moi-même.

Randy mangea le restant de son *pig's dinner*. Jack l'observait, fier mais indécis. Ce n'était pas facile de prendre un enfant à sa mère. Lorsque vous faisiez ça, vous deviez être plus gentil que d'habitude ; vous deviez être le père et la mère, et quelque chose d'autre en plus. Un ami, un conseiller spirituel, et un nounours.

Lorsque Randy eut terminé, Jack s'adossa à son siège, le regarda et sourit.

— Quel ami? demanda-t-il finalement.

Randy rougit.

— Allons, dit Jack. Quel ami? Tu sais très bien à quoi je fais allusion. Tu as dit à ta mère que tu avais un ami là-bas, aux Chênes. C'est un sacré bobard ou je ne m'y connais pas.

— Je ne suis pas censé t'en parler, rétorqua Randy.

— Mais qu'est-ce que tu racontes?

Randy ne dit rien pendant un très long moment. La serveuse s'approcha et demanda : « Est-ce que vous avez terminé? » Elle avait une jupe très courte, des seins haut remontés, des cheveux noirs frisottants, et un nez que l'on aurait pu utiliser pour ouvrir une boîte de jus de tomate. Tandis qu'elle se penchait devant lui pour prendre leurs assiettes, Jack se demanda si quelqu'un lui avait déjà fait l'amour, et si c'était le cas, comment elle avait trouvé ça. Il y avait un tel abîme entre desservir des tables de restaurant et avoir un orgasme.

Il se rendit brusquement compte que sa frustration était visible. Il se tint bien droit et s'efforça d'avoir l'air indifférent et entre deux âges.

— Tu as vraiment mal au cœur? demanda Randy. (Que Dieu maudisse les enfants pour leur sensibilité!)

Jack secoua la tête.

— Je veux savoir quel est cet ami. Et qui a dit que tu n'étais pas censé m'en parler ?

— Lester, répondit Randy, à contrecœur.

— *Lester?* Qui diable est Lester ?

— Eh bien, parfois son nom est Lester et parfois c'est quelque chose comme... Belvédère.

Jack tourna et retourna sa cuillère à dessert.

— Randy... je veux que tu me dises la vérité. Ce — comment s'appelle-t-il ? — Lester, tu l'as inventé, c'est ça ? Tu l'as inventé pour que ta mère te permette de rester avec moi ?

Randy secoua la tête.

— Je l'ai vu.

— Aux Chênes ?

Randy acquiesça.

— Il a dit que je ne devais en parler à personne. Ni à ma mère, ni à mon père, ni à personne.

— Et pourquoi donc ?

— Je ne sais pas. Il a dit que je ne devais pas en parler aux autres non plus, parce qu'ils étaient méchants et dangereux. Il a dit que certains d'entre eux auraient dû être mis sous les verrous.

Une sonnette d'alarmes parentale retentit dans le cerveau de Jack. Il songea que Randy pouvait très bien lui dire la vérité, ou une histoire à moitié déformée qui était en partie la vérité. Des enfants de l'âge de Randy n'emploient pas naturellement des expressions comme « mis sous les verrous », à moins qu'un adulte ne les ait employées devant eux.

Il était tout à fait possible que Randy *ait* rencontré quelqu'un pendant qu'ils visitaient Les Chênes. La maison était suffisamment vaste, et Randy s'était promené tout seul de son côté. Mais qui diable était-ce ? Un squatter, peut-être ? Un vagabond doublé d'un obsédé sexuel ? Bon sang, où vont les homosexuels, les Hell's Angels et les tueurs psychopathes, lorsqu'il pleut ?

Ce bruit — *sssshhhhh* —, peut-être était-ce lui, peut-être était-ce Lester, courant le long de passages secrets. Un putain d'obsédé sexuel dénommé Lester, qui avait déjà enjôlé Randy par des promesses mielleuses et des menaces bizarres.

Et, nom de Dieu, qui pouvait savoir quelle sorte de saloperie infâme un type pareil avait peut-être en vue ?

— Randy, reprit Jack. Tu es bien sûr de ça ? Tu as vu un homme là-bas, aux Chênes ? C'est sérieux, tu ne me racontes pas de blagues ?

Randy hocha la tête.

— Croix de bois croix de fer.

— Allons, tu n'es pas obligé de dire ça, lui dit Jack, en posant une main réconfortante sur le bras de Randy. Mais je pense que toi et moi, on devrait faire une autre visite aux Chênes. Qu'en penses-tu ? Une visite *à l'improviste*, afin que Lester ne sache pas que nous venons.

Jack consulta sa Rolex. Elle avait appartenu à son père ; et elle avait toujours retardé. Son père disait souvent que cette montre le rendait immortel ; parce que, lorsque le moment de mourir serait venu pour lui, il lui resterait encore deux minutes à vivre.

— Il est huit heures et demie. Si nous partons maintenant, nous pouvons être là-bas à dix heures. Tu crois que tu pourras tenir le coup ?

Randy baissa la tête.

— Tu ne le diras pas à Lester ?

— Dire quoi... que tu l'as dénoncé ? Je suis ton père, pour l'amour du ciel. Et cette maison m'appartient maintenant. Enfin, presque. Daniel Bufo a accepté mon offre ; il ne me reste plus qu'à le faire patienter pendant une semaine ou deux, le temps pour moi de trouver l'argent nécessaire, et nous serons installés dans nos meubles. Et *alors* il serait préférable qu'aucun Lester ou Belvédère ou quel que soit son nom, ne se cache dans la maison. Alors je serai en droit de lui faire vider les lieux.

— Nous sommes *obligés* d'aller là-bas ? implora Randy.

Jack tira deux billets de un dollar de son portefeuille, les plia et les mit sous sa soucoupe.

— Il y a une chose qu'il faut que tu apprennes, Randy ; et c'est d'affronter tout ce qui te fait peur. Il peut s'agir de rats, de chiens ou d'araignées. En ce moment, il faut que tu regardes Lester bien en face, qui qu'il soit, et que tu lui dises non. Et je serai là, à tes côtés, pour t'épauler.

— Mais il est..., commença Randy.

— Il n'est rien que toi et moi ne puissions prendre en main, l'interrompit Jack.

— Il est dans le *mur*, termina Randy, d'une voix pitoyable ; et beaucoup trop doucement pour que Jack puisse l'entendre.

Se dirigeant vers l'ouest, Jack se ravisa brusquement et tourna dans la 76e Rue, vers le nord, la remontant pour rejoindre West Good Hope Road. Les essuie-glaces se déplaçaient lentement sur le pare-brise en produisant un raclement caoutchouteux. Il pleuvait trop fort pour ne pas les utiliser, mais pas assez abondamment pour lubrifier le verre. Devant eux, les feux arrière écarlates d'autres voitures se réfléchissaient sur le macadam mouillé, comme les flammes sortant des tuyères de la fusée de Buck Rogers.

— Je me suis dit que nous pourrions emmener Karen, expliqua Jack, conduisant d'une main.

Randy acquiesça. Il ne pouvait rien faire d'autre, après tout. S'ils emmenaient Karen, cela voulait dire qu'il serait relégué sur la banquette arrière. Il regardait à travers la vitre les boutiques, les stations-service et les carrefours brillamment éclairés, et sa mère lui manquait davantage qu'il n'aurait su l'expliquer ; pas sans pleurer, en tout cas ; et il ne voulait pas pleurer.

Jack inséra une cassette dans le lecteur de cassettes. The Eagles, chantant *Hotel California*.

« *Vous pouvez régler votre note quand vous voudrez... mais vous ne pourrez jamais vous en aller.* »

Ils arrivèrent devant la maison de Karen. Elle était située juste au coin d'une rue transversale, à deux blocs au nord de West Good Hope Road. Elle était petite et minable, couleur vert feuille, avec une immense antenne de télévision ; ressemblant plus à une cabane qu'à une maison. Un tricycle d'enfant gisait sur le trottoir, abandonné. Le seul signe de vie était la télévision, scintillant contre les rideaux. Jack dit : « Ne bouge pas, champion. J'en ai pour une seconde. » Randy resta assis et attendit.

La pluie tombait régulièrement et avec insistance sur le pare-brise, de telle sorte qu'il ne voyait rien. Il songea qu'il ne s'était jamais senti aussi malheureux de toute sa vie.

Dix minutes plus tard, son père apparut sur la véranda, bras dessus bras dessous avec Karen. Ils coururent vers la voiture pour ne pas être trempés. Sans qu'on le lui dise, Randy détacha sa ceinture de sécurité et grimpa par-dessus le dossier pour s'asseoir sur la banquette arrière. Son père ne parut même pas s'en apercevoir. Karen s'engouffra dans la voiture en poussant un petit cri aigu et dit :

— Mes cheveux !

— Vos cheveux sont parfaits, la rassura Jack en mettant le contact.

Karen attacha sa ceinture, puis se tourna sur son siège.

— Salut, Randy ! L'aventure commence tard le soir, hein ?

Randy acquiesça sans répondre.

— Il est fatigué, dit Jack. Cela n'a rien d'étonnant, après ce qui s'est passé. (Il se dirigea vers le sud, pour rejoindre la 94.) Si j'avais su ce que ressentait sa mère. Si seulement elle m'en avait *parlé*. Vous savez, si nous avions *communiqué*.

— Ma foi, certaines femmes en sont incapables, tout simplement, dit Karen, croisant les jambes sur ses collants résille noirs. (Ses pendants d'oreilles en or reflétaient la lumière des lampadaires, tournant orange après tournant orange.) Ma sœur était comme ça, elle ne pouvait jamais communiquer.

Jack regarda dans son rétroviseur.

— Le problème, lorsqu'on tient un country-club, c'est qu'une communication est indispensable, vingt-quatre heures sur vingt-quatre. Vous savez, *répondre*. Les gens viennent dans un endroit comme ça pour être dorlotés, vous voyez ce que je veux dire ? C'est exactement la même chose lorsqu'ils viennent pour un pot d'échappement. Ils ne veulent pas entendre « peut-être », ou attendre, ou revenir mardi. Ils veulent le pot d'échappement qui convient à leur voiture, et ils le veulent tout de suite.

Karen se passa la langue sur les lèvres, de telle sorte qu'elles brillèrent.

— Vous pensez que vous savez qui ne serait pas à la hauteur ?

Jack haussa les épaules.

— Je ne lui fais aucun reproche. Croyez-moi, je ne lui fais aucun reproche.

Ils arrivèrent sur la 94 et se dirigèrent vers l'ouest, sous la pluie. Waukesha, Oconomonoc, Johnson Corner, les panneaux de signalisation défilaient comme dans un rêve prolongé. Randy s'allongea sur la banquette arrière et ferma les yeux, écoutant le chuintement des pneus sur le macadam, le frottement des essuie-glaces sur le pare-brise, et le léger sifflement du vent passant par le hayon cabossé, là où Jack avait heurté le tronc d'arbre.

Jack était fatigué, lui aussi, mais il se sentait déterminé ; comme s'il faisait quelque chose de positif, pour changer. S'il y avait un squatter aux Chênes, un genre de maniaque sexuel ou quelque chose comme ça, il allait le flanquer dehors et lui donner la raclée de sa vie. Il allait commencer à maîtriser sa vie, et tout ce qui l'entourait. C'était peut-être fini avec Maggie ; mais Karen l'aimait ; et Randy l'aimait également. Attention ! il n'était plus question de pots d'échappement et de pneus, mais de promotion immobilière et de valeurs cotées en Bourse. Bon Dieu, il était question de *pouvoir*.

Avant d'atteindre Madison, il tourna et se dirigea vers le nord-est ; et trente-cinq kilomètres plus loin, il prit à gauche vers Lodi. La lueur des phares dansait à travers la pluie ; les pneus chuintaient dans les flaques d'eau de l'accotement.

Finalement ils arrivèrent devant la grille de la propriété, et Jack se gara à proximité. Il ouvrit sa portière. La pluie n'était plus qu'un léger picotement, maintenant. Il souleva le cadenas dans sa main ; celui-ci était trop gros pour qu'il réussisse à le forcer. De toute façon, il était sans doute préférable qu'ils s'approchent de la maison à pied. Ainsi ils pourraient se rendre compte si quelqu'un squattait les lieux sans être aperçus.

Ici, dans les bois humides du Wisconsin, en plein bled, la perspective de chasser un laissé-pour-compte de la société d'une maison sombre et abandonnée était rien moins que séduisante. Il n'y avait pas songé auparavant, mais ce Lester était peut-être armé. Jack se l'était représenté comme un pédé pleurnichard et servile ; mais si jamais il mesurait un mètre quatre-vingt-dix et était bâti comme Arnold Schwarzenegger, avec une grenade à main se balançant à chaque revers de sa veste, et l'un de ces poignards en dents de scie que les commandos utilisent pour trancher leurs propres pieds gangrenés?

Karen fit le tour de la voiture et se tint près de lui, frissonnant dans son court imperméable écarlate.

— Vous avez vraiment l'intention d'entrer?

Il s'éclaircit la voix.

— Naturellement. Vous préférez attendre ici?

— Vous voulez rire. Pour rien au monde je ne resterais ici toute seule. Je me demandais seulement si cela en valait la peine.

Il passa son bras autour des épaules de Karen. Elle l'embrassa sur la joue. Il tourna la tête et l'embrassa sur les lèvres. Elles avaient un goût de rouge à lèvres *Peach Surprise* et de sel. Il sentait ses seins lourds à travers son imper pressés contre son bras et il réalisa à quel point il la désirait. Ou à quel point il avait *besoin* d'elle, en tout cas.

— Holà, doucement! dit-elle, et elle se dégagea de son étreinte.

Randy s'était réveillé. Il avait allumé le plafonnier de la station-wagon et était assis, ses cheveux se dressant sur sa nuque, les regardant avec gravité, le visage très pâle.

— Karen, hum... pourquoi n'attendriez-vous pas ici? proposa Jack. Je vais prendre une torche électrique et faire un rapide tour d'inspection.

— Pas question, répliqua Karen. Où que vous alliez, je viens avec vous.

Randy descendit de la voiture à son tour. Jack lui dit :

— Hé, champion, referme la portière doucement. Inutile de leur faire savoir que nous arrivons.

— J'ai soif, dit Randy.

— Ecoute, nous jetons juste un coup d'œil pour découvrir s'il y a quelqu'un dans la maison, et ensuite nous nous trouverons un endroit où prendre un verre, d'accord ?

— D'accord, acquiesça Randy.

Jack serra son épaule.

— Parfait. Bon, allons-y. Mais si jamais nous apercevons quelqu'un, nous faisons demi-tour, c'est compris ?

Jack prit sa torche électrique dans la boîte à gants ; puis ils se faufilèrent l'un après l'autre par la trouée dans la haie près de la grille. Marchant en file indienne, ils remontèrent l'allée obscure plantée d'arbres. Le gravier crissait sous leurs pas. Karen portait des chaussures à talons hauts, et à deux reprises elle faillit trébucher ; Jack attendit qu'elle le rejoigne, puis il la prit par le bras. Randy cheminait à leur suite, le col de son blouson relevé. Il regardait continuellement vers les arbres où il avait aperçu la petite fille sans visage. Il n'avait pas très envie de la revoir.

Le faisceau de la torche de Jack s'élançait d'un côté et de l'autre, éclairant principalement le gravier devant les pieds de Karen afin qu'elle puisse voir où elle marchait.

Peu à peu, la silhouette massive des Chênes apparut. Ses flèches et ses cheminées se découpaient sur le ciel nocturne comme les pièces compliquées d'un puzzle particulièrement difficile. Jack était dégrisé maintenant, complètement dégrisé, et il regrettait amèrement de les avoir amenés ici. Ils auraient pu être à la maison, regardant le *Cosby Show* et piochant dans un bol de pop-corn, au lieu de se glisser furtivement dans la nuit et d'abîmer irrémédiablement leurs chaussures.

Ils contournèrent la maison, se dirigeant vers la serre. Karen leva les yeux vers les toits luisant de pluie et les parapets rongés par les intempéries, et elle se blottit contre l'épaule de Jack.

— Cet endroit est foutrement sinistre. Et pourtant, Seigneur, j'en ai vu des endroits sinistres.

Ils arrivèrent devant la porte de la serre. Elle était fermée ; sans doute était-ce Daniel Bufo qui l'avait fermée. Peut-être l'avait-il verrouillée également. Jack se surprit à souhaiter que ce fût le cas. Il faisait très sombre à l'intérieur ; aussi noir qu'un voile de photographe ; et si jamais Lester les avait vus s'approcher et les attendait, embusqué dans la serre ?

Chose étrange, bien que la maison fût effrayante, Jack la trouvait également attirante. Elle était délabrée, et elle le rendait claustrophobe, mais au cours de ces quatre derniers jours il avait été incapable de penser à autre chose ; et à présent qu'il était revenu, il se sentait tout autant surexcité que lorsqu'il l'avait vue pour la première fois. S'approcher de la porte de la serre, c'était exactement comme marcher jusqu'au rebord du toit d'un immeuble de quatorze étages, et regarder la rue en contrebas, et être pris de l'envie irrationnelle de sauter. Ou comme prendre un couteau de cuisine tranchant comme un rasoir, et de se demander quel effet cela ferait de se passer la lame sur la langue.

Tandis qu'il saisissait la poignée de la porte, il réalisa qu'il n'était pas venu ici pour chercher un squatter dénommé Lester ; pas vraiment. Il était venu ici parce qu'il ne pouvait pas faire autrement, tout simplement.

Il tourna la poignée. Avec une petite plainte, la porte s'ouvrit.

Sois le bienvenu, Jack.

Il inspira profondément, et il sentit cette très nette odeur acide de vinaigre, mêlée à celles de la poussière et de l'humidité. Elle était désagréable, mais étrangement appétissante, comme l'odeur de harengs saurs. Il promena le faisceau de sa torche dans la serre, mais il ne vit que des éclats de verre et des pots à fleurs renversés.

Randy et Karen restaient en arrière. Jack se tourna vers eux et dit :

— Jusqu'ici tout va bien. Vous venez ?

Il s'avança à l'intérieur, traversa la serre et entra dans la salle de lecture. Randy et Karen le suivirent prudemment.

— Vous pouvez braquer votre torche de ce côté ? demanda Karen. Je n'y vois que dalle.

Ils arrivèrent dans le vestibule où se trouvaient les

deux statues aveugles. Jack dirigea le faisceau de la torche vers le plafond. Le rayon lumineux éclaira fugitivement la lanterne et blanchit son suaire de toiles d'araignée, et durant une fraction de seconde cela donna l'impression qu'un énorme squelette d'araignée translucide était blotti au fond du verre couvert de poussière.

Jack tendit l'oreille.

— Je n'entends absolument rien, fit-il remarquer.

Karen ouvrit son sac à main et en tira un paquet de Bubblicious au citron. Elle en donna une barre à Randy et en détortilla une autre pour elle-même. Ils se tinrent immobiles dans l'immense vestibule obscur, écoutant le ruissellement de la pluie et la mastication sans fin du bubble-gum de Karen.

— Où as-tu dit que tu avais rencontré Lester? demanda Jack, braquant sa torche sur l'escalier situé sur la gauche.

— En haut, chuchota Randy. Tout en haut, au dernier étage.

— Parfait, dit Jack. Allons lui dire bonjour.

Il commença à monter les marches, Karen et Randy le suivant à contrecœur. Les talons hauts de Karen résonnaient et résonnaient dans toute la maison.

— Voilà ce que j'appelle courir après la lune, dit Karen, retroussant sa jupe afin de monter l'escalier plus facilement. Je dois être complètement folle, pour sortir par une nuit pareille, et pour venir dans un tel endroit. Tu sais, Randy, je dois perdre la boule.

Randy ne dit rien. A présent qu'ils étaient vraiment arrivés aux Chênes, il était affreusement inquiet. Et si jamais Lester se mettait en colère, parce qu'il avait parlé de lui à son père? Et ces autres gens, ceux qui étaient méchants et dangereux, et que l'on aurait dû mettre sous les verrous?

Ils atteignirent le palier. Un instant, Randy eut l'impression d'entendre quelqu'un chanter :

« *La lavande est bleue, lala-lala*
La lavande est verte.
Ici je suis le roi, lala-lala
Tu seras la reine. »

Jack s'arrêta, la tête penchée de côté, écoutant.

— Tu entends ça ? demanda-t-il à Karen.

— Jack, mon chou, tu te fais des idées, répondit Karen.

Mais Randy dit :

— J'ai entendu quelque chose. Quelqu'un qui chantait.

— Moi aussi, acquiesça Jack.

Il commença à s'avancer lentement dans le couloir est, essayant toutes les poignées de porte, bien qu'il sût d'avance que toutes les portes étaient verrouillées. De temps en temps, il braquait sa torche sur l'un des judas, et jetait un coup d'œil dans les chambres.

— Il y a quelqu'un ici, dit-il doucement. J'en suis sûr.

— Mais *qui* ? voulut savoir Karen. Et où se cache-t-il ? (Néanmoins, elle rejoignit rapidement Jack — *clic-clac, clic-clac* — et le prit par le bras.) Tu sais, je déteste vraiment cet endroit. On dirait l'hôpital où ma grand-mère est morte.

Jack continua de s'avancer dans le couloir, secouant des poignées de porte, regardant par les judas, de plus en plus vite. Il *sentait* que quelqu'un était ici. Toute la maison semblait vivante, comme un immeuble secoué par un tremblement de terre. Il y avait une profonde résonance dans les murs ; une surexcitation sombre et grondante. Une sensation d'attente si forte qu'il était capable de la *respirer*.

— *Papa !* cria Randy.

Jack braqua vivement sa torche vers le fond du couloir. Il eut juste le temps d'entrevoir un manteau blanc grisâtre, disparaissant rapidement vers l'escalier.

Karen ne l'avait pas vu.

— Qu'est-ce que c'était ? s'écria-t-elle, les yeux écarquillés.

Mais Jack avait déjà saisi sa main, et l'entraînait dans le couloir en une course éperdue. Randy courait derrière eux, haletant de peur et par suite de l'effort.

Ils arrivèrent au bas de l'escalier. Jack aperçut un petit

mouvement blanc grisâtre, puis l'enfant disparut à l'étage supérieur. Il s'apprêtait à se lancer à sa poursuite, mais Karen l'attrapa par la manche et le retint.

— Mes chaussures ! gémit-elle, sautant à cloche-pied et essayant d'ôter sa chaussure. Je ne peux pas courir avec des talons hauts !

— D'accord, d'accord.

Jack se tint à la rampe et la soutint pendant qu'elle retirait ses chaussures. Randy était à côté d'eux, essayant de reprendre son souffle.

— Tu avais déjà vu ce petit enfant ? demanda-t-il à Randy.

Randy hocha la tête.

— Je l'ai vue au dernier étage, et je l'ai vue dans le parc, lorsque nous partions. Elle m'a fait signe de la main, mais elle n'avait pas de visage.

— Elle n'avait pas de *visage* ? demanda Karen en fronçant le nez. Mais qu'est-ce que tu racontes ?

— Je ne sais pas. Elle portait un capuchon ou un truc comme ça.

— J'ai vu exactement le même enfant. Si *c'est* un enfant. Sur la route, pour commencer, c'est l'enfant dont je t'ai parlé, celui qui m'a fait avoir cet accident.

— L'enfant qui était en fait un journal ? demanda Karen.

— C'est exact, dit Jack.

— Et je suppose que ceci n'est pas un journal, également ? Ou une chouette ? Ou un rat, plus vraisemblablement ?

Jack regarda Randy, puis haussa les épaules.

— Peut-être as-tu raison, peut-être est-ce la même chose. Juste des feuilles de papier journal.

— Mais cela s'est enfui en haut de l'escalier, protesta Randy. Je l'ai vu. Cela s'est enfui en haut de l'escalier.

— Il s'agissait peut-être d'un écureuil traînant un journal jusqu'à son nid, dit Jack.

Randy le regardait fixement dans la lueur de la torche. Jack se rendait parfaitement compte que Randy ne le croyait pas. Un écureuil, traînant un journal en haut de l'escalier ? Mais bon sang, qu'est-ce que cela pouvait être d'autre ? Ne venez pas me raconter qu'un enfant habite ici ; une petite fille portant un imperméable blanc grisâtre, courant d'étage en étage ! Ne me dites pas que c'est un *fantôme*, pour l'amour du ciel !

— Je veux rentrer, déclara Karen. Cet endroit me fiche la frousse.

Jack prit sa main et la serra. Puis il éclaira l'escalier avec sa torche.

— Voyons, il n'y a rien à craindre. Même si *c'est* un enfant, nous n'allons pas avoir peur d'un enfant, d'accord ?

— Jack..., dit Karen. Si c'est un enfant, il ne vit pas ici tout seul, hein ? Il habite forcément ici avec ses parents. Ou l'un de ses parents. Peut-être ce tordu, Lester.

Jack monta la première marche.

— Allons, l'encouragea-t-il. Il n'y a aucune raison d'avoir peur. Ceci n'est qu'une vieille demeure, rien de plus.

— Jack, *non*, dit-elle, essayant de dégager sa main. J'ai peur.

Jack la tira par la main à nouveau, mais à nouveau elle résista. Il se tourna vers Randy.

— Et toi, Randy ? Tu as peur ?

Randy déglutit.

— Non, non, répondit Randy d'une voix blanche.

— Alors, la question est réglée, sourit Jack. Par deux voix contre une, nous n'avons pas peur. La motion est adoptée. Nous n'avons pas peur ; en conséquence, nous continuons.

— Jack..., protesta Karen.

— Bon, que veux-tu faire ? lui demanda-t-il. Redescendre toute seule au rez-de-chaussée, sans torche électrique ?

Elle hésita, puis elle dit :

— D'accord, d'accord. Mais je m'en rappellerai. J'ai toujours détesté le noir. Mon père m'enfermait toujours dans le noir, et j'avais beau hurler et hurler, il ne venait jamais.

Ils montèrent l'escalier, puis le suivant, jusqu'à ce

qu'ils arrivent au grenier. La puanteur de vinaigre était presque suffocante, et il y avait une tension extraordinaire dans l'air. Jack braqua sa torche vers le couloir. Le rayon lumineux se refléta en des motifs entrecroisés sur les portes, les murs et le plafond.

— C'était à peu près à mi-chemin, dit Randy. C'était la première porte qui était ouverte.

— S'il y a quelqu'un là-bas, Jack, je fiche le camp, dit Karen. Je me tire vite fait, lampe ou pas lampe.

Il serra son épaule en un geste rassurant.

— Voyons, Karen, tout se passera très bien.

Il se sentait essoufflé lui-même ; mais en même temps il se sentait contraint de continuer. S'il y avait quelqu'un là-bas, il voulait lui parler. Il voulait découvrir ce qu'il faisait ici, et ce qu'il savait au sujet de cette maison. Il y avait tellement de mystères silencieux ici. Pourquoi tous les visages sculptés avaient-ils les yeux fermés ? Pourquoi les fenêtres étaient-elles grillagées ? Pourquoi toutes les portes étaient-elles verrouillées ?

Et pourquoi la maison avait-elle été brusquement évacuée en juin 1926, restant abandonnée et invendue depuis lors ?

Tous trois s'avançèrent dans le couloir, Jack marchant tête. Finalement ils arrivèrent devant la porte entrou-te, la porte de la chambre où Randy avait rencontré ster. Ils firent halte. Jack dit : « Là-dedans ? » et qua la torche vers l'intérieur de la pièce. Apparemnt elle était vide.

— Ohé ! appela-t-il. Il y a quelqu'un ?

— Mais *bien sûr*, fit Karen. Le fantôme des Noëls à venir.

Jack avança la main gauche et poussa le battant. Il pivota doucement, hormis un léger grincement des gonds. Jack attendit. La chambre était silencieuse. La pluie chuchotait doucement contre les fenêtres, *La lavande est bleue, lala-lala, la lavande est verte*... Il s'avança dans la pièce, se retourna, fit deux pas rapides en arrière, dans le cas où Lester se dissimulerait derrière le battant, braqua sa torche à gauche et à droite.

— Elle est vide, dit-il avec un sourire. Il n'y a personne ici et il n'y *avait* personne ici.

— Comment le sais-tu? demanda Karen.

— Oh, allons, réfléchis. Tu as déjà vu un squat ? Des ordures partout ; des couvertures ; des bouteilles vides ; des couches sales ; des réchauds de camping. Cette chambre n'a pas été occupée depuis soixante ans.

Randy se tenait à l'entrée de la pièce, l'air sérieux et les yeux écarquillés, ne disant rien. Jack s'accroupit devant lui et lui ébouriffa les cheveux.

— Ce Lester n'était peut-être pas aussi réel que tu le croyais, hein?

— Tu es fâché? demanda Randy.

Jack secoua la tête.

— Bien sûr que non. Cela a été une sacrée aventure, hein? Et crois-moi, champion, je préfère de beaucoup n'avoir trouvé personne ici.

— Ouais, tu as sans doute raison, dit Randy.

Il avait l'air presque déçu. Peut-être avait-il imaginé Lester, après tout. Et la petite fille sans visage, lui faisant signe depuis les arbres.

— Allons jusqu'au fond du couloir, pour plus de sûreté.

Randy parcourut la chambre du regard, fronçant les sourcils.

— Est-ce que je peux vous attendre ici?

— Tout seul? Dans le noir?

— Il y a assez de lumière.

— Mais qu'est-ce que tu vas faire ici, tout seul?

— Me reposer, c'est tout. J'ai mal aux pieds

Pour démontrer qu'il parlait sérieusement, il adossa au mur et se laissa glisser jusqu'à ce qu'il soit assis sur le plancher. Jack jeta un coup d'œil à Karen. Karen dit :

— Il peut rester ici, non? Il doit être claqué. Et nous en avons seulement pour une minute.

— Bon, d'accord, dit Jack. Mais tu ne bouges pas d'ici, c'est compris? Tu ne sors pas de cette pièce. Certaines parties du plancher ne sont pas aussi sûres qu'elles devraient l'être, surtout au fond du couloir.

— D'accord, accepta Randy.

Il joignit les mains autour de ses genoux et posa sa tête sur ses genoux, et il semblait tellement petit et épuisé que Jack eut l'impression d'être un monstre d'égoïsme et de bêtise pour l'avoir amené ici à une heure tardive, alors qu'il aurait dû être dans son lit et dormir depuis longtemps.

— Ecoute, lui dit Jack. (Il sortit l'Etron de la poche du blouson de Randy et le lui cala contre la joue.) Nous revenons tout de suite. Gaufre veillera sur toi, et tu peux crier si tu veux quelque chose. Je veux seulement avoir la certitude qu'il n'y a personne ici.

— D'accord, répéta Randy, et il bâilla.

Restant l'un près de l'autre, Jack et Karen s'éloignèrent dans le couloir. Ils secouèrent chaque poignée de porte, et regardèrent dans chaque judas.

Lorsqu'ils furent presque arrivés au bout du couloir, Karen dit :

— Tu ne penses pas vraiment qu'il y a quelqu'un ici, hein ? Il faudrait être complètement maboul pour vivre dans un endroit pareil.

— Apparemment, ce n'est pas le cas, répondit Jack. Je suppose que « Lester » n'était qu'un produit de l'imagination de Randy. Pauvre gosse. Maggie me plaquant... eh bien, cela a été un sacré choc pour lui. Peut-être « Lester » était-il comme un ami imaginaire, quelqu'un à qui il pouvait parler, en dehors de moi.

— Bien sûr, dit Karen. (Elle regarda derrière elle vers le couloir.) Lorsque les parents se séparent, c'est toujours très dur pour les gosses. Je me souviens à quel point Sherry a mal vécu ça. Elle a pleuré pendant une semaine, ensuite elle s'est mise à voler des trucs au supermarché.

Elle leva la main de façon inattendue et toucha la joue de Jack. Il sursauta tout d'abord, ne réalisant pas ce que c'était, puis elle lui caressa la joue doucement, effleura ses cheveux, et il tourna la tête de côté et embrassa son poignet.

— Et toi, comment encaisses-tu ça? lui demanda-t-elle.

Il embrassa son poignet à nouveau.

— Je m'en sortirai.

— Je ne sais pas, lui dit-elle. (Ses yeux brillaient dans l'obscurité.) Parfois, s'en sortir ne suffit pas.

Il saisit son poignet. Puis il l'attira contre lui, maladroitement, hésita juste un instant, et l'embrassa sur les lèvres. Ce fut un baiser incertain, au début, un baiser préliminaire. Puis elle ouvrit les lèvres largement et il enfonça le bout de sa langue entre les dents de Karen, et ils s'embrassèrent violemment et voracement.

— Nous ne devrions pas, haleta Karen. Jack, nous ne devrions pas.

Mais elle ne fit aucun mouvement pour s'écarter de lui ; et elle continua d'embrasser ses lèvres, son visage et son cou.

— Seigneur, si tu savais depuis combien de temps j'ai envie de toi, lui dit-elle.

Il défit maladroitement les boutons de son cardigan. Le faisceau de la torche dansait d'un côté et de l'autre, éclairant le visage de Karen, puis le mur, puis le plafond, puis le nylon noir et luisant du soutien-gorge de Karen. Jack glissa sa main sous le cardigan et la plaqua sur le sein de Karen. Elle défit les boutons du bas de son cardigan, et tira dessus, l'écartant largement. Puis elle releva le bonnet de son soutien-gorge, découvrant son sein. Il était chaud et lourd dans la paume de Jack, le mamelon se contractant dans le froid de la nuit.

— Pas ici, chuchota-t-elle. Nous ne pouvons pas faire ça ici.

Sa minijupe serrée était remontée sur ses cuisses. Jack tira dessus, la remontant encore plus haut, jusqu'à la taille. En dessous, elle portait seulement des collants résille noirs. Il passa ses doigts d'une façon torturante sur ses cuisses, et elle frissonna et lui mordilla le cou. Il la caressa entre les jambes. Les lèvres gonflées de sa vulve saillaient à travers la résille, formant des losanges. Il glissa son doigt dans la fente, et elle était glissante, chaude et humide.

— Karen, soupira-t-il. Oh mon Dieu, Karen.

Ce fut alors qu'ils entendirent le bruit passer près d'eux. *Sssssshhhhh — sssshhhh — ssssshhhh.* Ce bruit étouffé, lent, comme si on traînait un sac de ciment.

Ils se figèrent sur place, tous les deux. Leur haleine fumait dans l'obscurité.

— Qu'est-ce que c'était? demanda Karen.

— Je ne sais pas, répondit Jack, toujours écoutant, toujours sur le qui-vive. (Son érection s'amollit ; il sortit son doigt du vagin de Karen.)

— Randy? appela-t-il. Puis, plus fort : Randy?

Il n'y eut pas de réponse. Il attendit, écouta avec attention. Puis il hurla :

— *Randy!*

— Oh mon Dieu! s'exclama Karen. Que lui est-il arrivé?

Jack remonta en hâte le couloir sombre. Karen tira sa jupe sur ses cuisses, rentra son sein dans son soutien-gorge et le suivit en courant.

— Randy! Tu es là? cria Jack.

Ils arrivèrent devant la porte de la chambre où Randy s'était assis. La pièce était vide. Jack braqua sa torche d'un côté et de l'autre, vers les encoignures, vers le plafond. Un papier peint aux fleurs marron, une reproduction piquetée de *Suzanne et les vieillards*. Un lit souillé de taches brunes dues à l'incontinence. Pas de Randy nulle part.

— Randy! cria Jack vers le fond du couloir.

Sa voix était sourde dans l'air confiné.

— Il s'ennuyait, probablement, suggéra Karen. Il n'a pas pu aller bien loin.

— Je lui avais dit d'attendre ici, répliqua Jack. Je lui avais dit d'attendre ici et de ne pas bouger de cette pièce. Merde! Il aurait dû venir avec nous.

— Jack, tu n'as rien à te reprocher.

— Je ne sais pas à quoi je pensais, le laisser ici tout seul!

Karen avança la main et saisit sa manche.

— Allons, Jack, tu sais très bien à quoi tu pensais. Et moi aussi.

— Randy! Randy! hurla Jack. Est-ce que tu m'entends? Randy!

Il tendit l'oreille. Il n'y eut pas de réponse. Il entendait seulement la pluie gargouillant dans les gouttières ; et le léger craquement d'une maison qui avait été laissée à l'abandon depuis soixante ans. *Sois le bienvenu, Jack*, chuchota la maison.

— Il faut que nous allions à sa recherche, dit Jack. Dieu tout-puissant! Combien de temps sommes-nous partis? Deux minutes, trois? Est-ce que je ne lui avais pas dit de rester assis ici et d'attendre et de ne pas bouger? Tu m'as entendu lui dire ça, non? *Randy!*

Ils remontèrent le couloir jusqu'à l'escalier. Jack était glacé et avait les nerfs à vif, et il ne pouvait s'empêcher de déglutir continuellement. Et si jamais Randy avait dit la vérité, et qu'il y *ait* un obsédé sexuel rôdant dans la maison? Il avait eu tout le temps de tuer Randy, et d'emporter son corps pour le cacher quelque part, comment pourraient-ils le trouver?

Même s'ils y parvenaient, il serait sans doute trop tard. Randy avait pu être torturé, violé, étranglé; et pendant ce temps, Jack fourrait son doigt dans la chatte de sa secrétaire. Qu'allait-il raconter à la police? Que dirait-il à Maggie?

Ils descendirent l'escalier précipitamment. Le bruit de leurs pas résonnait dans le silence oppressant.

— Jack, il est forcément ici, quelque part, dit Karen, hors d'haleine. Il est parti se promener, c'est tout.

— Randy! cria Jack.

Il braqua sa torche vers le couloir du deuxième étage et attendit. Une fois de plus, il n'y eut pas de réponse.

— Tu sais combien il y a de putains de pièces dans cette baraque? demanda-t-il à Karen.

— Je suis désolée, Jack, dit-elle. C'est également de ma faute.

— Absolument pas. Je suis le seul fautif. Je suis son père. Je n'aurais jamais dû l'amener ici. Moi-même, je n'aurais jamais dû venir. Je me demande ce qui m'a...

Provenant de très loin, comme le cri assourdi d'un petit enfant tombant au fond d'un puits, il entendit une voix crier : « ... *ammiiooouuuu*... » puis cela s'éteignit.

— Tu as entendu? demanda-t-il à Karen.

— Quelque chose, je ne sais pas. Peut-être un chat.

— Un chat? C'était Randy. *Randy!*

Pas de réponse. Jack s'élança en courant dans le couloir du deuxième étage jusqu'à ce qu'il arrive à l'escalier tout au fond.

— Randy? Randy? Randy, c'est papa!

Ils passèrent deux heures à inspecter chaque étage, à secouer chaque poignée de porte. La maison comportait plus d'une centaine de chambres, et seule celle où ils avaient laissé Randy n'était pas fermée à clé. Ils ne le trouvèrent nulle part... ni dans les couloirs, ni dans les cuisines, ni sur le palier du premier étage.

Finalement ils descendirent l'escalier jusqu'au vestibule. Il était presque deux heures du matin, et la torche de Jack commençait à faiblir. Karen dit : « Il faut que je téléphone à Bessy, pour lui dire de ne pas s'inquiéter. » Bessy était une serveuse aux grosses chevilles qui habitait chez Karen depuis son divorce, et qui servait de baby-sitter pour Sherry chaque fois que Karen avait envie d'aller danser ou de prendre un pot en ville.

— Il n'y a pas de téléphone, dit Jack.

— Il y a une cabine téléphonique à cette station-service, à Lodi.

— Mais qu'est-ce que tu t'imagines? Tu crois peut-être que je vais abandonner Randy ici, afin que tu puisses appeler ta baby-sitter? Bon Dieu, Karen, il a peut-être été assassiné!

— Il n'est pas ici, Jack! Il est allé se promener dans le parc! Nous avons parcouru ces couloirs une dizaine de fois! Il est probablement retourné à la voiture, pour dormir un peu. Nous n'avons pas encore été voir.

— Nous n'avons pas inspecté la cave, non plus.

Karen se frotta le bras avec raideur. C'était un signe de nervosité contenue.

— Jack, j'ai peur, reconnut-elle. Je veux dire, supposons que ce Lester *existe* vraiment.

— Cela ne nous prendra pas longtemps pour inspecter la cave.

— Jack, je *déteste* les caves. Je les déteste vraiment.

— Bon, tu veux attendre ici?

Karen regarda les statues aveugles et silencieuses se dressant au bas de chaque escalier.

— Ici? Dans le noir?

— Alors attends-moi dehors.

Karen se mordit la lèvre.

— Non, je viens avec toi. Aussi longtemps que cette torche ne nous lâche pas.

La porte menant à la cave se trouvait du côté ouest du vestibule. Elle était plus imposante que la plupart des portes dans la maison, et le panneau était en chêne décoloré. Jack tourna la poignée, s'attendant à ce que la porte fût verrouillée, *espérant* qu'elle le serait, mais elle pivota sans problème. Un souffle d'air humide et frais se déversa des ténèbres, et Karen frissonna.

— Tu crois *vraiment* qu'il est en bas?

Jack braqua sa torche sur le seuil, et le faisceau ambré faiblissant éclaira une volée de marches en pierre, et une rampe en chêne uni.

— Randy? appela-t-il. (Sa voix ne résonna pas du tout. Il aurait pu tout aussi bien avoir crié la bouche pressée contre un oreiller.) Randy?

— Pour rien au monde il ne serait descendu dans cette cave, dit Karen, en agrippant le bras de Jack.

— Il n'est nulle part ailleurs, rétorqua Jack, en plissant les yeux.

— Il est certainement retourné à la voiture. Jamais il ne serait descendu dans cette cave.

— Karen, je suis désolé. Il faut que je jette un coup d'œil.

Karen inspira profondément.

— Très bien. Je sais que tu le dois. Excuse-moi.

Restant coude à coude, ils franchirent la porte de la cave et descendirent les marches. A la faveur du faisceau faiblissant de sa torche, Jack pouvait voir que la cave était immense. Elle s'étendait sur toute la longueur de la maison, avec des voûtes de brique chaulée, soutenues par d'épais piliers de brique. Au-dessous du plancher du vestibule, il y avait une énorme chaudière Kenwood antédiluvienne, ses tuyaux en cuivre couverts d'une croûte verdâtre et ses cadrans disparaissant sous une couche se suie. Le reste de la cave était encombré de caisses, de rouleaux de corde, de pots de peinture desséchée, de papier d'emballage brun flétri, de bonbonnes vides étiquetées « vinaigre de conserve », de boîtes contenant des clous, de cageots remplis de bouteilles d'huile de lin de couleur noirâtre, de canapés défoncés, de lits-cages démontés, de matelas souillés, de roues de bicyclette, et d'une collection de cinquante ou soixante accumulateurs au verre épais.

Pas de Randy.

— Appelle-le, dit Karen. Appelle-le encore.

— Randy! cria Jack. Randy! Est-ce que tu es là?

La torche électrique brilla un moment puis sa lueur s'affaiblit. Il y avait certainement un vasistas ouvert quelque part, parce que le courant d'air était humide et froid, et apportait une odeur de pluie.

— Il n'est pas ici, dit Karen. Nous ferions mieux d'aller voir dans le parc.

Alors qu'il s'apprêtait à faire demi-tour, Jack aperçut quelque chose de beige et de grumeleux sur le mur de la cave, à proximité de la chaudière. Tout d'abord il crut que c'était un champignon ; mais, lorsque le faisceau de la torche brilla à nouveau, il vit que c'était quelque chose d'étrangement familier.

— Attends, dit-il.

Il descendit prudemment les dernières marches, et s'avança dans la cave, se frayant un chemin parmi les caisses et les canapés. Il alla jusqu'à l'excroissance sur le mur et l'éclaira avec sa torche.

— Qu'est-ce que c'est? demanda Karen, d'une voix mal assurée.

Jack leva la main et toucha la chose. C'était beige, en laine, et informe. Cela avait la texture d'une gaufre. L'Etron, inextricablement encastré dans le mur, à mi-hauteur.

— C'est le jouet de Randy, répondit Jack.

Lentement, Karen traversa la cave pour le rejoindre. Elle se tint à côté de lui et leva les yeux vers l'Etron, le regardant avec stupeur.

— Qu'est-ce qu'il fiche ici?

Jack tira dessus. L'Etron n'était pas seulement coincé, il était enfoui dans la brique, comme si ses atomes s'étaient mélangés avec ceux du mur.

— Tu as déjà vu une chose pareille? demanda Jack à Karen. Je n'arrive pas à le dégager.

Il tira à nouveau. Cette fois, il arracha une partie de l'Etron, et il se retrouva avec une poignée de laine déchirée et de bourre de kapok.

Seigneur, pensa-t-il, *Randy va me tuer.*

— Comment a-t-il *fait* ça ? demanda Karen. Et *pourquoi* ?

— Plus important, où est-il ? rétorqua Jack.

— Nous ferions peut-être mieux de revenir quand il fera jour, dit Karen. En fait, il pourrait être n'importe où. Et je ne l'aperçois nulle part dans cette cave, c'est sûr.

Jack arracha les derniers lambeaux de laine qui pendaient toujours de la maçonnerie de brique.

— Je pense que nous devrions avertir la police. Plus tôt ils commençeront leurs recherches, mieux ce sera.

Il examina la cave, promenant le faisceau de sa torche ici et là. Il souleva des feuilles de contre-plaqué, et déplaça deux ou trois cageots. Il priait le ciel pour qu'il ne découvre pas Randy gisant sur le sol, mort. Il tira de côté un lit de repos au siège crevé, et il s'apprêtait à pousser du pied des rouleaux de linoléum lorsqu'il entendit ce bruit à nouveau.

Sssssshhhhhh – *ssssshhhhh* – *ssssshhhhhh* – progressant lentement le long du mur.

Il se raidit, des picotements sur la peau de sa nuque. Le bruit s'avança lentement, sur toute la longueur de la cave, puis il commença à revenir dans l'autre sens.

— Viens... je pense que nous ferions mieux de sortir d'ici, dit Jack.

Ils firent demi-tour et retraversèrent la cave, prudemment au début. Mais le bruit de raclement se rapprochait de plus en plus et de plus en plus vite, comme du ciment que l'on malaxe, comme un corps traîné sur du gravier, lourd et crissant, et cependant *mou*. Le temps qu'ils atteignent l'escalier, ils couraient, pour ainsi dire.

— Qu'est-ce que c'est ? s'exclama Karen, en se tournant éperdument.

— Je n'ai pas l'intention d'attendre pour le savoir, haleta Jack en retour. Viens, foutons le camp d'ici !

Ils montèrent l'escalier en trébuchant. Le bruit les

avait quasiment rejoints à présent, aussi assourdissant qu'une locomotive lancée à toute allure. Jack poussa Karen devant lui, agrippant la rampe de bois et montant trois ou quatre marches à la fois. Ils étaient presque arrivés en haut de l'escalier lorsque sa torche s'éteignit définitivement ; et au même instant, brusquement, la porte de la cave se referma en claquant.

Ils furent immédiatement engloutis par les ténèbres, Karen hurla : « Non ! » Et le bruit arrivait à toute vitesse, montant les marches et les rejoignant... *sshhtacccc – tacatacc – sshhhhtaaac – tacataccc.*

Jack trébucha sur la marche du haut et s'affala lourdement contre le mur. A ce moment, il sentit que quelqu'un agrippait sa cheville gauche. Il crut tout d'abord que c'était Karen, essayant de se cramponner à lui pour ne pas tomber ; puis quelque chose agrippa sa cheville droite, également, et il s'aperçut qu'on le tirait vers le bas de l'escalier.

— *Karen !* hurla-t-il. *Karen, quelque chose m'a attrapé !*

Des mains épaisses et puissantes, le tirant avec force. Il chercha à se cramponner à la rampe, mais il ne parvint pas à trouver une prise ferme avant d'avoir été tiré quatre ou cinq marches plus bas, s'écorchant la joue et se cognant violemment le menton.

— *Karen !* hurla-t-il.

A ce moment, Karen atteignit la porte de la cave, chercha à tâtons et l'ouvrit. La plus faible des lumières émana du vestibule, éclairant l'escalier.

Jack se débattit et se retourna, essayant de frapper du pied les mains qui agrippaient ses chevilles.

Ce qu'il vit alors le fit crier de terreur. Les mains qui le tenaient étaient grises et poudreuses, de la couleur du béton, et elles sortaient directement du sol en béton.

Un peu plus loin, un *visage* avait émergé du sol, également. Le visage d'un homme, au front large et à la mâchoire puissante, arborant un sourire figé et triomphal. Cela donnait l'impression qu'il avait été recouvert de ciment sec. Il y avait des rides poussiéreuses et des craquelures autour de sa bouche. Ses orbites étaient tellement noires... *noires*, comme la nuit, pas du tout de blanc des yeux, comme si l'intérieur de sa tête était vide. Pourtant c'était vivant, il n'y avait pas de doute là-dessus. Cela s'était dressé hors du sol en béton, de la même façon qu'un nageur émerge de la surface d'un lac.

C'était vivant et cela lui souriait, et cela essayait joyeusement de l'attirer sous la surface du béton.

CHAPITRE IV

Durant un long moment de panique il fut persuadé qu'il était perdu. Les mains l'agrippaient si fort que ses jambes étaient presque ankylosées. Son talon gauche était tiré de plus en plus vers le sol, jusqu'à ce que, finalement, il soit pressé contre le béton. La douleur fut atroce — comme d'avoir son talon nu pressé contre la meule d'une machine à aiguiser. Il cria, décocha des ruades et se débattit, mais les mains le tirèrent à nouveau vers le bas, jusqu'à ce que ses deux talons soient entraînés vers le sol.

Ses doigts se tendirent pour saisir la rampe de bois. Sa première tentative échoua, puis il se cambra et parvint à courber le bout de ses doigts autour de la console murale du bas qui maintenait la rampe en place. Il se tendit, et se tendit encore, et finalement il réussit à s'agripper à la rampe avec force.

Karen criait : « *Jack! Jack!* » mais la douleur dans ses pieds était si vive qu'il l'entendait à peine.

Il donna des coups de pied, maintes et maintes fois. Un instant, la prise sur sa cheville droite se relâcha. Il dégagea son pied droit d'un mouvement brusque, et décocha un coup vers la main qui agrippait toujours son pied gauche. Le visage gris et poussiéreux eut un sourire encore plus féroce, comme s'il prenait plaisir à cette lutte acharnée, comme si le fait de partager sa souffrance le transportait de joie. Puis il ouvrit la bouche largement et émit un son qui glaça Jack jusqu'à la moelle des os.

On aurait dit les cris confondus de trois cents personnes à bord d'un avion de ligne qui va s'écraser. On croyait entendre une rame de métro émergeant d'un tunnel à toute vitesse. Cela exprimait une peur, une fureur et une souffrance dépassant l'entendement humain.

— *Jack!* cria Karen, sa voix à peine audible dans le vacarme assourdissant.

Frappant violemment avec son pied droit, Jack parvint à se dégager des mains qui l'agrippaient. Il roula sur lui-même et monta en titubant les marches de la cave, se cognant le genou. Karen le soutint et l'aida à franchir la porte en toute hâte. Elle était prête à sortir de la maison en courant, mais Jack dit : « Pas si vite, attends, pas si vite ! » et claqua la porte et donna un tour de clé.

— Cela devrait le retarder, haleta-t-il.

Mais c'est sorti du *sol* ! glapit Karen. C'est sorti du *sol* !

Jack tremblait. Il ne savait pas s'il devait rester où il était, ou bien s'enfuir en courant. Il n'était pas sûr d'être *capable* de courir, même s'il le voulait. Son corps semblait avoir perdu sa coordination de mouvements. Karen se tenait légèrement à l'écart, ses bras croisés avec force sur ses seins, le regardant avec terreur et incertitude.

— C'est certainement ce dont Randy avait parlé, dit-il. (Il ne reconnut pas sa propre voix.) Tu sais, Lester.

— Mais comment a-t-il pu sortir du sol ? Comment a-t-il pu *faire* ça ?

Jack secoua la tête.

— Je ne sais pas. Je ne sais vraiment pas. Mais il m'a attiré dedans, également. Du moins, il a essayé de le faire. Je pouvais le sentir contre mes pieds, je veux dire la douleur de ce contact. Je n'avais encore jamais éprouvé une telle souffrance. Je veux dire, il essayait vraiment de m'attirer *dans* le sol.

— C'est *impossible*, déclara Karen.

— Bien sûr. C'est impossible ! Logiquement et scientifiquement impossible. Les gens ne peuvent pas passer à travers des murs et ils ne peuvent pas venir... surgir brusquement à travers des sols en béton.

— Qu'allons-nous *faire* ? demanda Karen. Tu crois qu'il a enlevé Randy ?

Jack s'adossa à la porte de la cave et ferma les yeux avec force. Tout ce qu'il pouvait voir c'était ce visage gris verdâtre, de la couleur du ciment. Il n'avait même pas envie de penser à ce que cette créature avait peut-être fait à Randy.

— Jack, dit Karen. S'il a enlevé Randy...

Jack ouvrit les yeux.

— Je prie le ciel pour qu'il n'en soit rien. Est-ce que tu as vu la *force* de cette créature ? Randy n'aurait pas eu la moindre chance.

— Alors qu'allons-nous faire ?

— Je ne sais pas. Prévenir la police, je suppose.

Il aurait voulu être en mesure de cesser de trembler. *Randy, mon pauvre Randy ! Je prie Dieu pour que cette créature ne t'ait pas attrapé ; je prie Dieu pour que tu n'aies pas souffert si elle l'a fait.*

Au bout d'un moment, Jack parvint à se calmer.

— Viens, dit-il à Karen. (Il renifla et s'éclaircit la voix.) Prenons la voiture et allons téléphoner. Nous ne pouvons rien faire de plus par nous-mêmes.

Ils traversèrent le vestibule et pénétrèrent dans la salle de lecture pour sortir par la serre. Tandis qu'ils se frayaient un chemin parmi les tables, Jack eut l'impression d'entendre ce bruit à nouveau. *Sssssshhhhh* — *sssssshhhhh* — *ssssshhhhh* — le long du mur.

— Ecoute, dit-il.

Il posa sa main sur le bras de Karen. Karen le regarda, les yeux écarquillés. Le bruit cessa, comme si quelqu'un les avait suivis, et attendait qu'ils poursuivent leur chemin. Attendait, les observait, en retenant son souffle.

— Viens, partons d'ici, le pressa Karen.

— Non, attends. Ecoute attentivement. Est-ce que tu entends quelque chose ?

— Je n'entends rien du tout et je n'ai pas *envie* d'entendre quelque chose. Oh, Seigneur, je suis terrifiée, Jack.

Mais Jack resta parfaitement immobile. La pluie tombait goutte à goutte, suintant par les carreaux brisés de la serre, et bruissait dans les lauriers du parc obscur. Mais il y avait un autre bruit, doux et poudreux, comme du plâtre s'effritant et tombant derrière un papier peint durci par les années, comme quelqu'un se dissimulant derrière des rideaux et n'osant même pas respirer.

Jack se retourna lentement, très lentement. La salle de lecture était tellement sombre qu'il était presque impossible de distinguer quelque chose. Des sièges en rotin, des tables renversées. Des présentoirs bourrés de journaux jaunis. Mais entre les rayonnages et la porte, il lui sembla discerner une *protubérance* sur le mur crème.

— *Jack*, supplia Karen. (Elle était tellement terrifiée qu'elle était quasiment en état de choc.)

Mais, sans dire un mot, Jack revint lentement vers la porte, trois ou quatre pas, sans quitter des yeux les contours de la bosse sur le mur. Il aurait donné n'importe quoi pour avoir une torche électrique.

— *Jack, je t'en prie*, l'implora Karen.

— Tu as des allumettes? lui demanda Jack. (Sa bouche était tellement sèche qu'il parlait dans un chuchotement.)

— Des allumettes?

— Oui, tu sais, des allumettes. C'est très pratique pour allumer des cigarettes.

— Il me semble que j'en ai dans mon sac. Mais je l'ai laissé dans la voiture.

Jack fit un autre pas vers la porte. Il ne voulait pas s'en approcher trop près. Ses chevilles étaient toujours endolories à cause des mains qui l'avaient saisi dans la cave. Karen cherchait dans les poches de son imperméable.

— J'ai une pochette d'allumettes.

— C'est très bien, c'est formidable.

Jack tendit la main derrière lui pour prendre les allumettes sans détourner les yeux du mur. Il releva le rabat, recourba les allumettes et les craqua toutes en même temps, avec son pouce. Elles s'enflammèrent brusquement, et il leva la pochette d'allumettes et la brandit aussi haut qu'il le pouvait.

A la faveur de la brève lueur vacillante des allumettes, il vit que le mur crème s'était bombé, comme un bas-relief, prenant la forme d'une jeune femme nue. Elle avait des hanches larges, une forte poitrine, des épaules étroites et un visage aux traits plutôt négroïdes. Ses cheveux couronnaient sa tête comme les rayons du soleil.

— Oh mon Dieu, murmura Karen. Oh mon Dieu, elle est dans le mur.

En fait c'était comme si le mur n'était rien de plus qu'une fine pellicule de caoutchouc brillant, peint en crème, contre laquelle la jeune femme se plaquait de l'autre côté. Ses yeux crème étaient ouverts et elle fixait Jack, sans bouger, sans respirer.

— Qui êtes-vous? chuchota-t-il. (Il ne pensait pas avoir jamais été aussi terrifié de sa vie.)

La jeune femme continua de le regarder, sans ciller, ne disant rien.

— Qui êtes-vous? répéta Jack.

Elle était vivante, cela ne faisait aucun doute. Elle était vivante et elle le regardait fixement. Mais comment pouvait-elle là, dans le mur?

Jack fit deux autres pas hésitants en avant. Les flammes provenant de la pochette d'allumettes étaient sur le point de s'éteindre.

— *Qui êtes-vous?* cria-t-il vers la jeune femme. *Où est mon fils?*

La jeune femme se tourna brusquement, avec un léger *sssssshhhh.* Effrayé, Jack se rejeta en arrière. Mais elle n'essaya pas de l'attraper. Elle se retourna complètement. Il entrevit son dos nu, puis le mur redevint uni et plan, la pochette d'allumettes lui brûla les doigts, et elle avait disparu.

Il toucha le mur du plat de la main. Il était froid, et plein. Il pouvait même sentir les marques du pinceau dans la peinture. Un mur, c'était tout. Il entendit le *ssssssshhhhhh* s'affaiblir et disparaître.

— Tu as vu ça? demanda-t-il à Karen d'une voix tremblante.

— J'ai vu, répondit-elle. Une jeune femme, se tenant là. Ensuite elle a disparu.

Jack s'éloigna du mur et prit la main de Karen.

— A ton avis, tu crois que nous avons mangé quelque chose, et que nous sommes devenus fous? Ou peut-être s'agit-il d'une sorte de fuite de gaz dans la maison, quelque chose qui donne des hallucinations aux gens.

— Je l'ai vu, insista Karen. C'était réel. Une jeune femme bien réelle, se tenant là.

Ils quittèrent la salle de lecture et traversèrent la serre. Dehors, ils marchèrent jusqu'à l'allée de gravier. Jack consulta sa montre. Il était presque trois heures du matin. Ils restèrent immobiles sous la pluie pendant deux ou trois minutes, respirant l'air frais de la nuit. Jack regarda vers les flèches sombres de la demeure, les yeux mi-clos en raison de la pluie. Maintenant il ne savait plus ce qu'il pensait de la maison, s'il la voulait toujours, ou s'il la redoutait. Il savait qu'il lui fallait retrouver Randy, coûte que coûte. Il se sentait si désespérément malheureux et inquiet pour Randy qu'il était au bord des larmes.

— Tu crois que c'étaient des fantômes? demanda Karen.

Jack essuya la pluie sur son visage avec sa main.

— Je ne sais pas. Peut-être. Je n'ai jamais vu de fantôme auparavant, et je n'ai jamais rencontré quelqu'un qui en avait vu. Qui oserait prétendre qu'ils ne peuvent pas saillir d'un mur? Enfin, tout le monde dit qu'ils passent à travers les murs, peut-être est-ce de cette façon qu'ils apparaissent.

— Les flics ne nous croiront jamais, tu sais, dit Karen. Ils penseront que nous sommes complètement timbrés.

— Mais c'est la vérité, cela s'est passé vraiment, nous l'avons vu de nos propres yeux.

— N'y pense plus, répliqua Karen. Les flics, merci, j'ai donné, lorsque Cecil a commencé à me battre. La plupart du temps ils essayaient de prouver que tout était de ma faute, parce que je le provoquais. Si tu avais vu comment ce type était baraqué, et je le provoquais? Un flic m'a dit que, à son avis, je méritais tout ce que Cecil me faisait, et que si j'avais été sa femme *à lui*, il m'aurait flanqué une rossée que je n'aurais pas oubliée de sitôt.

— Il faut que nous les prévenions, Karen. Si quelqu'un a enlevé Randy, ou bien s'il se cache quelque part dans cette maison, nous ne le trouverons jamais sans l'aide des flics.

— Et que vas-tu leur dire? Qu'il y a un homme dans le sol qui a essayé de t'attraper par les pieds; et une femme nue dans le mur?

— Je leur dirai la vérité.

— Jack..., l'interrompit Karen. Réfléchis un instant. Randy a disparu et comment se fait-il que nous l'ayons amené ici, dans cette vieille maison bizarre, en pleine nuit?

— Nous cherchions un vagabond dénommé Lester, tu te rappelles?

— Oh, bien sûr. Un squatter. Mais tu as constaté par toi-même que personne ne squattait les lieux, d'accord? Alors pourquoi avons-nous laissé Randy seul?

Jack lui lança un rapide regard.

— Nous ne sommes pas obligés de raconter ça à la police.

— Bien sûr que non. Mais pourquoi l'avons-nous laissé seul?

— Il était fatigué, c'est tout. Voyons, Karen, pour l'amour du ciel, Randy est mon fils. J'espère seulement qu'il n'est pas allé dans cette cave. Les flics verront bien à quel point je suis bouleversé par cette histoire.

— Bien sûr que tu es bouleversé par cette histoire, mais cela ne nous aidera guère. La première chose que les flics penseront, c'est que nous avons amené Randy ici pour nous débarrasser de lui. Tu as eu une violente dispute avec ta femme, tu voulais la faire souffrir, tu t'es retrouvé avec un gosse sur les bras dont tu ne voulais pas t'occuper. Tu peux tirer les conclusions toi-même.

— Sauf que tu oublies une chose, la coupa Jack. Ce n'est pas vrai.

— Cela n'a jamais embarrassé aucun des flics à qui *j'ai* eu affaire.

D'un geste las, Jack se passa la main dans ses cheveux mouillés.

— Nous penserons aux flics plus tard, d'accord? Pour le moment nous ferions mieux d'aller jeter un coup d'œil à la piscine. Il s'est peut-être promené là-bas.

— Jack... je suis désolée, dit Karen. Je t'en prie, mon chéri, ne sois pas fâché contre moi. Je désire retrouver

Randy tout autant que toi. Mais je sais comment cela se passe lorsque tu fais appel aux flics. C'est un sacré sac d'embrouilles. Au bout d'un moment, tu ne sais plus toi-même ce que tu as fait et ce que tu n'as pas fait.

— Bon Dieu, il pourrait être n'importe où, dit Jack, s'adressant plus à la nuit qu'à Karen. (Ses joues étaient mouillées et luisaient, mais ce n'était pas la pluie.) Allons jeter un coup d'œil à la piscine, ensuite nous retournerons à la voiture.

Se tenant par la main, ils traversèrent les courts de tennis en direction de la piscine. Il faisait tellement sombre que Jack fut obligé de passer sa main sur la bande du filet pour guider ses pas. La toile était froide, mouillée et désagréable au toucher. Ils ne dirent rien jusqu'à ce qu'ils arrivent au bord de la piscine. Ils discernaient tout juste la surface de l'eau, où la pluie faisait des ronds et des ronds. L'eau était noire et stagnante et dégageait une forte odeur d'ammoniaque.

— Il ne te resterait pas des allumettes par hasard? demanda Jack.

— Environ la moitié d'une pochette, dit Karen, fouillant dans la poche de son imper à nouveau. Je les prends toujours, tu sais, par habitude. Autrefois j'en faisais collection. Tu sais, j'avais même une pochette qui provenait de la maison de William Holden. C'était avant qu'il se cuite et se fracture le crâne et se tue.

Elle lui tendit la pochette. La première allumette était trop humide, et l'extrémité devint de la bouillie lorsque Jack essaya de la gratter. La deuxième allumette s'enflamma timidement, et il la tint en l'air, scrutant à travers la fumée l'eau au fond de la piscine.

— Il y a quelque chose là-bas, dit Karen. Regarde, de ce côté!

Jack chercha à percer les ombres tournoyantes, mais l'allumette s'éteignit. Il en craqua une autre, qui ne s'enflamma pas; puis une autre. Sa dernière allumette brûla juste assez longtemps pour qu'il aperçoive une forme sombre, recroquevillée, dans l'eau.

— Tu ne penses pas que c'est Randy? demanda Karen d'une voix pétrifiée. Il a peut-être vu cette créature dans la maison, alors il a eu une peur bleue, il s'est enfui et a couru dans cette direction, et n'a pas réalisé que la piscine était ici.

Jack resta où il était, tremblant de froid et d'indécision.

— J'ai vu quelque chose dans la piscine lorsque je suis venu ici, la première fois. C'était seulement une forme, je ne sais pas ce que c'était. Peut-être est-ce la même chose. Peut-être une souche ou quelque chose que quelqu'un a poussé dans l'eau, histoire de s'amuser.

— Et si c'est Randy? demanda Karen.

Jack hésita encore un moment. Puis il déboutonna rapidement son imperméable, et s'en défit. Il ôta son veston, sa cravate, sa chemise. La pluie éclaboussa son torse nu. Il ôta ses chaussures et ses chaussettes, suivies de son pantalon et de son slip.

— Oh, Jack chéri, le supplia Karen. Je t'en prie, sois prudent.

— Prudent? Tu veux rire? fit-il en grelottant. (Il ôta sa Rolex et la donna à Karen.) Ne la fais pas tomber, elle appartenait à mon père.

Entièrement nu, il se dirigea rapidement vers le côté opposé de la piscine où se trouvait l'échelle.

— C'était à peu près là, dit Karen. A trois ou quatre mètres de l'endroit où tu te tiens.

Sans pouvoir s'arrêter de claquer des dents, il descendit l'échelle métallique jusqu'à ce que son pied touche l'eau. Elle était glacée et empestait tellement qu'il eut de violents haut-le-cœur. Il chercha à percer les ténèbres. Dieu seul savait ce qui était tapi sous la surface. Il descendit deux barreaux de plus, l'eau enserrant ses mollets comme des fixe-chaussettes d'acier froid. Ses testicules se ratatinèrent tellement qu'ils disparurent presque dans son aine.

Se tenant à l'échelle d'une main, il se pencha au-dessus de la piscine, effleurant des doigts la surface de l'eau, essayant de sentir la forme mystérieuse dans l'obscurité.

— Il me semble que je la vois, dit Karen. C'est à peu près à un mètre de toi. Tu vas être obligé de nager pour l'attraper.

Il déglutit. Puis il dit :

— Entendu, je vais essayer.

Il voulut poser le pied sur le barreau suivant, mais de façon inattendue il n'y eut plus de barreaux, et il coula brusquement dans l'eau, qui recouvrit sa tête. Il poussa un cri sous l'eau, en un jet de bulles sonores. Il sentit des choses molles et protubérantes venir buter contre lui dans les ténèbres, et il remonta à la surface, saisi de peur, de dégoût et de désespoir.

— *Ah!* cria-t-il, en aspirant frénétiquement.

— Jack, ça va? appela Karen. Jack!

— *Ah!* répéta-t-il. Ah! Ah! Merde, j'ai failli me noyer! Merde, cette eau est dégueulasse!

— C'est là-bas, je la vois, dit Karen. Regarde, juste là-bas; à moins d'un mètre de toi.

— Je ne vois foutrement rien.

— Là-bas! Mais regarde, là!

Avec raideur, Jack nagea vers l'endroit que Karen lui désignait du doigt. L'eau adhérait à sa peau nue, ressemblant plus à de la gelée glacée qu'à de l'eau; et quelque chose de visqueux passa entre ses jambes, le faisant battre l'eau avec révulsion.

Finalement, ses doigts touchèrent quelque chose qui flottait dans la vase. Quelque chose recouvert d'une toile de coton épaisse, comme le blouson de Randy. Quelque chose qui dodelinait à la surface, mou et sans vie, comme un enfant qui s'est noyé.

Jack l'attrapa. Puis, lentement, ses bras se raidissant par suite d'une crampe, il revint en nageant vers le bord de la piscine, tirant l'objet détrempé après lui.

Karen fit le tour de la piscine pour l'aider. Frissonnant de froid et de dégoût, il grimpa en haut de l'échelle, puis souleva l'objet et le posa sur les carreaux. Cela produisit un gargouillement grave, suivi du bruit léger et régulier de l'eau dégouttant.

C'était un sac postal, et non un petit garçon; mais il était suffisamment lourd pour contenir le corps d'un enfant. Il y avait quelque chose à l'intérieur qui était flasque, de façon répugnante, et informe, et cela dégageait une odeur si forte de décomposition que Jack régurgita une partie de son dîner.

— Ce n'est pas Randy, chuchota Karen, son visage blême dans l'obscurité striée par la pluie. Ce ne peut pas être Randy.

— Je vais me rhabiller, lui dit Jack. Ensuite nous ouvrirons ce putain de sac pour voir ce que c'est.

Karen ne dit rien, mais tendit à Jack ses vêtements qu'elle avait gardés sous son imperméable. Il était gelé jusqu'aux os, il avait si froid qu'il avait du mal à réfléchir, et sa chemise et son pantalon humides lui collaient à la peau. Mais une fois qu'il eut mis ses chaussettes et ses chaussures, et boutonné son veston, il commença à avoir plus chaud et à se sentir un peu moins choqué.

— Bon, allons-y, renifla-t-il en s'accroupissant près du sac postal. Voyons un peu ce que nous avons trouvé.

Les doigts gourds, il dénoua le cordon et ouvrit le sac.

— Oh, nom de Dieu, dit-il.

La puanteur de chair décomposée emplit sa bouche et son nez d'une douceur nauséabonde.

— Je ne vois rien, suffoqua-t-il. Je ne vois même pas ce que c'est.

Il pressa sa main sur son visage et scruta intensément l'obscurité du sac ouvert. Il distinguait quelque chose de luisant, mais c'était tout. Karen se tenait à l'écart.

— Oh mon Dieu, c'est quelque chose d'horrible, quoi que ce soit, chuchota-t-elle.

Jack se releva.

— Tu n'as plus d'allumettes ?

Elle secoua la tête. Puis elle dit :

— Mon porte-clés ! Pourquoi n'y ai-je pas pensé plus tôt ? Regarde, j'ai une petite lampe électrique sur mon porte-clés !

Elle fit cliqueter les clés jusqu'à ce qu'elle trouve la lampe électrique miniature, et l'alluma.

— Cecil l'avait achetée à mon intention. Il fait toujours tellement sombre sous mon porche, je ne trouvais jamais le trou de la serrure.

Jack prit le porte-clés et s'agenouilla à nouveau près du sac postal. Il dirigea le rayon lumineux de la grosseur d'une perle vers le sac, et essaya de comprendre ce qu'il voyait.

Une masse informe de chair rose grisâtre, marbrée ici et là des verts et des bleu vif de la décomposition. Une bande de fourrure tachetée ; une patte levée dont l'os en putréfaction saillait de la peau. Un chien d'une race quelconque, probablement un berger allemand. Certainement pas un petit garçon.

Cependant, ce fut lorsqu'il braqua le rayon lumineux sur les profondeurs du sac qu'il éprouva le plus grand choc. Il n'y avait qu'un corps, mais *deux* têtes à demi décomposées le regardaient fixement ; deux museaux ; quatre rangées de crocs, deux langues noirâtres. Quatre yeux jaunes, voilés de mucosités.

Il éteignit brusquement la lampe électrique et se remit debout.

— Un chien, dit-il à Karen. Quelqu'un a noyé son chien.

— Comment peut-on *faire* une chose pareille ? s'exclama Karen en frissonnant.

Jack fut incapable de répondre pendant un moment. Il avait la bouche pleine de bile et de salive.

— C'était un genre de monstre. Je suppose que cela valait mieux, en un sens.

Karen le prit par le bras.

— Au moins ce n'est pas Randy.

— Retournons à la voiture, dit Jack.

Karen jeta un regard vers le sac postal.

— Que comptes-tu faire de ça ?

— Je ne sais pas. Le laisser là pour le moment. Que puis-je faire d'autre ?

Mais ce fut à ce moment qu'une torche électrique très puissante fut braquée sur leurs yeux, et qu'une voix dit sèchement :

— Vous pourriez l'enterrer, monsieur. L'enterrer de façon décente.

La torche électrique se rapprocha en dansant, aveuglante. Jack leva sa main devant ses yeux ; mais il voyait seulement la silhouette sombre d'un homme portant un ciré noir de pompier et un énorme chapeau de pluie avachi. A côté de lui, tirant sur sa laisse, il aperçut ce qui semblait être un doberman, respirant bruyamment et geignant pour que l'homme le détache.

— C'était mon chien, fit remarquer la voix au ton cassant, orientant momentanément le faisceau de la torche vers le côté opposé de la piscine. Un chien à deux queues, passe encore, il vit parfaitement heureux. Mais un chien à deux têtes, cela n'a rien de drôle. Il a vécu sept mois, et je n'ai jamais vu une créature de Dieu aussi malheureuse.

L'homme marqua un temps, puis reprit :

— Est-ce que je peux vous demander ce que vous faites ici, tous les deux, vous promenant sans autorisation dans une propriété privée, à trois heures et demie du matin ?

— Qui êtes-vous ? s'enquit Jack.

— Désolé, l'ami. Répondez d'abord à ma question.

— Je m'appelle Jack Reed. J'ai l'intention d'acheter Les Chênes.

Il y eut un nouveau silence, beaucoup plus long cette fois. Puis :

— Vous allez *acheter* Les Chênes ?

— C'est exact. Vous pouvez vérifier auprès de Mr. Bufo, à l'agence Capitol.

— Mr. Bufo ne m'a jamais parlé de ça.

— Eh bien, c'est probablement parce que l'affaire n'a pas encore été conclue en bonne et due forme. Mais les propriétaires ont accepté mon offre.

— Mhm ! fit l'homme. Ils pouvaient.

— Qu'est-ce que cela est censé vouloir dire ?

— Cela veut dire ce que cela veut dire. Ils pouvaient, et comment ! Je parie qu'ils n'en croyaient pas leur chance.

Jack dit avec humeur :

— Vous voulez bien me dire qui vous êtes ?

— Bien sûr.

Il braqua brusquement la torche électrique sur son propre visage. C'était un homme très âgé, dans les soixante-quinze ans, estima Jack. Il avait le type allemand, ou vaguement slave. Ses yeux étaient d'un bleu très pâle, sa peau était de la couleur du boudin blanc, et il avait deux rangées de cicatrices écarlates s'étendant de chaque côté de son nez.

— Je m'appelle Joseph Lovelittle, dit-il. Mes parents ont américanisé leur nom — Kleinlieb — durant la Première Guerre mondiale. Petit amour, amour petit[1]. A peu près les seuls habitants de Milwaukee à l'avoir fait. La plupart des autres étaient fiers d'être allemands, et le sont toujours.

Il abaissa sa torche.

— J'ai vu votre station-wagon, à proximité de la grille. Je dors très peu, c'est mon problème. J'ai toujours eu du mal à dormir, c'est pour cette raison qu'on m'a donné ce boulot de gardien. Vers les deux heures du matin, j'emmène Boy, c'est le nom de mon chien, faire une promenade dans le parc. Il aime bien se promener la nuit, exactement comme moi. On voit mieux, la nuit.

— Est-ce que vous avez vu un jeune garçon près de ma station-wagon ? demanda Jack. Un petit garçon de neuf ans, cheveux châtain clair, un blouson bleu ?

Joseph Lovelittle réfléchit à cela.

— Peux pas dire que je l'ai vu, répondit-il finalement. Et j'ai aussi regardé à l'intérieur. Vous l'avez perdu ?

Jack acquiesça.

— Ma foi, dit Joseph Lovelittle, Les Chênes ne sont pas l'endroit idéal pour se promener la nuit. Nous avons des squatters, de temps en temps ; ou plutôt de *soi-disant* squatters. Hippies, drogués, motards, vous voyez le genre. Mais Boy et moi, on fait de notre mieux pour les dissuader de rester. Notez bien, Les Chênes ne sont pas le genre d'endroit où l'on a vraiment *envie* de rester, même si on est un motard.

— Vous avez peut-être une idée de l'endroit où mon fils aurait pu se cacher, fit Jack. Nous avons fouillé toute la maison.

Il lança un coup d'œil à Karen, se demandant s'il devait parler à Joseph Lovelittle des mains qui avaient surgi du sol de la cave, et de l'empreinte de la jeune femme dans le mur, mais Karen lui fit un petit signe de la tête. Ils ne savaient pas encore qui était vraiment ce « Joseph Lovelittle » ; et ils n'avaient pas envie de passer

1. Respectivement en allemand et en anglais. (*N.d.T.*)

pour des excentriques ou pour des détraqués. Il pouvait appeler la police et les faire coffrer pour violation de domicile. En outre... Jack avait peut-être raison, il y avait peut-être une fuite de gaz ou une particularité atmosphérique dans la maison qui provoquait de brèves et terrifiantes hallucinations.

Ici, sur le court de tennis détrempé par la pluie, Jack avait du mal à croire qu'il avait été vraiment empoigné par un homme au visage gris qui avait surgi d'un sol en béton.

Joseph Lovelittle commença à rebrousser chemin vers la maison, tirant à sa suite le doberman à demi asphyxié. Jack et Karen le suivirent.

— Ça ne sert pas à grand-chose de chercher dans la maison la nuit, fit remarquer Joseph Lovelittle. Ça ne servirait pas à grand-chose non plus de chercher sans clés.

— Randy n'aurait pas pu se glisser dans une chambre qui était déjà fermée à clé, fit valoir Jack.

Le ciré de Joseph Lovelittle produisit un chuintement caoutchouteux tandis qu'il s'avançait.

— Je n'en suis pas aussi sûr, dit-il à Jack. Toutes ces portes sont à verrouillage automatique, vous voyez ce que je veux dire ? Elles se verrouillent automatiquement chaque fois que vous les fermez, et vous pouvez les ouvrir seulement de l'extérieur, et uniquement avec une clé. C'est pourquoi votre garçon a pu trouver une porte qui était ouverte, entrer dans la chambre, et refermer la porte derrière lui, et alors il lui aurait été impossible de sortir.

— Je suis certain que nous l'aurions entendu appeler, ou frapper à la porte, dans ce cas.

Joseph Lovelittle émit un grognement amusé.

— Ces chambres sont foutrement bien insonorisées, une fois la porte fermée. Elles ont été prévues pour ça, justement.

Ils atteignirent l'allée de gravier à l'arrière de la serre, et Jack jeta un coup d'œil à sa montre.

— Ecoutez... si nous revenons quand il fera jour... vous pensez que vous pourriez nous aider à fouiller la maison ?

— Ça vous coûtera, répondit Jack Lovelittle avec empressement.

Jack chercha dans la poche revolver de son pantalon et en tira son portefeuille. Il prit un billet de vingt dollars et le tendit à Joseph Lovelittle sans un mot. Joseph Lovelittle examina le billet en l'éclairant avec sa torche électrique.

— Entendu, revenez à sept heures. Il fera suffisamment jour, alors. C'est-à-dire, en admettant que la pluie ait cessé. (Il éternua, deux fois, dans sa main. Puis il ajouta :) Je vous retrouve ici. Et soyez ponctuels, d'accord ? J'ai suffisamment à faire sans en plus chercher des gosses qui n'auraient pas dû se trouver là pour commencer.

— Je pourrais toujours prévenir la police, rétorqua Jack, bien qu'il n'en ait pas vraiment l'intention.

Joseph Lovelittle éclata de rire.

— Vous devriez donner aux flics cinq fois ce que vous venez de me donner. Nom de Dieu ! juste pour venir jusqu'ici. Ils ont horreur de cet endroit. Ils en ont vraiment horreur.

— On se retrouve ici à sept heures, alors, dit Jack. En attendant... vous ouvrez l'œil, concernant mon fils, c'est compris ?

Joseph Lovelittle braqua sa torche sur le visage de Jack.

— Vous êtes sacrément trempé, non ? Feriez mieux de prendre une douche bien chaude avant d'attraper une pneumonie. (Il marqua un temps, puis ajouta :) Vous savez qui vous me rappelez ? Dick Van Dyke, vous me rappelez Dick Van Dyke.

— Je suis un peu plus jeune que Dick Van Dyke, lui dit Jack.

— Je veux parler de Dick Van Dyke lorsqu'il est dans le *Dick Van Dyke Show*. Vous savez, avec Mori Amsterdam et Rosemary Machin-Chouette et Mary Tyler Moore.

Le doberman nommé Boy tirait sur sa laisse en geignant, sa queue cinglant le ciré de Joseph Lovelittle.

— Bon, à tout à l'heure, dit Jack.

Il se sentait anéanti, complètement glacé et épuisé. Il aurait fait n'importe quoi pour récupérer Randy, sain et sauf, et pour être à même de se traîner jusqu'à son lit, et dormir durant les deux prochains jours.

— Je serai là, répondit Joseph Lovelittle. Vous pouvez compter là-dessus.

Obligeamment, il orienta sa torche électrique vers l'allée plantée d'arbres qui les ramènerait à leur voiture. Jack se retourna une ou deux fois, pour le regarder, mais il vit seulement la lentille éblouissante de la torche électrique.

— Etait-il répugnant ou seulement répugnant ? demanda Karen, tandis qu'elle claudiquait du fait de ses talons aiguilles de vingt centimètres, en suivant l'allée faiblement éclairée.

Mais Jack répliqua :

— J'aimerais surtout savoir pourquoi les propriétaires seraient-ils tellement ravis de vendre cette maison ?

— Allons, Jack, dit Karen. Tu as vu ce qui s'est passé dans la cave. Ne me dis pas que les propriétaires ne sont pas au courant.

— Je n'en suis pas si sûr... si quelqu'un avait déjà vu cela auparavant... tu ne crois pas qu'ils se seraient mis en rapport avec la presse, ou la télévision ? Nous avons affaire à une maison foutrement hantée.

— Nous avons probablement imaginé tout cela. Est-ce que tu as vu *Les Griffes de la nuit* ?

— Pour l'amour du ciel, Karen ; c'était un film. Ceci, c'est la réalité.

Ils se faufilèrent par la trouée dans la haie, et Jack déverrouilla les portières de la voiture. Ainsi que Joseph Lovelittle le leur avait dit, elle était vide. Ils montèrent, enfin à l'abri de la pluie, et Jack mit le moteur en marche, puis les essuie-glaces. Il était 3 :37 du matin.

— Il y a un Howard Johnson sur la 94, dans la direction de Madison, dit Jack. Tu pourras téléphoner à Bessy ; ensuite nous prendrons une douche chaude et nous dormirons un peu.

Karen se pencha vers lui et l'embrassa sur la joue.

— Je suis désolée, Jack. Je suis désolée que tout se soit terminé comme ça. Mais nous retrouverons Randy, crois-moi. S'il est toujours là-bas, nous le retrouverons.

— Et les fantômes donc? demanda Jack. (Il se vit fugitivement dans le rétroviseur ; le visage blême, les traits tirés.) Et les créatures qui surgissent brusquement du sol, et qui t'attrapent ? Et les femmes dans des putains de murs ?

— Jack, chéri, nous trouverons un moyen de régler tout ça, d'accord ? Ce gardien à la mine sinistre avait tout à fait raison. C'est mieux d'entreprendre des recherches lorsqu'il fera jour.

Jack desserra le frein à main, effectua une marche arrière, puis un demi-tour.

— Tu sais quelque chose ? dit-il. Il ne va jamais cesser de pleuvoir. Jamais, jamais, aussi longtemps que nous vivrons. Jamais.

Jack emporta un tabouret de bar en plastique jaune dans la douche et s'assit sous l'eau chaude, la tête levée et les yeux bien fermés. Karen détortilla une nouvelle barre de Bubblicious et s'assit au pied du lit, vêtue seulement de son soutien-gorge de nylon noir, et parla au téléphone avec Bessy aux grosses chevilles.

— Crois-moi, Bessy... si j'avais su ce qui allait se passer ! Bessy ! Tu es un ange, Bessy, je t'assure ! Tu te souviens de ce collier qui te faisait envie ? Eh bien, je te l'achèterai, ce collier. C'est promis ! Je sais que c'est une corvée ! Bessy, je suis désolée ! Mais Sherry t'aime tellement !

Finalement, juste au moment où Jack sortait de la douche, elle raccrocha.

— Qu'elle aille se faire foutre, dit-elle en mastiquant bruyamment.

— Qu'y a-t-il... elle t'a fait une scène ? demanda Jack tout en se séchant les cheveux avec une serviette de bain.

— Oh, pas vraiment. Pas en ces termes. Elle essaie continuellement de me donner mauvaise conscience, comme si j'étais une mère indigne, c'est tout.

— Tu n'es pas une mère indigne.

— Tes chevilles sont couvertes d'hématomes. Tu as vu ?

Jack regarda. Ses deux chevilles étaient sillonnées de marques bleu rougeâtre.

— Cette créature était réelle, hein ?

Jack acquiesça.

— Oui, elle était réelle. Ce n'était pas un fantôme. Elle était réelle.

Il s'assit sur la courtepointe en nylon vert bon marché, juste à côté de Karen. Elle se tourna pour le regarder attentivement, ses mâchoires s'activant pendant tout ce temps. Elle était très jolie, même si l'un de ses faux cils s'était décollé et lui pendait sur l'œil. Elle avait des seins fermes et pointus, avec des mamelons rose brunâtre aussi larges que des soucoupes à café ; et bien que son ventre fût un peu flasque, conséquence de son accouchement, elle était encore très mince. Il s'aperçut pour la première fois qu'elle avait soigneusement coupé avec des ciseaux à ongles ses poils pubiens pour leur donner la forme d'un cœur. Elle avait trouvé cette idée dans *Playboy*.

— Tu peux téléphoner aux flics si tu veux, dit-elle. Après tout, il s'agit de ton fils, tu ne dois pas faire attention à moi. Si la même chose arrivait à Sherry...

— D'abord, je veux fouiller Les Chênes de fond en comble, lui dit Jack. (Sa voix était rauque et terrifiante, comme Richard Burton en train d'agoniser.) Je ne sais pas... je suis seulement persuadé qu'il est toujours là-bas. Ces gens dans les murs. Et l'Etron, la façon dont il était encastré dans les briques.

— Ce gardien... comment s'appelle-t-il..., fit Karen.

— Littlelove, Lovelittle ?

— C'est ça, Lovelittle. Tu as entendu ce qu'il a dit ? Même les flics n'aiment pas venir aux Chênes. Tu devrais les payer cinq fois plus. Et pour quelle raison, à moins qu'il ne se passe des choses bizarres dans cette maison ? Je veux dire, quelque chose qui leur flanque la frousse ?

Jack laissa tomber par terre sa serviette rêche et s'allongea sur le dos sur le lit. Il contempla le plafond un moment, puis il ferma les yeux. Il était cinq heures moins vingt du matin. De l'autre côté des rideaux mandarine, il faisait déjà jour ; un jour grisâtre, cependant, parce qu'il pleuvait toujours.

Karen resta agenouillée près de lui un moment, l'observant. Elle faisait passer son bubble-gum d'un côté et de l'autre de sa bouche. Jack lui plaisait bien. Elle songea qu'elle pourrait probablement l'aimer, si le destin le lui permettait. Elle lisait son horoscope dans le journal chaque dimanche, mais elle se méfiait du destin. Au bout de quelques minutes, elle s'aperçut que Jack s'était endormi. Ses doigts cessèrent d'être crispés, et il se mit à ronfler. Elle plia les bras derrière son dos et dégrafa son soutien-gorge.

Jack marmonna dans son sommeil. Rien d'intelligible. Karen lui caressa le visage du bout des doigts, effleura ses paupières, passa son doigt sur ses lèvres. Il embrassa l'air ; il rêvait. Elle passa ses ongles sur le sternum de Jack, lui griffant légèrement le ventre. Puis elle prit son pénis dans sa main, le serra, et commença à le masser lentement. Il se gonfla et durcit, et Karen le serra encore plus fort, mais Jack ne se réveillait toujours pas. Il était beaucoup trop épuisé par le choc et l'inquiétude et par le manque de sommeil.

Karen décrivit des cercles avec le bout de son doigt autour du méat humide de sa verge ; puis elle retira sa main, et s'allongea à son tour, regardant les lumières des camions passant sur la route se refléter sur le plafond et pivoter rapidement.

Elle coula un regard vers Jack. Il ne serait jamais à elle. Elle n'était pas sûre de pouvoir s'entendre avec un homme de conscience. Pourtant elle se blottit contre lui, tandis que la chambre s'éclairait progressivement, et elle ne dormit pas, et lorsqu'il ouvrit les yeux à six heures vingt, et la regarda d'un air hébété, elle lui sourit, l'embrassa, et dit :

– Bonjour, mon amour.

Au grand jour, Joseph Lovelittle paraissait encore plus vieux et plus minable. Il les attendait sous l'auvent de la serre, le col de son ciré relevé, tandis que son doberman, Boy, était assis à côté de lui et frissonnait fiévreusement. Le ciel était dégagé, mais gris, et la pluie s'en déversait, comme de l'eau s'écoulant d'une fontaine. Le gravier humide crissait sous leurs pas.

— Tiens, tiens, renifla Joseph Lovelittle. Pensais que vous ne viendriez pas.

— Je suis à la recherche de mon fils, lui rappela Jack, d'un ton sec.

— Bien sûr, bien sûr. (Joseph Lovelittle se tourna vers la porte de la serre, une goutte de morve transparente pendant au bout de son nez busqué.) C'est par là que vous êtes entrés les autres fois? Parfois elle est fermée à clé et parfois elle ne l'est pas.

— Vous la fermez à clé? demanda Jack.

Joseph Lovelittle tourna la tête sans bouger les épaules. C'était tout à fait déconcertant à regarder.

— Parfois je le fais. Parfois je ne le fais pas.

Il poussa le battant. Jack dit :

— Qui ferme cette porte à clé, lorsque vous ne le faites pas? Daniel Bufo?

— Parfois.

— Et qui d'autre?

Joseph Lovelittle le défia de ses yeux bleu pâle.

— A votre avis?

Ils pénétrèrent dans la serre. Joseph Lovelittle inspira profondément et bruyamment.

— Vous auriez dû voir cette serre, en 1925. Des plantes tropicales, des cactus, vous n'avez jamais rien vu de semblable. La fierté et la joie de Mr. Estergomy.

— Qui était Mr. Estergomy?

Joseph Lovelittle se tourna et le regarda fixement à nouveau.

— Vous allez acheter cette maison et vous ne connaissez pas Mr. Estergomy?

— Il y a une raison pour laquelle je devrais le connaître?

Joseph Lovelittle réfléchit à cela, puis haussa les épaules.

— Non, je pense que non, tout bien réfléchi.

— Mais qui était-ce? demanda Karen.

— Vous savez que cet endroit était une maison de santé? C'est bien ce que Mr. Bufo vous a dit?

— C'est exact. La maison de santé Les Chênes, c'est ce qu'il a dit.

— Eh bien... Mr. Estergomy était le médecin dirigeant cet établissement. Vous voyez ce que je veux dire? Le grand manitou.

— Je vois, dit Jack. Et cette serre...

Joseph Lovelittle lui adressa un sourire comme s'il était complètement fou.

— C'est exact, Mr. Reed ; vous avez pigé. La fierté et la joie de Mr. Estergomy.

— Vous vous rappelez comment c'était à l'époque? demanda Jack, parcourant du regard les feuilles ratatinées, les morceaux de verre et les pots à fleurs craquelés.

— Bien sûr. J'ai commencé à travailler ici en 23, alors que j'avais douze ans. Donner un coup de balai, laver des plats, des petits travaux. Un genre de mousse, comme qui dirait. Je lisais aussi des histoires aux patients, enfin à ceux qui étaient capables de comprendre.

Il ôta son chapeau et ses yeux semblèrent plus pâles que jamais.

— La fierté et la joie de Mr. Estergomy. Il avait aussi une vigne ici. De petits raisins verts. Je me souviens que je venais ici en été pour chaparder des grappes.

Il ouvrit la porte donnant sur la salle de lecture et s'effaça pour laisser passer Karen et Jack. Boy, le doberman, fourra son museau sous la minijupe de Karen, et elle dit d'un ton brusque : « Fiche le camp, truffe humide! » Joseph Lovelittle gloussa et lui fit un clin d'œil.

Ils s'avancèrent dans le vestibule. Joseph Lovelittle déboutonna son ciré et le posa sur la rampe d'escalier. En dessous, il portait un cardigan orange lâche et des jeans faisant des poches aux fesses.

— La meilleure chose à faire c'est de commencer par le grenier, et puis de descendre, étage après étage. (Il brandit un porte-clés où était passée une demi-douzaine de clés aux formes bizarres.) Des passes, un pour chaque étage.

Ils montèrent les escaliers, jusqu'au grenier. Tandis qu'ils montaient, Joseph Lovelittle dit :

— Lorsque ceci était la maison de Mr. Krüger, on l'appelait Le Labyrinthe. Personne n'a jamais su pourquoi, parce qu'il n'y avait pas de labyrinthe. C'est pourquoi Mr. Estergomy lui a donné un autre nom lorsqu'il a pris la suite. Mr. Estergomy était l'une de ces personnes à l'esprit pratique, il avait horreur de tout ce qu'on ne pouvait pas expliquer.

— Quand la maison de santé a-t-elle été fermée? demanda Jack. J'ai vu des journaux dans la salle de lecture datant de 1926.

— Eh bien, c'est exact. Le 15 juin 1926. A onze heures et demie du soir.

Jack regarda Karen en fronçant les sourcils.

— C'est une heure plutôt bizarre pour fermer une maison de santé, non? Onze heures et demie du soir?

Ils étaient arrivés au palier du deuxième étage. Joseph Lovelittle détacha son doberman, et l'animal s'élança en haut des marches, ses griffes grattant sur le linoléum.

— Si votre fils se trouve quelque part dans la maison, Mr. Reed, vous pouvez parier jusqu'à votre chemise que Boy va le flairer.

— Il ne lui fera pas de mal?

— Vous voulez rire, Mr. Reed! Ce corniaud?

Ils entendirent Boy grimper les escaliers quatre à quatre jusqu'au grenier. Lorsqu'il fut tout en haut, il aboya deux fois pour leur faire savoir qu'il était arrivé. Ils montèrent les marches péniblement pour le rejoindre. Joseph Lovelittle était sacrément essoufflé, et était obligé de s'arrêter de temps à autre, les yeux protubérants, l'air entrant et sortant de ses poumons en sifflant.

— En grillais une centaine par jour lorsque j'étais plus jeune. Si seulement je n'avais jamais fumé, bon sang!

Jack dit :

— Est-ce que vous avez déjà vu une petite fille jouer

par ici ? Portant un genre d'imperméable blanchâtre, avec un capuchon.

Joseph Lovelittle fit halte à quelques marches du palier du dernier étage, respirant avec difficulté et le regardant fixement.

— Une petite fille ? Vous voulez dire, toute seule ?

— C'est exact. Pas plus de six ou sept ans, je dirais. Joseph Lovelittle renifla.

— Qu'est-ce qu'une gosse de cet âge ferait ici, toute seule ?

— Je ne sais pas. Je demandais simplement si vous l'aviez vue. Ou vu. En fait, je ne suis pas tout à fait sûr que ce soit une petite fille.

— Moi foi, Mr. Reed, les choses ne sont pas toujours ce qu'elles semblent être.

— Non, en effet.

Joseph Lovelittle sortit ses clés et entreprit d'ouvrir des portes, l'une après l'autre, et les laissant ouvertes. Jack et Karen le suivirent dans le couloir, jetant un coup d'œil dans chaque chambre. La plupart étaient complètement vides, mais quelques-unes avaient encore des lits, et des tables de chevet. Dans une chambre il y avait même un tableau d'affichage en liège, sur lequel étaient épinglées des cartes postales, et une photo qui s'était enroulée : *Une houri égyptienne, 1926*.

Karen déroula la photo et la regarda en souriant.

— Une sacrée pin-up, non ?

Ils continuèrent de remonter le couloir. Joseph Lovelittle dit :

— Toujours pas d'odeur. Boy aboie comme un fou, chaque fois qu'il sent une odeur.

Jack regarda dans une autre chambre vide.

— C'était un établissement privé ? Ou bien était-ce la propriété de l'Etat ?

— C'était un établissement privé, mais Mr. Estergomy recevait des subventions de l'Etat du Wisconsin pour certains des patients.

— C'était toujours plein ?

— Oh, bien sûr, toujours plein. Plein à craquer. La nuit où l'établissement a été fermé, nous avions cent trente-sept patients.

— Mr. Estergomy devait être un excellent médecin.

— Ouais, bien sûr. Il appliquait tous ces nouveaux traitements. Ils étaient nouveaux en 1926, en tout cas. Aujourd'hui ils sont probablement aussi surannés que moi.

Ils arrivèrent au fond du couloir, mais il n'y avait aucune trace de Randy.

— Essayons l'étage du dessous, dit Joseph Lovelittle, en cherchant le passe approprié.

Il les précéda dans l'escalier, descendant lentement les marches. Jack dit à Karen :

— Si nous ne trouvons pas Randy dans la maison, je préviens les flics, point final. Même si je *dois* leur graisser la patte pour qu'ils viennent ici.

Joseph Lovelittle se retourna et demanda :

— Est-ce que vous avez quelque chose appartenant à votre fils, Mr. Reed? Cela aiderait peut-être Boy à flairer sa piste.

Jack chercha dans la poche de son veston et en tira les lambeaux de l'Etron. Il les mit sous le nez de Boy, et Boy les renifla, les lécha puis tira dessus avec ses crocs.

— Qu'est-ce que c'était? s'enquit Joseph Lovelittle, regardant avec méfiance les lambeaux de laine au motif de gaufre.

— Un jouet pure laine, non discriminatoire, non raciste et asexué, répondit Jack.

Joseph Lovelittle le dévisagea.

— J'avais un pistolet intersidéral Jack Armstrong, lorsque j'avais neuf ans.

— Eh bien, on ne peut pas toujours être verni, répliqua Jack.

Il commençait à se sentir le cerveau vide, du fait de la fatigue, au bord de la crise de nerfs.

Ils s'avancèrent dans le couloir suivant, Joseph Lovelittle ouvrait chaque porte, et Boy entrait et sortait des chambres, trottant et reniflant partout. A nouveau, ils ne trouvèrent rien. Mais Jack fut surpris de constater que les murs de chaque chambre à cet étage étaient recouverts d'un épais tissu blanc grisâtre.

— Des chambres paisibles, fit remarquer Joseph

Lovelittle avec un sourire pincé, lorsqu'il vit Jack palper les murs. C'est ainsi que Mr. Estergomy aimait les appeler.

Ils descendirent à l'étage suivant. Ce fut là qu'ils arrivèrent devant la porte à deux battants qui conduisait à la tour, solidement cadenassée.

— Je suppose qu'il n'a pas pu entrer dans cette pièce, fit remarquer Jack.

— Vous voulez jeter un coup d'œil ? demanda Joseph Lovelittle. (Il renifla, et la goutte de morve pendillante disparut dans sa narine comme par magie.) Ceci était la clinique de Mr. Estergomy. Vous savez... l'endroit où il appliquait tous ses traitements. Il fermait toujours cette porte à double tour, à cause des produits pharmaceutiques et des autres trucs.

Joseph Lovelittle tripatouilla ses clés ; puis trouva la clé appropriée pour le cadenas. Il l'ouvrit et poussa le battant de droite. Jack hésita.

— Allez-y, dit Joseph Lovelittle. Vous n'avez rien à craindre.

Jack franchit le seuil et se retrouva dans une pièce sombre et poussiéreuse dont le plafond faisait la hauteur de deux étages. Des fenêtres aux rideaux épais donnaient sur l'allée qui partait de la route et amenait à la maison : tout ce que Jack pouvait apercevoir au-dehors c'étaient des feuilles de chêne mouillées, ployant sous la pluie abondante.

Dans un coin de la pièce, il y avait un bureau imposant au dessus en cuir. Il était toujours couvert de papiers jaunis, comme si quelqu'un avait travaillé là encore ce matin. Un stylo à encre, son capuchon dévissé, était posé sur le buvard couvert de gribouillis. Le seul signe indiquant depuis combien de temps il était resté ainsi sur le bureau était sa plume, complètement rouillée.

Pas très loin du bureau il y avait un grand divan d'examen médical, tendu d'un drap dont l'ourlet avait été rongé, probablement par des souris. Au milieu de la pièce, cependant, se dressait un meuble des plus impressionnants : un énorme fauteuil en bois de chêne, avec une calotte de métal fixée au dossier par une console en cuivre recourbée, et des courroies en cuir pour les poignets et les chevilles. Le fauteuil était relié par un gros câble brun recouvert de tissu à toute une batterie de cadrans électriques, comme le poste de pilotage d'un hydravion démodé. Il y avait des rangées et des rangées de commutateurs au métal terni, et une quantité de petites ampoules rouges, et l'ensemble était relié à une série d'accumulateurs en verre, la plupart recouverts de poussière, fêlés et incrustés de chlorates.

Jack leva les yeux. Au-dessus du fauteuil était fixée une rangée de lampes peintes en noir ; enrobées de toiles d'araignées abandonnées. Même les araignées ne vivaient plus ici.

— On se croirait dans le laboratoire du Dr. Frankenstein, dit Jack.

— Ça me fait plutôt penser à une chaise électrique, intervint Karen.

Joseph Lovelittle s'appuya contre le battant, d'un air de propriétaire, les bras croisés, parcourant la pièce du regard. Boy fourra sa tête dans la corbeille à papiers en osier et renifla des feuilles de papier à lettres chiffonnées en boule.

— Vous avez raison tous les deux, je pense, déclara Joseph Lovelittle. Ceci était l'un des traitements révolutionnaires de Mr. Estergomy. En quelque sorte il s'agissait de trier les cellules de votre cerveau afin qu'elles se tiennent comme il faut. Il m'a montré un jour, avec un aimant et de la limaille de fer. Il a déplacé l'aimant près de la limaille de fer, et elle a formé un motif. C'est de cette façon qu'il a essayé de m'expliquer ça, en tout cas. Je suppose que j'étais trop jeune pour comprendre ; ou trop bête ; ou les deux. Avec mes mains, vous savez, je me débrouille. Mais question méninges, je ne suis pas très fort.

— Alors c'était un établissement pour malades mentaux ? demanda Jack.

— Mr. Bufo ne vous l'a pas dit ? C'était un établissement pour malades mentaux *très connu*. Là-bas à l'université, ils l'appelaient Les Noyers[1], au lieu de dire Les Chênes.

1. *Nuts* en anglais : noix, mais aussi fou, aliéné. *(N.d.T.)*

— Ce qui explique les chambres capitonnées et les portes que l'on ne peut pas ouvrir de l'intérieur, dit Jack. Quel imbécile je suis, j'aurais dû comprendre plus tôt.

— Ils étaient très violents, poursuivit Joseph Lovelittle. Tous, sans aucune exception, complètement tapés, fous à lier, vous pigez ? La prison d'Etat les envoyait ici parce que les gardiens étaient incapables de les prendre en main. Nous en avions de toutes les sortes. Des meurtriers à la hache, des incendiaires, des gens qui avaient étouffé leur mère, d'autres qui avaient étranglé leur bébé, et j'en passe ! Des hommes, des femmes, des enfants aussi. Cent trente-sept, la nuit où nous avons fermé.

— J'ignorais tout cela, dit Jack en secouant la tête. Je n'avais jamais entendu parler de cet endroit jusqu'à maintenant.

— C'est bien normal. Ils ne l'ont pas crié sur les toits lorsque l'établissement a été ouvert, parce que les habitants du coin n'auraient pas été ravis d'apprendre qu'il y avait un centre de villégiature pour dingues, des dingues et de dangereux criminels, à deux pas de chez eux, vous ne croyez pas ? Et après ce qui s'est passé, ils ne l'ont pas crié sur les toits non plus, une fois l'établissement fermé.

— Que *s'est-il* passé ? demanda Jack.

Joseph Lovelittle siffla Boy.

— Vous avez terminé ici ? demanda-t-il à Jack.

— Oui, je pense que nous avons terminé.

Ils sortirent de la salle de traitements et Joseph Lovelittle ferma la porte à clé derrière eux.

— Vous pouvez aller jeter un coup d'œil à la tour ouest si vous voulez, mais il n'y a que des livres. Mr. Krüger a laissé ici la plus grande partie de sa bibliothèque lorsqu'il a vendu la maison. Il me semble qu'il est parti en Europe, un endroit comme ça. Il a également vendu sa brasserie.

— Est-ce que Randy aurait pu s'introduire dans la tour *ouest* ? Ou bien la porte est-elle verrouillée comme celle-ci ?

— Elle est verrouillée exactement de la même façon.

— Bon, alors laissons tomber cela pour le moment, et inspectons les pièces du bas, et ensuite la cave.

— Tu ne vas pas retourner dans la cave ? dit Karen.

— Il le faut. L'Etron était là-bas.

Joseph Lovelittle décocha à Jack un drôle de regard de côté. Jack ne réussissait toujours pas à comprendre comment il pouvait tourner la tête sans bouger ses épaules.

— Le jouet de mon fils, expliqua Jack.

Tout en toussant fortement, Joseph Lovelittle les précéda dans l'escalier jusqu'au rez-de-chaussée, traversa le vestibule puis, en traînant les pieds, leur fit visiter les cuisines, les salles de repos, les ateliers de travaux manuels, les placards où l'on mettait les manteaux et les bottes.

Finalement ils arrivèrent dans la salle de douches, située à l'arrière de la maison. Elle était sonore, froide et caverneuse, avec de minuscules vasistas qui donnaient sur les courts de tennis. Il y avait cinq stalles au carrelage blanc, et dans chacune d'elles il y avait une baignoire massive en émail blanc. Chaque baignoire comportait un couvercle en bois, dans lequel était découpé un trou ovale — juste assez large pour laisser passer une tête. Sur les côtés des couvercles, quatre brides en cuivre avaient été fixées, de telle sorte qu'on pouvait les visser sur le rebord de la baignoire, empêchant ainsi l'occupant de sortir. Chaque couvercle était éraflé, rayé et maculé de taches sombres.

— Si l'un des patients devenait vraiment fou furieux, Mr. Estergomy le laissait là, plongé jusqu'au cou dans l'eau froide. Seigneur, qu'est-ce qu'ils pouvaient crier ! Parfois on entendait leurs cris depuis la piscine. Ils criaient et ils grattaient le bois, et les infirmiers les faisaient sortir de la baignoire, et tout le bain était rempli de sang, et leurs doigts étaient à vif, jusqu'à l'os.

Karen frissonna.

— Ça me donne la chair de poule.

Boy furetait autour des baignoires, ses griffes crissant sur le carrelage.

— J'ai comme l'impression que votre fils n'est pas ici, fit remarquer Joseph Lovelittle. Il ne nous reste plus qu'à inspecter la cave.

— Est-ce que vous avez déjà *vu* quelqu'un ici? lui demanda Jack, comme ils sortaient de la salle de douches.

— Je vois des drogués, des motards, mais pas des masses.

— Non, non. Je voulais dire, est-ce que vous avez déjà vu quelqu'un de bizarre? (Il ne pouvait pas se résoudre à dire « quelqu'un dans les murs ».)

Joseph Lovelittle ouvrit la porte de la cave.

— Ça dépend de ce que vous entendez par « bizarre ». Je pourrais dire que vous et la petite dame êtes plutôt bizarres, à rôder par ici, cherchant un gosse dont vous ne pouvez même pas prouver l'existence. Comment puis-je savoir pourquoi vous êtes vraiment ici?

— Hé, pas si vite, rétorqua Jack. Je vous ai payé, d'accord, pour que vous nous aidiez à retrouver mon fils? Vous avez pris mon argent, aussi j'aimerais bien une petite coopération de votre part, si ça ne vous ennuie pas.

Aussitôt, Joseph Lovelittle glissa deux doigts dans la poche de son cardigan et en tira le billet de vingt dollars de Jack.

— Vous n'êtes pas satisfait, alors je vous rends votre argent. Je ne prends pas d'argent à quelqu'un qui n'est pas satisfait.

Jack repoussa le billet.

— Bon, ça va, excusez-moi. Je veux retrouver mon fils, c'est tout.

— Jack... je pense que je vais rester ici, dit Karen. Je n'ai pas envie de retourner dans cette cave.

— Allons, vous n'avez rien à craindre, sourit Joseph Lovelittle, découvrant des dents de la couleur de vieilles touches de piano. C'est seulement une cave, rien de plus.

— Tout de même, s'obstina Karen, avec un chevrotement d'inquiétude dans la voix. Je préfère rester ici.

— Comme vous voudrez, renifla Joseph Lovelittle.

Il leva la main vers la cloison à côté de la porte de la cave et décrocha une baladeuse vert émail. *Bon Dieu*, pensa Jack, *si seulement nous avions su que cette lampe était là, la nuit dernière.*

— Vous venez, Mr. Reed, ou bien avez-vous peur, *vous* aussi ?

Le vieux gardien le précéda dans l'escalier, orientant le large faisceau lumineux de sa lampe d'un côté de la cave et de l'autre, de façon déconcertante, de telle sorte que cela donnait l'impression que tout l'endroit tanguait. Un instant, la lampe éclaira ses oreilles, et elles brillèrent, rouges et poilues, sillonnées de veinules rouge foncé.

— Je ne viens plus très souvent dans cette cave, dit-il à Jack, par-dessus son épaule. A une époque, j'alimentais la chaudière, mais pendant la guerre il n'y avait plus de mazout, et cela semblait plutôt inutile, pour une maison dans laquelle plus personne ne viendrait vivre.

Au bas des marches, il se retourna brusquement et regarda Jack en fronçant les sourcils, comme s'il ne l'avait jamais vu auparavant.

— Pour quelle raison voulez-vous *acheter* cette maison ? demanda-t-il d'un ton plaintif. Il faut être complètement dingue pour l'acheter.

— Vous voulez que je vous garde, lorsque je recruterai le personnel ? lui demanda Jack. Concierge, chef du service de sécurité, quelque chose comme ça ?

Il espérait que Joseph Lovelittle serait suffisamment impressionné pour se montrer un peu plus coopératif.

Quelque part dans les profondeurs de la cave, Boy se mit à aboyer.

Joseph Lovelittle tourna le dos à Jack et dit :

— Chef du service de sécurité ? M'en contrefous, pour vous dire la vérité. J'aime autant prendre ma retraite.

Jack le suivit à travers la cave jonchée de détritus, passant devant la chaudière silencieuse en forme de dôme. Des feuilles de contre-plaqué craquèrent et se fendirent sous leurs pas, et ils escaladèrent trois canapés disloqués. Joseph Lovelittle ne semblait pas se soucier de ce sur quoi il marchait. Il donna un coup de pied dans deux accumulateurs en verre et l'un d'eux se brisa, répandant de l'acide sur le sol en ciment. Jack le suivit, aussi prudemment que possible, mais ne fit aucun commentaire.

Boy se trouvait près du mur blanchi à la chaux, dans l'un des cagibis, aboyant bruyamment.

— Tu as trouvé quelque chose, Boy? lui demanda Joseph Lovelittle.

Il braqua la lampe sur les briques, mais le mur était complètement nu.

— Ce chien est un vrai connard, croyez-moi. N'importe quel autre doberman... malin comme un singe. Mais pas le mien, que non! Ce chien aperçoit des intrus... et que fait-il? Il leur apporte des bâtons pour qu'ils jouent avec lui. J'ai jamais eu de veine avec les chiens. Ai jamais eu un chien qui soit à la hauteur.

— Il y a peut-être quelque chose derrière le mur, suggéra Jack. (Il se sentait glacé, et pourtant couvert de sueur, et il s'essuya les mains sur son pantalon.)

— Ce qu'il y a derrière ce mur, c'est de la pierre, voilà ce qu'il y a derrière ce mur.

Jack sortit de sa poche les lambeaux déchiquetés de l'Etron, et les présenta à Boy afin de lui rafraîchir la mémoire. Boy les renifla et chercha à les happer, puis il bondit vers le mur de la cave, aboyant et aboyant, et remuant la queue frénétiquement.

— Tu vas la fermer, espèce de connard de chien! lui cria Joseph Lovelittle, et il le cingla avec la laisse. Jamais vu un clebs aussi stupide!

— Mais il pense qu'il y a *quelque chose* là, fit valoir Jack.

— Ah ouais? s'enquit Joseph Lovelittle. (Il semblait tout à fait en colère maintenant.) Que pense-t-il qui est là, hein? Alors, Mr. Reed, que pense-t-il qui est là, bon Dieu de merde! (Il escalada bruyamment un monceau de centaines de vieux cintres en bois, et se tint tout près du mur.) C'est de la brique pleine, de la brique pleine! Ce mur n'a pas été repeint depuis 1924, on n'a touché à rien. Il n'y a rien ici, Mr. Reed, je vous en donne ma parole. De la brique pleine!

Il voulut attraper Boy par son collier mais Boy se déroba, sautilla autour de lui, aboya et recula.

— Tu vas m'écouter, espèce de corniaud ! Arrête tout de suite ce putain de boucan ! Tu as compris ! Arrête tout de suite ce putain de boucan !

Ce fut à ce moment que Jack fut certain d'entendre ce bruit horriblement familier. Ce *sssssshhhhhh* — *sssssshhhhh* — *sssssshhhhhh* lent et étouffé. Il se retourna vivement, essayant de déterminer d'où il provenait. Mais les aboiements de Boy faisaient un boucan infernal, répercuté par les murs de la cave, et il était impossible à Jack d'entendre le bruit suffisamment distinctement.

Mais cela s'approchait. Un crissement sourd, étouffé et grave.

— Mr. Lovelittle ! appela-t-il.

— Quoi ? Qu'y a-t-il ? fit sèchement Joseph Lovelittle.

— Mr. Lovelittle, je pense sincèrement que nous nous rendrions un très grand service à tous les deux si nous foutions le camp d'ici.

— Quoi ? Mais qu'est-ce que vous racontez ? Boy... arrête ces putains d'aboiements, je ne m'entends même pas penser !

Sssssshhhhh — *sssssshhhhh* — *sssssshhhhh* — le bruit devenait plus fort. Jack parcourut le sol d'un regard rapide et anxieux, s'attendant d'un instant à l'autre à ce que les détritus volent brusquement de tous côtés, et à ce qu'une main grise en surgisse pour l'attraper par les chevilles.

— Mr. Lovelittle, venez ! lança-t-il, s'efforçant de prendre une voix cajoleuse. Je pense que ce n'est pas très sûr de rester dans cette cave, vous comprenez ? Venez ! Votre chien nous rejoindra, une fois qu'il se sera calmé.

— Connard de clebs, répéta Joseph Lovelittle.

A cet instant, le *sssssshhhhh* derrière lui fut si fort qu'il se retourna avec surprise et regarda fixement le mur.

— Vous entendez ça ? demanda-t-il à Jack. Peut-être *y a-t-il...*

Deux mains robustes, blanches comme la brique, surgirent brusquement du mur et saisirent la tête de Joseph Lovelittle.

— *Nom de Dieu!* cria-t-il.

Puis les mains attirèrent et cognèrent violemment son visage contre la maçonnerie de brique. Jack entendit le cartilage craquer comme son nez se brisait.

Avec une force implacable, les mains traînèrent Joseph Lovelittle de bas en haut, de haut en bas, *splish-splosh*, *splish-splosh*, afin que son visage soit gratté contre la brique comme un chou sur une râpe métallique. Il criait et criait, en proie à une souffrance impuissante, une longue plainte aiguë. Ses cris firent taire même Boy, qui se tint avec raideur parmi les détritus, les oreilles dressées et le regard fixe.

— Tenez bon! Tenez bon! s'écria Jack.

Il piétina les cintres et empoigna Joseph Lovelittle par les épaules, essayant de le tirer vers lui. Mais Joseph Lovelittle était tiré de bas en haut si violemment que Jack fut repoussé en arrière par ses bras qui s'agitaient frénétiquement.

La peau du visage de Joseph Lovelittle fut arrachée et se répandit sur le mur en de fins lambeaux ensanglantés, où elle se déroula lentement. Puis, brusquement, le mortier gréseux traversa les derniers lambeaux de sa peau et atteignit la chair, et les briques furent maculées de cercles de sang rouge vif et luisant.

Les mains grisâtres le tirèrent de gauche à droite, de droite à gauche, d'innombrables fois. L'un de ses yeux fut arraché de son orbite ; l'un de ses yeux pâles et incolores. L'œil resta collé aux briques un moment, pendant au bout de son nerf optique filandreux, fixant le sol d'une façon surréaliste. Puis il tomba soudainement et disparut parmi les cintres jonchant le sol.

Jack recula, lentement au début, puis plus vite. Joseph Lovelittle criait toujours, essayant désespérément de s'agripper au mur pour que son visage ne soit plus raclé contre les briques, mais Jack se rendit compte que c'était sans espoir, et qu'il ne pouvait absolument rien faire.

— *Jack*! cria Karen depuis le vestibule.

Elle devait avoir déjà appelé, mais il ne l'avait pas entendue à cause des hurlements de Joseph Lovelittle, et de l'effroyable son de râpage de chou que produisait sa tête en raclant contre le mur.

Jack était presque arrivé à l'escalier lorsque Joseph Lovelittle poussa le cri le plus terrifiant de tous. Sa voix ne ressemblait même plus à celle d'un être humain. Les mains le traînaient tout le long du mur, d'un bout de la cave à l'autre, déchiquetant son cardigan, mettant à vif la chair grasse, blanche et flasque de son ventre, arrachant son pantalon de velours côtelé, barbouillant les briques blanchies à la chaux d'une traînée de sang longue d'un mètre cinquante.

— *Jack!* cria Karen. *Jack, que se passe-t-il? Jack, pour l'amour du ciel!*

Suffoquant sous le choc, Jack monta les marches en titubant. Le temps qu'il arrive en haut de l'escalier, Joseph Lovelittle avait cessé de crier. Jack ne se retourna pas pour regarder. Il franchit la porte de la cave d'un pas chancelant et fit halte au milieu du vestibule, entre les deux statues aveugles, vacillant comme un homme sur le point de s'évanouir.

Karen se tenait près de la porte conduisant à la salle de lecture, prête à s'enfuir en courant si elle le devait. Il se retourna et la regarda d'un air hagard.

— Jack, chuchota-t-elle. Jack, que s'est-il passé?

Jack put seulement secouer la tête, et ouvrir et fermer la bouche.

CHAPITRE V

Jack trouva une flasque de Jack Daniel's dans la boîte à gants de la station-wagon. Il but une grande rasade, toussa, puis tendit la flasque à Karen.

— Non, merci, dit Karen en la repoussant de la main. J'ai suffisamment mal au cœur comme ça.

— Nous allons être obligés d'avertir la police, dit Jack. (Il ne parvenait pas à contrôler sa voix et avait l'impression que son esprit faisait des bonds sur un genre de trampoline.) Nous n'avons plus le choix maintenant.

— Entendu, dit Karen, en glissant une autre barre de bubble-gum dans sa bouche. Si c'est ce que tu veux faire.

— Bon sang, que pourrions-nous faire d'autre ? Il y a quelque chose dans cette cave qui attrape les gens, et qui les tue.

— Bien sûr, dit Karen d'une voix plutôt terne. Quelque chose qui surgit brusquement d'un sol en béton.

— Karen... ils pourront voir par eux-mêmes ce qui s'est passé.

— Oh, bien sûr.

— Il a été plaqué contre ce mur, chérie, et il a été frotté contre les briques, et il a été mis *en lambeaux*, pour l'amour du ciel !

Karen le considéra avec attention. La pluie dégouttait vers le bas du pare-brise, et perlait sur le capot. Il y avait des cernes sombres sous les yeux de Karen, et pour la première fois depuis qu'il la connaissait, Jack pensa qu'elle paraissait vieille.

— A ton avis, que diront les flics ? lui demanda-t-elle. Lorsque tu leur raconteras que Lovelittle a été raclé contre le mur ?

— C'est là-bas, Karen. La preuve est là-bas. Le corps, tout. Ils n'auront qu'à regarder le mur.

— Et ils vont te croire lorsque tu leur diras qu'il a été plaqué contre le mur par quelqu'un se trouvant à l'intérieur ?

— Où veux-tu en venir ?

— Ils ne diront pas plutôt que c'est toi qui l'as *poussé* contre le mur ?

Jack avala une autre gorgée de Jack Daniel's. Il ne restait plus qu'une larme de bourbon dans la flasque maintenant. Il hésita, puis la but également.

— Ecoute..., dit-il. Je présume que la police fera preuve de logique. (Il revissa la capsule sur la flasque vide, et remit celle-ci dans la boîte à gants.) Il leur suffira de me regarder pour voir que je n'aurais pas eu la force physique nécessaire pour traîner un homme de la corpulence de Lovelittle contre le mur d'une cave, sur une longueur de soixante-dix mètres. Et si j'avais eu l'intention de le tuer, pourquoi l'aurais-je tué de cette façon ? Pourquoi ne pas le poignarder, ou l'abattre d'un coup de fusil, ou lui défoncer le crâne avec une batte de baseball ? Je ne suis pas fou !

— Hum, j'ai peut-être des préjugés, fit Karen.

Ils restèrent assis dans la voiture encore un moment, sans rien dire. Tout ce qu'ils apercevaient des Chênes c'était une silhouette brumeuse derrière les arbres.

Finalement, Jack dit :

— Je suis sûr et certain que Randy est là-bas, quelque part.

— Dans la cave ?

— Le chien a aboyé ; c'est la seule fois où il a aboyé. Je lui ai fait sentir l'Etron, et il a filé tout droit vers le mur.

— Tu penses que Randy se trouve dans le mur, lui aussi ?

— Je ne sais pas, dit Jack en se frottant les yeux. Je ne sais pas quoi penser. Je sais ce que j'ai vu et je continue de ne pas y croire.

— Mais tu t'attends à ce que les flics y croient ?

— Karen, les preuves...

— Jack, mon chéri, d'après mon expérience limitée, je sais que les flics se foutent complètement des preuves.

Un autre silence. La pluie dégouttait et bruissait parmi les arbres. Jack prit ses clés de voiture, et chercha celle de contact.

— Il s'agit de mon fils, Karen, dit-il. Je suis incapable de le retrouver tout seul. Je pense qu'il est dans le mur, Dieu sait comment il est arrivé là. Ce Lester dont il parlait tout le temps...

— *Regarde*, murmura Karen.

Jack fronça les sourcils, puis leva les yeux. Entre les troncs sombres des chênes, il pouvait tout juste distinguer une petite silhouette blanc grisâtre, encapuchonnée, sans visage, se tenant seule sous la pluie. Elle n'était pas plus grande qu'un enfant de sept ans. Mais que ferait un enfant de sept ans ici, dans le parc, les observant ?

Jack ouvrit la portière de la station-wagon pour descendre, mais Karen l'agrippa par le bras.

— Attends, elle agite les bras.

La petite silhouette avait levé les deux bras. *Non, elle n'agite pas les bras*, pensa Jack. *Elle nous fait signe de venir.*

— Elle veut que nous la suivions, dit-il.

— Tu es devenu complètement *cinglé* ? répliqua Karen. Jack ! Tu ne vas pas *retourner* là-bas ? Pas *encore* ?

— Tu n'es pas obligée de venir, lui dit Jack. Mais, Karen, s'il y a la moindre chance de retrouver Randy...

Karen le regarda avec lassitude. Elle savait qu'il devait aller là-bas.

— Je vais t'attendre, Jack, j'écouterai la radio. Mais si tu n'es pas revenu dans vingt minutes...

— Si je ne suis pas revenu dans vingt minutes, préviens les flics. Je parle sérieusement. Il faudra que tu les préviennes. Et n'essaie pas de partir à ma recherche.

Il descendit de la voiture. La petite silhouette blanc grisâtre se tenait toujours parmi les chênes, continuant de lui faire signe de venir. Il se faufila par la trouée près de la grille d'entrée et entreprit de remonter péniblement l'allée de gravier, le col de son veston relevé. La silhouette baissa les bras et se tint immobile, l'attendant. Il avait du mal à la voir distinctement, avec les arbres et la pluie, mais apparemment Randy avait dit vrai. La silhouette n'avait pas de visage. Peut-être n'était-ce qu'un journal, après tout, un journal détrempé, voletant au gré du vent.

Avant qu'il puisse arriver trop près, la silhouette partit en courant, se dirigeant vers l'arrière des Chênes. Elle courait d'une manière étrangement saccadée ; exactement comme un enfant portant un imperméable neuf qui est trop grand pour lui ; mais de façon singulièrement incohérente. Cela faisait davantage penser à un film passant en accéléré qu'à un véritable enfant.

Jack contourna la maison. La petite silhouette l'attendait près de la porte ouverte de la serre. Elle ne lui faisait plus de signes. Lorsque Jack ne fut plus qu'à une vingtaine de mètres d'elle, elle franchit d'un bond la porte et disparut.

Jack comprit avec une terreur avivée où le conduisait ce petit jeu de « suivez-moi-jeune-homme ». Il hésita devant la porte, inspirant profondément pour recouvrer son calme. *Tu n'es pas obligé de retourner dans la maison. Tu pourrais prévenir la police.*

La petite silhouette blanc grisâtre n'était nulle part en vue, à moins qu'elle ne se fût cachée derrière la porte. Il n'y avait aucune trace de pas humide sur le carrelage de la serre.

Mais Randy se trouvait dans la maison, quelque part, il en était convaincu, il le *sentait*. Il n'avait pas d'autre alternative que d'entrer pour le chercher.

Il traversa la serre, puis la salle de lecture, s'avança dans le vestibule. La maison semblait encore plus silencieuse que d'habitude. La porte de la cave était toujours entrouverte, comme il l'avait laissée. Il alla jusqu'à la porte et poussa le battant du bout des doigts. Il entendait son cœur battre à grands coups.

Il s'apprêtait à franchir le seuil lorsqu'une voix chuchota : *Sois le bienvenu, Jack.*

Il se retourna. La statue aveugle se trouvant du côté opposé du vestibule avait ouvert ses yeux de marbre, et le regardait fixement.

Ravi que tu aies pu venir, Jack, dit la statue.

Jack se força à traverser le vestibule. Il traînait les pieds comme s'il était à demi paralysé. Il fit halte devant la statue et il soutint son regard. Elle avait le visage blanc, froid et moqueur. Elle était vivante et sculptée à l'image d'une femme, et pourtant quelque chose de complètement inhumain émanait de cette statue. Un visage de marbre, un cœur de pierre.

Tu cherches Randy, dit la statue.

— Il est ici? demanda Jack d'une voix rauque.

Bien sûr qu'il est ici. Nous l'avons caché.

— Qui est ce « nous »?

Eh bien, mon nom est Lester... mais nous sommes beaucoup plus nombreux. Ne t'inquiète donc pas, Jack, ton Randy est sain et sauf.

— Où est-il? Je veux le voir.

Chaque chose en son temps.

— Je veux le *récupérer*, merde! Je me contrefiche de savoir qui vous êtes ou ce que vous êtes, vous n'avez pas le droit de le retenir prisonnier ici!

Bien parlé, Jack! Mais n'en fais pas trop. Nous avons Randy, ne l'oublie pas, et certains d'entre nous ont très envie de lui faire des méchancetés! Certaines des femmes... à vrai dire, même Quintus a du mal à les rappeler à l'ordre.

— Quintus? Qui est Quintus?

Exprimons les choses ainsi, Jack, la statue le lorgnait d'un air méchant, *tout groupe social a ses chefs. Il se trouve que Quintus est le nôtre. Tant que cela nous convient, naturellement.*

— Que voulez-vous? demanda Jack. Est-ce de l'argent? Dites-moi au moins ce que vous voulez, bon sang!

Nous voulons le prêtre, siffla la statue. A présent elle donnait l'impression de parler de quelque chose qu'elle haïssait vraiment. *Il faut que tu nous amènes le prêtre. Autrement, Randy sera broyé; exactement comme Joseph*

Lovelittle a été mis en lambeaux ; et exactement comme quelque chose de terrible t'arrivera.

— Un prêtre ? demanda Jack à la statue. Quel prêtre ? Mais de quoi parles-tu ?

Nous voulons le prêtre ! Amène-nous le prêtre ! Si tu ne nous amènes pas le prêtre, ton Randy sera écrasé, broyé et réduit en poussière !

Jack leva les deux mains.

— Je t'en prie ! Ecoute-moi ! Si vous voulez que je vous amène un prêtre, je vous amènerai un prêtre ! Mais *quel* prêtre ? Un prêtre en particulier ? Ou bien est-ce que n'importe quel prêtre vous conviendrait ?

Le prêtre ! hurla la statue, sa bouche de marbre s'étirant largement, pour découvrir une langue de marbre blanc. *Le prêtre ! Le prêtre ! Tu dois nous amener le prêtre !*

Jack cria à son tour :

— Je ne vous amènerai personne... sauf si vous pouvez me montrer que vous détenez vraiment Randy... sauf si vous pouvez me montrer qu'il est sain et sauf ! C'est compris ? Autrement, tant pis pour vous ! Je m'en vais d'ici et vous ne me reverrez plus jamais !

Imbécile ! hurla la statue. Et à cet instant, Jack entendit la voix de Randy, aiguë et brouillée, comme un enfant essayant de crier sous l'eau, et la tête de Randy se dressa hors du sol de marbre noir et blanc, puis ses épaules, puis ses bras, jusqu'à la taille, comme un enfant se tenant debout dans un lac peu profond.

Papa ! cria-t-il, et il leva les deux mains en un appel désespéré pour qu'on le délivre. *Papa, sauve-moi !*

— Randy ! Tiens bon ! hurla Jack.

Et il courut vers lui, traversant le vestibule. Mais avant qu'il puisse atteindre les mains tendues de Randy, l'enfant s'enfonça dans le sol de marbre et disparut, comme si, d'en dessous, quelqu'un l'avait tiré par les jambes.

Jack tomba à genoux et martela le sol désespérément avec ses poings. Le sol était dur, lisse et froid ; et complètement fermé.

— Laissez-le partir ! vociféra-t-il vers le sol. Salauds ! Salauds ! Laissez-le partir !

Il n'y eut pas de réponse. Au bout d'un long moment, Jack essuya les larmes de ses yeux avec ses doigts, puis se releva et revint vers le statue. Les yeux étaient fermés, et elle ne présentait aucun signe de vie.

— Quel prêtre ? Lui demanda-t-il, avec épuisement et détresse. Quel nom de Dieu de prêtre ?

Mais la statue ne dit rien. La maison était silencieuse. Les gens dans les murs lui avaient indiqué quelle rançon ils exigeaient et, d'une manière ou d'une autre, il allait devoir trouver tout seul le prêtre qu'ils réclamaient.

Il tourna les talons et était sur le point de sortir du vestibule, lorsque la porte de la cave s'ouvrit. Il recula, effrayé.

Boy, le doberman, sortit de la cave en trottinant. Il s'avança dans le vestibule, ses griffes crissant sur les dalles de marbre. Il tenait quelque chose dans sa gueule.

— Boy... gentil chien... qu'est-ce que tu as trouvé ?

Le doberman posa soigneusement l'objet qu'il tenait dans sa gueule, aux pieds de Jack ; puis il le regarda d'un air suppliant, comme s'il voulait que Jack lance l'objet au loin et lui crie : « Va chercher ! »

Jack baissa les yeux vers l'objet. C'était blanc-bleu et luisant, avec quelques lambeaux de cartilage rouge à chaque extrémité. C'était l'un des fémurs de Joseph Lovelittle.

— Alors on ne prévient pas la police ? demanda Karen, remontant sa jupe pour être plus à son aise.

— On ne prévient pas la police. Pour le moment, du moins. Je veux d'abord leur trouver un prêtre.

— Mais ils ne t'ont pas dit *quel* prêtre.

— Je ne sais pas. Peut-être n'importe quel prêtre. Qui sait. Nous devrons le découvrir par nous-mêmes.

— Jack... il faut que je rentre à la maison. Sinon, Bessy va grimper aux rideaux.

Ils rejoignirent la route principale.

— Bien sûr, dit Jack. Je suis désolé. Je n'aurais même pas dû te traîner là-bas, pour commencer.

Elle se pencha vers lui et l'embrassa sur la joue.

— Je suis venue parce que j'en avais envie.

Il lui rendit son baiser, et pressa sa cuisse.

— Tu sais quoi ? J'aurais dû te rencontrer des années plus tôt.

— C'est ce que tu penses, dit Karen.

Mais elle était manifestement ravie qu'il ait dit ça. *Peut-être, seulement peut-être, lorsque Randy serait revenu, sain et sauf...*

Il la reconduisit jusqu'à Madison. Le lac Mendota d'un gris photogénique s'étendait sous un ciel bas. Des étudiants circulaient à vélo dans les rues mouillées, des sacs fourre-tout sur la tête afin de ne pas se faire tremper. Il trouva un taxi pour Karen dans le centre ville, et donna soixante-quinze dollars au chauffeur pour qu'il la ramène à Milwaukee.

— Ecoute, dit-il à Karen, je t'appelle plus tard, d'accord ? Dis à Mike que je lui téléphonerai en fin de journée. Dis-lui que j'ai eu des ennuis familiaux.

— Ma foi, c'est la vérité, non ? répliqua Karen.

Elle l'embrassa avec des lèvres froides par la vitre partiellement baissée du taxi. Ni l'un ni l'autre n'osa dire « je t'aime »... c'était impossible, alors que Randy avait disparu, et alors que la vie était si menaçante et étrange.

Jack regarda le véhicule s'éloigner, puis il traversa la rue jusqu'au Drugstore Jackdaw, pour prendre un café et un beignet. Le drugstore était bourré d'étudiants qui fumaient, discutaient et riaient. Jack s'assit dans un coin et se força à manger son beignet, même si celui-ci restait collé dans sa bouche, comme de la colle forte, épaisse et poussiéreuse. Une étudiante, une jolie fille avec des cheveux blonds lui tombant jusqu'au bas du dos et des lunettes cerclées d'acier, passa près de lui et dit :

— Hé ! ça va ?

Il redressa la tête.

— Bien sûr que ça va. Pourquoi me demandez-vous ça ?

Elle lui sourit. Elle était presque assez jeune pour être sa fille.

— Vous pleurez, c'est tout. Vous ne le saviez pas ?

Il porta la main à ses yeux. Il fut surpris de constater que des larmes coulaient sur ses joues. Il ne dit rien, mais tira son mouchoir de sa poche et s'essuya le visage. La jeune fille l'observa encore un petit moment, puis elle sortit du drugstore et s'éloigna dans la rue.

L'agence immobilière Capitol ne fut pas très difficile à trouver. Elle se trouvait seulement à deux rues du drugstore, dans un petit immeuble de bureaux, luxueux et neuf, avec fenêtres aux vitres teintées, air conditionné et une cour intérieure avec sol de mosaïque et arbres à profusion. Daniel Bufo prenait son petit déjeuner sur son bureau lorsqu'une secrétaire fit entrer Jack : deux énormes gâteaux feuilletés au citron et une grosse tasse de chocolat chaud, avec « Conserves de Green Bay » imprimé dessus. Il fit glisser les gâteaux sur un prospectus de l'agence et les mit précautionneusement dans son tiroir du haut.

— J'espère que je ne vous dérange pas, lui dit Jack.

Daniel Bufo ôta du plat de la main les miettes qui étaient tombées sur son bloc-notes. Derrière lui, à travers les stores vénitiens, on avait une vue étrangement nette d'un autre immeuble de bureaux, où un homme et sa secrétaire avaient apparemment une discussion animée. Sur le bureau de Daniel Bufo il y avait une plaque en contre-plaqué décernée au Meilleur agent immobilier de Madison, 1975.

— Je ne m'attendais pas à ce que vous veniez, déclara Daniel Bufo avec un sourire adipeux dénué de joie.

— J'ai besoin de quelques renseignements, lui dit Jack.

Il voyait bien que Daniel Bufo était troublé par son aspect : pas rasé, ses vêtements fripés et manifestement harassé.

— Désirez-vous une tasse de chocolat chaud? s'enquit l'agent immobilier. C'est du chocolat hollandais; aussi nutritif qu'un repas complet.

Jack secoua la tête.

— Je veux des précisions, c'est tout.

— Sur Les Chênes? Je vous l'ai dit, il n'y a pas grand-chose à en dire. La maison n'a pas été habitée depuis 1926.

— C'était un asile d'aliénés.

— Ah, fit Daniel Bufo, se frottant le côté du visage.

— Alors, c'est vrai, hein? C'était un établissement pour malades mentaux ayant commis des homicides.

Daniel Bufo prit un stylo-bille et le tourna et le retourna entre ses doigts boudinés.

— C'était une maison de santé, bien sûr.

— Un asile d'aliénés. Un établissement pour dingues.

— D'accord, c'était un asile d'aliénés. Mais je ne vois pas quelle différence cela fait. Il est fermé depuis plus de soixante ans. Et vous allez changer le nom, n'est-ce pas?

— J'ai besoin de savoir comment me mettre en rapport avec les propriétaires, dit Jack.

— Je ne crois pas qu'ils seront très ravis d'apprendre ça, Mr. Reed, sauf votre respect. Ils sont... eh bien, comme je pense vous l'avoir fait comprendre... ils vivent *retirés du monde*.

Jack baissa la tête un moment. Daniel Bufo but une gorgée de son chocolat chaud, attendant qu'il dise quelque chose.

Finalement, Jack ordonna :

— Vous me mettez en rapport avec les propriétaires, sinon notre accord ne tient plus.

— Je vous demande pardon?

— Vous m'avez parfaitement compris. Je veux l'adresse et le numéro de téléphone des propriétaires tout de suite, sinon notre accord est annulé.

— Mr. Reed... vous me mettez dans une situation très délicate. Je dois respecter le droit au secret de mes clients. Ils ont bien précisé que cette transaction devait être effectuée uniquement par l'intermédiaire de fondés de pouvoir, et non de vive voix.

Jack se leva.

— Bon, alors tout est dit. C'est terminé. En ce qui me concerne, je laisse tomber.

— Mr. Reed, je vous en prie... les propriétaires sont très désireux de vous vendre la propriété. Ils sont d'accord pour le prix, ils aiment beaucoup votre idée de ne pas toucher au bâtiment d'origine et de l'aménager en un complexe de loisirs. Ils sont d'accord pour tout! Mais lorsqu'un client me demande de garder son identité secrète... eh bien, comment faire autrement? Il y a un code d'éthique dans l'immobilier, vous savez. C'est presque comme pour un médecin.

— Proctologue, plutôt, répliqua Jack en ouvrant la porte.

Daniel Bufo s'extirpa de son fauteuil pour le raccompagner, mais Jack leva une main pour l'en dissuader.

— Si vos clients changent d'avis, vous pouvez me joindre au Howard Johnson, sur la route 94. (Il chercha dans la poche de sa veste et lança à Daniel Bufo une pochette d'allumettes.) Le numéro est inscrit dessus.

— Mr. Reed... vraiment, je ne pense pas que...

— Mr. Bufo, il me faut absolument ce renseignement. C'est une question de vie ou de mort. Au moins prenez la peine de demander à vos mystérieux clients s'ils pourraient envisager de me parler de vive voix. Juste *envisager* cette possibilité, d'accord?

Il referma la porte, laissant Daniel Bufo fronçant les sourcils vers sa tasse de chocolat chaud, tel un grand enfant frustré.

Sa visite suivante fut pour les bureaux du *Madison Times-Dispatch*. Ils étaient situés dans un immeuble en béton peu engageant, à côté d'une kyrielle de magasins de pièces détachées pour voitures et de restaurants chinois à la façade minable. Il passa la plus grande partie de l'après-midi dans une petite pièce du fond, essayant de déterrer leurs archives pour l'année 1926. Ils avaient mis sur microfiches leurs anciens numéros seulement jusqu'en 1943.

Une femme aux allures de vieille fille, en cardigan noir et jupe grise, collait des coupures de presse. Elle faisait claquer sa langue et se renfrognait chaque fois qu'il prenait un autre volume. La pièce était imprégnée de l'odeur aigre des vieux journaux et du parfum cendres de roses. La pluie tintait et tapotait contre l'unique fenêtre et Jack commençait à se sentir accablé de fatigue.

— Vous ne *mangez* jamais? lui demanda la vieille fille, juste après deux heures.

Il s'efforça de sourire.

— Certaines choses sont plus importantes que manger.

Finalement, au bas d'une pile de volumes au dos brisé, tous marqués « En attente d'une nouvelle reliure », il tomba sur le *Madison Times* de juin 1926. Il l'étala sur la table, et le lut soigneusement, page après page, colonne après colonne.

Une heure plus tard, il n'avait pas trouvé la moindre mention des Chênes ; ou de Mr. Estergomy.

Il s'appuya sur le dossier de sa chaise et referma brusquement le volume.

La vieille fille demanda : « Vous ne trouvez pas ce que vous cherchez ? » Il était presque quatre heures.

Jack secoua la tête.

— On trouve tout là-dedans. Concours du plus beau bébé, mariages, qui est mort et qui ne l'est pas. J'avais seulement pensé... ma foi, je ne sais pas.

Elle le considéra à travers des lunettes à la monture design.

— Que cherchez-vous, précisément ? En quelle année était-ce ?

— 1926.

— Je vivais ici à Madison en 1926. Mon père était maître de conférences en histoire, à l'université. Douglas Manfield, vous avez peut-être entendu parler de lui. Il a écrit un livre très connu sur les inscriptions étrusques.

Elle se leva et vint vers la table où il était installé. Elle lui tendit la main.

— Helena Manfield, se présenta-t-elle.

Jack se leva également, et lui serra la main.

— Jack Reed.

— Vous n'êtes pas d'ici, hein ?

— Hon-hon, Milwaukee. *Reed, Pose d'échappements & Pneus*, cinq ateliers tout autour de la ville.

Helena Manfield se percha sur le rebord de son bureau. En dépit de son âge, elle avait une grâce d'oiseau. Ses cheveux grisonnants étaient coiffés en arrière et retenus par un ruban de velours noir, et bien que sa peau fût ridée maintenant, elle avait certainement eu un visage très énergique autrefois. Jack lui trouvait une certaine ressemblance avec Katherine Hepburn. Elle demanda :

— Et pour quelle raison un homme s'occupant de voitures compulse-t-il des journaux de 1926 concernant Madison ?

— Je cherchais un article éventuel sur Les Chênes. C'était une maison de santé, là-bas près du lac Wisconsin.

— Je connais Les Chênes. Ou plutôt, je connais Les Chênes *de réputation*.

— Vraiment ? Apparemment, personne ne connaît cet endroit ; ou s'ils le connaissent, ils ne le disent pas.

— Eh bien, c'était un hôpital psychiatrique, plutôt qu'une maison de santé, voilà pourquoi. Beaucoup des habitants du pays ont protesté, lorsqu'ils ont découvert ce que c'était. Mais finalement ils ont fermé l'établissement, de toute façon.

— Oui, je sais cela, dit Jack. Ce que j'aimerais savoir c'est *pourquoi* ils l'ont fermé, et dans quelles circonstances.

Helena Manfield pencha la tête de côté, d'un air interrogateur.

— J'ai l'intention d'acheter cette maison, pour tout vous dire, reprit Jack. De la transformer en un complexe de loisirs. Je voulais juste en savoir un peu plus sur son histoire.

Helena Manfield réfléchit à cela un moment, les yeux fixés sur la bague de diamants ornant sa main gauche. Puis elle dit, en choisissant ses mots avec soin :

— Veuillez me pardonner de me montrer aussi curieuse, Mr. Reed. Mais il me semble que vous effectuez ces recherches sur l'histoire de cette maison, animé de beaucoup plus que de ce que je décrirais ordinairement comme un intérêt *fortuit*.

Jack grimaça un sourire.

— Cela se voit tellement ?

— Eh bien... vous êtes resté ici presque tout l'après-midi, sans aller déjeuner. Vous avez l'air un peu *échevelé*, je dois dire, pour un homme qui a l'intention d'ouvrir un complexe de loisirs. Et même *frénétique*, si je puis me permettre.

— Mlle Manfield..., dit Jack. Sauriez-vous par hasard qui est le propriétaire des Chênes ?

— Bien sûr. Je la connais depuis des années, depuis qu'elle s'est établie ici. Olive Estergomy, c'est la seconde des trois filles Estergomy.

— Et elles sont les filles de Mr. Estergomy, le propriétaire d'origine des Chênes?

— C'est exact. Des filles superbes, toutes les trois. Alice, Olive et Lucy. Superbes! Mais il faut dire que leur mère était une très belle femme.

— Sauriez-vous par hasard pourquoi Mr. Estergomy a fermé Les Chênes aussi soudainement? lui demanda Jack.

Helena Manfield secoua la tête.

— Personne ne l'a jamais su. Nous avons ignoré pendant des mois et des mois que l'établissement avait été fermé. Puis l'un des épiciers de la ville a mentionné tout à fait par hasard que les Estergomy avaient annulé toutes leurs commandes.

Elle se leva, et retourna vers la table où elle avait travaillé.

— Les Estergomy ont quitté la région à la même époque. Olive est le seul membre de la famille à être revenu par la suite. Elle n'a jamais dit grand-chose, cependant, chaque fois que je la questionnais au sujet des Chênes. Elle ne parlait pas davantage de sa famille. Finalement j'ai compris qu'elle ne voulait pas en discuter, et je lui ai fichu la paix. C'était très triste, cependant. Autrefois, les Estergomy et mes parents étaient de très bons amis. Mon père et Mr. Estergomy s'entendaient comme larrons en foire. Mais lorsqu'ils sont partis, il ne sont même pas venus nous faire leurs adieux.

— Ainsi vous n'avez jamais découvert ce qui s'était passé?

— Non, dit Helena Manfield. Il y a eu un grand nombre de rumeurs. Mais à mon avis, les habitants de la région sont parvenus à exercer une pression suffisante sur l'administration pénitentiaire de l'Etat pour qu'ils suppriment leurs subventions.

Jack resta silencieux un moment. Alors que Helena Manfield parlait, il avait eu une vision inattendue de Randy. Ces grands yeux au regard sérieux; cette manière de parler hésitante. Il pouvait presque le *toucher* ; il pouvait presque le *sentir*. Ses cheveux à l'odeur de biscuit chaud.

— Vous pleurez, dit Helena Manfield d'un ton neutre.

— Je suis fatigué, c'est tout. (Cette fois, il n'essaya pas d'essuyer ses larmes.)

— Vous devez me dire ce qui ne va pas. Je pourrai peut-être vous aider.

— Je ne sais pas, répondit Jack. Je ne pense pas que quiconque puisse m'aider.

— Eh bien, mettez-moi à l'épreuve, lui proposa Helena Manfield. Je pense en connaître un bout sur les souffrances morales.

— Que savez-vous de la perte d'êtres chers? lui demanda Jack

Helena Manfield se redressa.

— Je ne me suis jamais mariée, vous savez. Mais je n'aurais pas dû rester vieille fille. Mon fiancé est mort pendant la guerre. Il était dans l'Air Force, son avion a été abattu au-dessus de Ploesti. Plus de trois cents jeunes aviateurs sont morts cette nuit-là, en Roumanie ; et tout ça parce que, selon les services de renseignements des Alliés, il n'y avait pas de défense anti-aérienne là-bas.

Elle inspira avec effort. Quarante-cinq ans après, son amertume était toujours aussi vive.

— Après cela... ma foi, personne d'autre ne semblait lui être comparable. J'ai préféré vivre seule.

— Je suis désolé, dit Jack.

Helena Manfield sourit, regardant dans le vague.

— Ne le soyez pas; tout cela s'est passé il y a si longtemps. Je ne devrais pas me plaindre ainsi. Vous avez perdu un être cher, vous aussi?

— Mon fils, Randy, il a neuf ans. Je l'avais emmené aux Chênes.

— Et alors?

— Eh bien, je sais que cela peut paraître complètement dingue, mais il a disparu.

— Quand? demanda Helena Manfield.

— Hier soir. Très tard, hier soir. Nous avons fouillé la

maison de fond en comble, deux fois, mais nous n'avons pas réussi à le trouver. Il se cache quelque part. Dieu sait où.

— Avez-vous prévenu la police?

Jack secoua la tête.

— Il est toujours dans la maison, j'en suis sûr. Et, de plus, je me suis laissé dire que la police n'est pas très coopérative. Lorsqu'il s'agit des Chênes, en tout cas.

— Votre fils de neuf ans a disparu et vous ne voulez pas prévenir la police?

Jack haussa les épaules.

— Cela semble irresponsable, n'est-ce pas, lorsque l'on expose la situation de cette façon. Mais franchement je ne crois pas que la police pourrait faire grand-chose.

Helena Manfield resta silencieuse, l'observant.

— Disons les choses clairement, poursuivit-il. La première question que les flics vont me poser c'est : qu'est-ce que je faisais aux Chênes à une heure aussi tardive, avec un petit garçon de neuf ans ; et la deuxième question qu'ils me poseront c'est : pour quelle raison est-ce que je l'ai tué?

— Vous ne pensez pas qu'il est mort?

— Non, il n'est pas mort. Du moins, je ne *pense* pas qu'il soit mort. Je prie le ciel pour qu'il ne soit pas mort. Mais les choses ne sont pas aussi simples qu'elles semblent l'être.

— Croyez-moi, répliqua Helena Manfield, les choses ne semblent *jamais* simples.

Elle réfléchit un moment, puis elle dit :

— Et si je vous faisais rencontrer Olive? Elle est très timide, mais elle dit ce qu'elle pense. Elle pourra peut-être vous donner des idées, concernant l'endroit où votre fils a pu se cacher. Les Chênes ont peut-être un placard secret ou un passage secret, quelque chose comme ça.

— Olive Estergomy vit toujours dans la région?

— Bien sûr, elle a une maison à Sun Prairie.

— Ce n'est pas très loin, dit Jack. Vingt-cinq, trente kilomètres? Que pouvez-vous faire, lui téléphoner?

— Bien sûr que je peux lui téléphoner. (Elle prit son

sac posé par terre, l'ouvrit, et en tira un petit carnet d'adresses en crocodile.) Et avant que vous me demandiez *pourquoi* je vais lui téléphoner, laissez-moi vous dire que cela fait une éternité que j'essaie de trouver un prétexte pour la revoir, et que je m'ennuie à mourir, et que *j'adore* fourrer mon nez dans les affaires des autres.

— Je trouve que ce sont d'excellentes raisons, convint Jack.

Elle alla jusqu'au taxiphone dans le couloir. Jack se tint à côté d'elle tandis qu'elle insérait sa pièce de monnaie dans la fente et composait le numéro. Provenant du bureau attenant, il entendait le terne tapotis de plastique de quelqu'un tapant un article sur un traitement de texte.

Finalement, elle dit :

— Olive ? C'est toi, Olive ? Olive, ici Helena ! Helena Manfield, bien sûr !

Ils prirent la direction de Sun Prairie sous un ciel qui était souillé de gros nuages noirs comme du charbon ; passèrent devant des granges peintes en rouge et des champs vert foncé de choux frisés ; devant des silos argentés et des serres perlées de pluie. Helena Manfield se montra peu loquace, refusa de mettre sa ceinture de sécurité et se tint tranquille ; ses mains posées sur ses genoux ressemblaient à deux oiseaux dormant d'un sommeil agité.

Jack conduisait comme un pied, pilant aux croisements et brûlant deux feux rouges. Ce fut seulement alors qu'il commença à réaliser à quel point il était fatigué.

Il faisait presque nuit lorsqu'ils arrivèrent à Sun Prairie. Helena dit à Jack de quitter la 151 pour prendre la 19 ; puis de s'engager sur un chemin non macadamisé et creusé d'ornières qui les amena finalement sur le faîte d'une colline, où une maison peinte en vert se dressait, solitaire, entourée d'herbe, de fleurs et de rien d'autre, comme si elle était tombée du ciel et avait atterri là, comme la ferme de Dorothy dans *Le Magicien d'Oz*.

Jack se gara près d'une herse abandonnée et d'une mangeoire rouillée ; puis, bras dessus bras dessous, Helena Manfield et lui se dirigèrent rapidement vers le porche, se courbant sous la pluie cinglante.

La porte d'entrée fut ouverte presque immédiatement. La lumière provenant de l'intérieur se refléta sur les planches humides de la véranda. Une voix de femme dit : « Entrez ! Entrez vite ! » et ensuite Jack se rendit compte qu'il était en train de s'extirper de sa veste dans un vestibule minuscule.

— Helena, ça alors ! s'exclama Olive.

C'était une femme corpulente et fortement charpentée ; beaucoup plus grande et plus grosse que Helena Manfield ; mais séduisante, également. Ses cheveux grisonnants étaient maintenus en arrière par un bandeau de velours bleu, dégageant son front ; ses yeux étaient presque violets ; et elle avait le visage ouvert et intelligent de quelqu'un qui ne supporte pas les imbéciles, mais capable de se moquer de soi-même plus vite que quiconque.

Elle portait une robe volumineuse au tissu imprimé de fleurs bleu et noir, saisissante mais pas très propre.

— Venez ! Helena, ma chérie ! Je n'en revenais pas lorsque tu as appelé ! Cela fait si longtemps !

Elle les conduisit dans un salon encombré de meubles d'époque de valeur mais non assortis. Une causeuse à la française, garnie de soie brochée verte ; un fauteuil en cuir marron ; et des guéridons de toutes les formes et de toutes les tailles. Sur les murs étaient accrochées des aquarelles aux couleurs anormalement vives, représentant des lacs du Wisconsin, et des diplômes encadrés. Jack se pencha au-dessus de la causeuse pour regarder de plus près l'un des diplômes. Le 12 mars 1921, Elmer. J. Estergomy avait été nommé docteur *honoris causa* de l'université d'Edimbourg, en psychologie clinique.

Des bûches brûlaient sans conviction dans l'âtre. Olive Estergomy tisonna le feu avec un tisonnier, puis elle déclara :

— Le bois est tellement humide.

— Je suis Jack Reed, dit Jack. C'est moi qui suis en pourparlers avec vous, concernant l'achat des Chênes.

— Je vois, répondit Olive Estergomy. (Elle regarda Helena Manfield d'un air interrogateur, enroulant son grand collier d'ambre autour de ses doigts.) Comment se fait-il que vous ayez fait la connaissance de Mlle Manfield ?

Il y avait un étrange sous-entendu dans sa voix, comme si Helena et lui avaient ourdi un genre de complot.

— Olive, nous avons fait connaissance au *Times-Herald*, tout à fait par hasard, lui dit Helena. Je collais des coupures de presse, et Mr. Reed essayait de trouver des articles à propos des Chênes.

— J'ai été très impressionnée par votre projet, Mr. Reed, dit Olive Estergomy. Ce serait merveilleux de voir la maison enfin restaurée.

— Mr. Bufo vous a contactée ? s'enquit Jack.

— Il m'a fait part de votre offre ; et j'ai accepté.

— Est-ce qu'il vous a téléphoné aujourd'hui ?

Olive Estergomy se tenait devant l'âtre, légèrement penchée de côté, comme un professeur de gymnastique se retenant de faire une démonstration pratique.

— Pas aujourd'hui, non. Est-ce qu'il y a un problème ?

— Je lui ai dit qu'il fallait que je vous parle de vive voix. Je lui ai dit que s'il n'arrangeait pas un rendez-vous, je serais obligé d'annuler notre accord.

Olive Estergomy s'assit lentement. Le feu commença à pétiller et à crépiter.

— Mr. Bufo ne m'en a pas fait part. Pas un mot.

— Pourtant j'ai insisté, en lui disant que c'était urgent, dit Jack.

— Peut-être a-t-il pensé que cela me bouleverserait. Et à vrai dire, je *suis* bouleversée. Pourquoi tenez-vous tellement à me parler en personne ?

Jack joignit ses doigts avec force. *Voici l'église, voici le clocher, ouvre la porte...*

— Mlle Estergomy, il faut que je sache ce qui s'est passé, la nuit où Les Chênes ont été fermés.

Olive Estergomy regarda fixement Jack, le visage crispé. Ce fut seulement à ce moment que Jack remarqua le très léger tic de sa paupière gauche ; le constant battement dû à une anxiété contenue.

— Il ne s'est rien passé. Nous avons fermé l'établissement, c'est tout.

— Pour une raison précise ?

— Nous n'avions pas assez de patients, l'établissement n'était plus rentable, c'est tout. Une raison purement économique.

Jack prit son mouchoir et s'essuya le nez.

— On m'a dit que vous aviez cent trente-sept patients, le soir où vous avez fermé. C'était plus que vous n'en aviez jamais eu auparavant.

— Qui vous a dit ça ?

— Joseph Lovelittle, le gardien.

— Oh, lui. J'espère que vous vous êtes rendu compte que Joseph était un malade mental, lui aussi.

— Il semblait tout à fait sûr de ce chiffre, malade mental ou pas.

Olive Estergomy baissa les yeux et ne répondit pas.

— Mlle Estergomy..., dit Jack. Mon fils de neuf ans a disparu. Je l'ai emmené aux Chênes hier soir et il a disparu. Je tiens absolument à le retrouver.

— Vous l'avez emmené aux Chênes ? demanda Olive Estergomy d'une voix blanche.

— Mlle Estergomy, il se passe des choses étranges dans cette maison. J'en ai fait l'expérience moi-même. Des bruits, des voix, des hallucinations.

Il n'en dit pas plus ; il ne voulait pas qu'elle pense qu'il était mûr pour l'asile de dingues, lui aussi.

Olive Estergomy demeura totalement silencieuse durant presque une minute. Puis, comme si elle était brusquement parvenue à une décision personnelle et cruciale, elle dit :

— Ils ont disparu. Ils ont tous disparu.

Jack était perplexe.

— Qui a disparu, Mlle Estergomy ?

Elle leva les yeux.

— Les patients, bien sûr. Tous, jusqu'au dernier. Un instant plus tôt, ils étaient tous là ; et ensuite ils avaient tous disparu.

Elle garda le silence à nouveau, pendant un très long moment. Une minute, plus d'une minute.

— Pouvez-vous me dire comment cela est arrivé ? lui demanda Jack d'une voix douce.

Il était évident que ces souvenirs lui étaient pénibles, encore aujourd'hui.

— Il n'y a pas grand-chose à dire. Nous étions dans notre salon ce soir-là lorsque l'un des infirmiers a frappé à la porte — criant, terrifié — et a dit que tous les patients s'étaient échappés. Bien sûr, mon père ne pouvait croire ça. Mais lorsque nous sommes montés au premier étage, nous avons constaté que toutes les chambres étaient vides.

Helena Manfield prit un siège.

— Olive, dit-elle. Tu ne m'avais jamais parlé de ça.

— Personne ne m'aurait jamais cru, ma chérie ; même pas toi.

— Mais si tous ces dingues se sont échappés...

— Ils sont partis, oui. Mais ils ne se sont pas *échappés*. En ce sens qu'ils n'avaient pas ouvert leurs portes, ou n'étaient pas sortis par leurs fenêtres. Toutes les chambres étaient toujours verrouillées, et aucune ne pouvait être ouverte de l'intérieur. Toutes les fenêtres étaient toujours intactes ; munies de leur grillage, et les vitres n'étaient pas brisées. Il y avait des tasses de café, dans la salle de lecture, encore chaud, encore à moitié bu. Il y avait des journaux, qu'on avait laissé tomber par terre. Exactement comme s'ils s'étaient tous *volatilisés*.

— Mais s'ils étaient plus d'une centaine, fit remarquer Helena Manfield. Où sont-ils allés ?

Olive Estergomy secoua la tête.

— Jusqu'à ce jour, Helena, je ne le sais vraiment pas. Mon pauvre père a failli devenir fou lui-même, à les chercher. Où avaient-ils *pu* aller ? Il a prévenu la police et, bien sûr, la police a constaté que les portes étaient verrouillées et que l'on n'avait pas forcé les fenêtres, et ils ont cru tout d'abord que mon père avait eu un genre de transport au cerveau, et qu'il avait lui-même libéré tous les patients. Ils n'avaient jamais été très bien disposés à son égard, les policiers, parce que mon père était un partisan convaincu de la réhabilitation des malades mentaux coupables d'homicides. Il croyait fermement qu'ils pouvaient être soignés et réinsérés dans la société ; alors que tout ce que la police voulait, c'était les voir exterminés.

— Que s'est-il passé ensuite? demanda Jack.

— La police a effectué des recherches dans tout le secteur. Mais ils n'ont pas réussi à trouver une seule empreinte de pas, pas une seule; et pas le moindre indice montrant que plus d'une centaine de personnes s'étaient évadées des Chênes. Ils étaient arrivés sur les lieux moins d'une heure après que les patients eurent disparu, et étant donné que certains étaient des handicapés physiques aussi bien que des handicapés mentaux, que la plupart d'entre eux portaient seulement des blouses d'hôpital, et que certains étaient complètement nus parce qu'ils se seraient étranglés avec une blouse, les probabilités pour qu'ils soient allés plus loin que la clôture de la propriété étaient quasiment nulles.

— Mais? dit Jack.

— Mais ils étaient partis, répliqua Olive Estergomy. Cent trente-sept patients avaient complètement disparu.

— Et vous ne savez pas où?

— Dieu les a peut-être rappelés à Lui, dit Olive Estergomy. Peut-être est-ce le Diable. Je ne sais pas.

— Et qu'a fait la police? demanda Jack.

— Ils ne *pouvaient* absolument rien faire. Il n'y avait pas de patients. Il n'y avait pas d'indices. Aucun des patients n'avait été aperçu sur les routes, ou dans les bois, ou essayant de faire de l'auto-stop. Aucun vol de vêtements n'avait été signalé. Aucune porte de grange n'avait été forcée. Rien.

Elle marqua un temps. Une jolie pendulette en argent sur la tablette de la cheminée carillonna six heures.

— A dix heures et demie, ce soir-là, tout un groupe de personnages importants du ministère de la Justice sont arrivés, et ont examiné les lieux par eux-mêmes. Ils ont parlé à mon père pendant dix minutes, et ensuite ils ont déclaré officiellement que Les Chênes étaient fermés. Ma foi, bien sûr, l'établissement devait être fermé, puisque nous n'avions plus de patients. Mais la raison officielle qu'ils ont donnée pour sa fermeture, c'est qu'ils n'accordaient plus aucune confiance au programme de réhabilitation de mon père.

— Comment ont-ils expliqué la disparition des patients? Je veux dire, officiellement?

— Ils ont attendu une semaine, pour voir si l'un d'entre eux allait donner signe de vie. Comme cela n'a pas été le cas, le ministère de la Justice a annoncé qu'ils avaient tous été transférés dans un nouvel asile, un établissement de haute sécurité, à proximité du lac Nokomis. Six mois plus tard — comme aucun d'eux n'était réapparu —, ils ont dit aux proches des malades qui avaient encore une famille pour se préoccuper de leur sort — et croyez-moi, il n'y en avait pas beaucoup — que ceux-qui-ne-leur-étaient-pas-si-chers-que-ça étaient morts des suites d'une intoxication alimentaire. Il me semble qu'ils ont même organisé des obsèques.

— C'est stupéfiant, dit Helena Manfield.

— Bien sûr, mais que pouvaient-ils faire d'autre? Comment auraient-ils pu annoncer au grand public que cent trente-sept malades mentaux extrêmement dangereux avaient disparu sans laisser la moindre trace, et que tous les efforts entrepris pour les retrouver s'étaient soldés par un échec complet?

— La police a-t-elle avancé des hypothèses sur cette affaire? demanda Jack.

— Non, répondit Olive Estergomy. Autant que je sache, ils ont fait disparaître cette affaire de tous leurs dossiers ; exactement comme si cela n'était jamais arrivé. Ils ont également emporté tous les dossiers médicaux des malades traités par mon père, et vous pouvez vous imaginer où ces dossiers ont fini. Mon pauvre père, cela lui a brisé le cœur.

— Qu'est devenu votre père? s'enquit Jack d'une voix aussi douce que possible.

— Il ne pouvait plus travailler. Après l'affaire des Chênes, il n'y avait pas un seul Etat dans ce pays qui lui permettrait d'exercer. Nous sommes allés en Angleterre, où nous avons séjourné quelque temps ; il a gagné un peu d'argent en faisant des conférences ; puis nous nous sommes installés en France. Mon père s'est noyé en 1934, alors qu'il se baignait, à Arromanches. Ma mère est morte l'année suivante.

— Et vos sœurs? demanda Jack.

— Elles sont restées en France. Elles vivaient toujours dans la proche banlieue de Paris lorsque la guerre a éclaté. Je n'ai jamais su ce qu'elles étaient devenues. (Puis elle dit, de la plus douce des voix :) Ce soir-là, en 1926, tout a disparu de ma vie, Mr. Reed. Pas seulement les cent trente-sept patients, mais la carrière de mon père, la santé de ma mère, mes deux sœurs bien-aimées.

— Je suis désolé, lui dit Jack avec gêne. Je suis vraiment désolé.

— Mais vous avez perdu votre fils, dit Olive Estergomy.

— Il se trouve toujours aux Chênes, répliqua Jack. C'est pour cette raison que je désirais vous parler.

— Que voulez-vous dire? Je ne comprends pas.

— Je ne suis pas très sûr de comprendre, moi non plus. Mais je crois savoir où il est ; et je crois savoir également ce qui est arrivé aux patients de votre père.

Olive Estergomy le regarda en fronçant les sourcils.

— Vous savez où ils sont allés?

Jack acquiesça.

— J'ai une théorie... enfin, la moitié d'une théorie. Vous allez sans doute penser que je suis aussi timbré qu'eux.

— Mr. Reed, dit Olive Estergomy, en faisant de grands efforts pour refréner sa curiosité féroce, voulez-vous boire quelque chose?

— Avez-vous du bourbon? Sinon, une bière fera l'affaire. Et, je vous en prie, appelez-moi Jack.

— Olive, dit Olive Estergomy. Bien que mes amis m'appellent Essie.

— Entendu, Essie, acquiesça Jack. Juste une question auparavant. Pouvez-vous me dire pourquoi vous n'avez jamais songé à vendre Les Chênes jusqu'à ce jour?

Essie ouvrit son cabinet à liqueurs en chêne teint.

— J'ai eu deux ou trois offres, dit-elle, et une fois j'ai même mis en vente la propriété. Mais il y a une clause dans le contrat de vente stipulant que personne ne doit démolir la maison; et jusqu'à ce que *vous* vous présentiez avec votre projet de la restaurer, et d'en faire un complexe de loisirs, personne d'autre n'avait l'intention de garder la maison dans l'état. Vous savez très bien que cela demandera probablement des millions de dollars pour lui redonner sa splendeur d'antan.

— Est-ce que vous l'avez visitée? demanda Jack. Je veux dire, depuis 1926?

— Je suis retournée là-bas pour jeter un coup d'œil à la maison, il y a quatre ans environ. Mais je ne suis pas entrée. Comme vous pouvez l'imaginer, elle ne contient pas beaucoup de souvenirs agréables pour moi.

— Ils sont toujours là-bas, dit Jack.

Elle était en train de lui servir son bourdon, et elle se figea. Elle lui tournait toujours le dos, mais Jack pouvait voir d'après la tension dans ses épaules qu'elle savait ce qu'il voulait dire. Elle attendait qu'il mette les points sur les i.

— La raison pour laquelle personne n'a réussi à retrouver ces dingues soi-disant évadés, c'est parce qu'ils ne se sont jamais évadés. Ils sont toujours là-bas. J'en ai vu deux. Ils sont dans les murs.

Essie se retourna et elle le regarda avec stupeur, les yeux écarquillés. Helena demanda d'une voix tendue :

— Que voulez-vous dire par « ils sont dans les murs »? Comment *pourraient*-ils être toujours là-bas? Cela s'est passé voilà plus de soixante ans, ils devraient être morts de vieillesse maintenant. Et qu'auraient-ils mangé?

Jack garda les yeux fixés sur Essie. L'émotion qui se lisait sur son visage confinait à la tragédie totale. *Mon père, ma mère, mes pauvres sœurs bien-aimées. Et ils sont toujours là-bas! Ces fous furieux, hurlant, bavant, tempêtant! Ils sont toujours là-bas!*

— Je le savais, dit-elle en tremblant. D'une manière étrange, je l'ai toujours su.

— Mais comment *peuvent*-ils être là-bas? insista Helena. C'est impossible! *Dans* les murs? Vous voulez dire, dans des passages secrets?

Jack posa sa main sur le bras d'Helena.

— Je ne sais pas comment ils sont entrés dans les murs ; et je ne sais pas comment ils ont réussi à survivre. Mais ils ne se terrent pas dans des passages secrets. Ils sont réellement, *physiquement*, dans les briques. Je sais que cela semble complètement dingue. Je sais que cela défie toutes les lois de la physique et toutes les lois de la nature, vous savez, ce truc qu'on vous apprend à l'école, comme quoi deux objets matériels ne peuvent pas occuper le même espace au même moment.

« Pourtant, dit-il, je les ai vus. Je les ai réellement vus. Ils ont pris mon fils. Et ils ont failli m'avoir.

Il se pencha en avant, releva les revers de son pantalon, et baissa ses chaussettes.

— Vous voyez ces hématomes? L'un d'eux a surgi d'un sol en béton et m'a attrapé par les chevilles.

Essie lui tendit son verre de bourbon. Helena dit :

— Cela ne te dérange pas que je me serve un gin, ma chérie? Je tremble de partout.

— Non, non, vas-y, répondit Essie d'une voix distraite.

Puis elle regarda Jack et dit :

— C'est insensé, non? C'est de la folie pure et simple.

— Je sais, lui dit-il. Mais cela s'est vraiment passé. Et vous savez que cela s'est vraiment passé parce que vous étiez là-bas lorsqu'ils ont disparu, n'est-ce pas? Et quelle autre explication plausible pourrait-il y avoir?

— Je n'ai jamais entendu une chose pareille, dit Helena. Vous me donnez l'impression de nager en plein délire.

Jack poursuivit :

— Il y en a un qui s'appelle Lester.

— Ils vous ont *parlé*? demanda Essie avec stupeur.

Jack acquiesça.

— Ils ont communiqué avec moi, en un sens. Je ne suis pas sûr qu'on puisse vraiment appeler ça « parler ».

— Lester Franks, c'était son nom, déclara Essie. Je me souviens très bien de Lester. Il paraissait toujours tellement sain d'esprit. Il me chantait des chansons et me racontait des histoires. Il ne devait pas avoir plus de dix-huit ou dix-neuf ans. Toujours serviable ! Toujours prêt à faire des commissions ! Et vous savez ce qu'il avait fait ? Alors qu'il gardait sa petite sœur âgée de trois ans — à l'époque, il avait quatorze ans — il lui a tranché la tête. On l'a trouvé en train de jouer à la balle avec la tête de sa sœur, dans la cour ; la jetant en l'air et la rattrapant. Il y avait du sang partout.

— Oh mon Dieu, Essie, tu me donnes la nausée, protesta Helena.

— Oh non... la plupart d'entre eux avaient fait pis que cela, dit Essie. Notez bien, lorsque mes sœurs et moi étions enfants, nous prenions plaisir à nous raconter tous ces détails sanglants. Il y avait un homme là-bas, comment s'appelait-il ? Holman ou Hofman ou quelque chose comme ça. Sa femme était une intarissable bavarde, alors il lui a lié les poignets et les chevilles à une chaise de la salle à manger, et il lui a cloué la langue sur la table. Elle est restée ainsi plusieurs jours avant qu'on la trouve.

— Essie, je *vais* vomir, annonça Helena.

Néanmoins, Essie poursuivit :

— Mon père essayait de rééduquer ce Holman ou Hofman ou quel que soit son nom en lui confiant de petits travaux. Un après-midi, il n'est pas venu prendre son thé, et on l'a retrouvé dans le jardin, incapable de bouger. Il avait cloué son propre pénis à un arbre.

— Essie !

— Excuse-moi, Helena, dit Essie. Mais c'est exactement le genre de personnes qu'ils étaient. Ils n'avaient aucun respect pour la vie humaine. Ils étaient incapables de faire la distinction entre la souffrance et le plaisir. Certains s'amusaient à se couper leurs propres doigts et à jouer avec. Ils étaient complètement fous, Helena ! Tu n'as pas idée !

— Ce n'est pas le genre de personnes qu'ils *étaient*, la reprit Jack. Mais le genre de personnes qu'ils *sont*.

— Ma foi, Jack, dit Essie, je ne suis pas du tout sûre de savoir comment réagir à cela. Je ne sais pas quoi dire ; ou quoi éprouver ; ou quoi que ce soit. Je suis convaincue que vous me dites la vérité, mais je ne suis pas du tout sûre que mon esprit me *permettra* d'y croire.

— Il y a une chose que j'ai besoin de savoir, déclara Jack. Un prêtre était-il affecté aux Chênes ? Ou y avait-il un aumônier de la région que les patients auraient pu connaître ?

— Oh oui, bien sûr. Il y avait le Père Bell. C'était un très jeune prêtre, mais il venait aux Chênes tous les dimanches à l'intention des patients qui désiraient communier. Certains étaient d'une dévotion fanatique. L'un d'eux était tout à fait persuadé d'être Dieu, et chaque fois que le Père Bell disait : « Louons le Seigneur », il répondait : « Merci beaucoup. »

— Sauriez-vous par hasard s'il est encore en vie ?

— Je n'en ai pas la moindre idée. Je ne l'ai jamais revu depuis la nuit où les patients ont disparu. S'il *est* vivant, il doit approcher des quatre-vingt-dix ans.

— Il était là, la nuit où les patients ont disparu ?

— Oui. Il venait juste d'arriver, je ne sais pas pour quelle raison.

— Vous ne l'attendiez pas ?

— Non, c'était un lundi. Habituellement, il venait seulement le dimanche. Oh, une fois il me semble qu'il est venu un samedi après-midi, oui, nous répétions les chants pour la messe de Noël. Cela a été un *désastre* ! Imaginez un peu, cent cinquante schizophrènes homicides essayant de chanter *Nous sommes les trois Rois mages* !

Jack lui adressa un sourire crispé. Cela avait dû être essentiel pour la famille Estergomy de garder un certain sens de l'humour dans le monde intermédiaire et dangereux où ils avaient vécu, là-bas, aux Chênes.

— Vous rappelez-vous de quelle paroisse venait le Père Bell ?

— Oh, oui. Saint-Ignace, il me semble, à Portage.

Jack finit son bourbon.

— Essie, dit-il, je suis désolé d'avoir fait intrusion

chez vous de la sorte. Mais j'espère que vous comprenez que j'ai agi ainsi en désespoir de cause. Vous m'avez rendu un immense service.

Essie sourit.

— Je veux que vous me teniez au courant, Jack, que vous me disiez ce qui se passe. J'espère que vous retrouverez votre fils.

Elle hésita, puis ajouta :

— Si vous trouvez ces gens... les patients. Si vous les trouvez, soyez très prudent. On les avait envoyés aux Chênes parce qu'ils étaient trop dangereux pour que quelqu'un d'autre puisse les prendre en charge. Ils sont dénués de toute conscience et certains sont très robustes.

« Il y en avait un en particulier, un homme du nom de Quintus Miller. Méfiez-vous de lui. Il était incroyablement intelligent, incroyablement fort, et totalement fou. Un jour, il a failli tuer une patiente, je ne vous dirai pas de quelle manière.

Jack alla jusqu'à la porte, et boutonna sa veste.

— Quintus Miller, répéta-t-il. Lester a mentionné quelqu'un qui se prénommait Quintus. Entendu, je ferai attention. Et je vous téléphonerai si j'ai du nouveau.

Après le départ de Jack et d'Helena, Olive Estergomy se tint tout à fait immobile au milieu de son salon encombré de meubles, les mains jointes comme si elle priait. Le sentiment de peur qu'elle n'avait pas éprouvé depuis soixante ans était réapparu ; froid et familier. C'était une peur qui était pire que la peur de la mort. C'était la peur d'une souffrance éternelle qui ne peut être supportée ; et la peur des cris, des sanglots et d'un rire cauchemardesque.

C'était la peur des Chênes, de la démence totale, et de Quintus Miller.

CHAPITRE VI

Jack retourna au Howard Johnson, prit une douche et se changea, enfilant l'une des trois chemises neuves qu'il avait achetées à Madison. Il appela son bureau. L'atelier était fermé pour la nuit, mais il se doutait que Mike Karpasian serait encore là. Mike lui dit qu'ils étaient débordés de boulot, et quand diable Jack allait-il venir signer les chèques pour B.F. Goodrich parce que sûr et certain que B.F. Goodrich ne leur livrerait plus de pneus s'ils ne payaient pas la dernière livraison, mais à part ça tout baignait dans l'huile.

Karen n'était pas chez elle. Bessy lui dit que Karen avait emmené Sherry chez le docteur parce que Sherry avait vomi son poisson pané sur la descente de lit préférée de sa mère, celle en nylon rose.

Il téléphona à Maggie. Maggie était folle de rage parce qu'il ne l'avait pas appelée de toute la journée, et elle voulait emmener Randy à un gala spécial pour la prise de conscience chez les femmes, samedi prochain. Jack répliqua qu'il ne tenait pas particulièrement à ce que son fils de neuf ans très impressionnable se retrouve au milieu d'une bande de lesbiennes, de militantes pour le désarmement nucléaire, et de tricoteuses non sexistes ; puis il pensa brusquement à l'Etron, et à Randy surgissant du sol, et un sanglot lui noua la gorge et il fut obligé de raccrocher sans dire au revoir.

Maggie ne pouvait pas le rappeler, bien sûr, parce qu'elle ne savait pas où il était. Mais il était prêt à parier que le téléphone à la maison sonnait et sonnait ; et sonnerait probablement toute la nuit. Maggie était ce genre de femme.

Il appela Daniel Bufo, mais Daniel Bufo était absent pour la journée.

Ayant commandé par téléphone un steak New York et une bouteille de vin rouge à servir dans sa chambre, il s'assit, son plateau posé sur les genoux, et regarda le *Cosby Show*. Pour la première fois depuis qu'il regardait cette émission, il ne rit à aucun moment.

Il ne savait pas quand il s'était endormi ; mais lorsqu'il se réveilla, il était dix heures largement passées, et il avait la bouche sèche. Son steak à moitié terminé était posé sur le lit près de lui. Il se frotta les yeux et se mit sur son séant. Cela ne valait rien. Il fallait qu'il dorme correctement. Il se déshabilla, se lava les dents et grimpa dans son lit.

Il resta allongé, ne parvenant pas à s'endormir, heure après heure, regardant fixement le plafond, songeant aux gens qui jouaient aux osselets avec leurs propres doigts amputés, et aux hommes qui essayaient de tuer des femmes de façons tellement horribles qu'on ne pouvait même pas les décrire.

Il pensa à Lester, au visage sur la statue. *Lester paraissait toujours tellement sain d'esprit*. Il pensa à Quintus Miller.

Il était presque trois heures du matin lorsqu'il lui sembla entendre un bruit dans sa chambre. Il leva la tête de son oreiller, scrutant l'obscurité. La nuit était complètement silencieuse maintenant. La circulation sur la 94 s'était réduite au passage de temps à autre d'un semi-remorque. Le motel était silencieux.

Puis cela se reproduisit. *Sssssshhhhhh — ssssshhhhhh — ssssshhhhhh* — exactement comme ce bruit dans les murs des Chênes.

Jack se sentit glacé. Il rabattit les couvertures et se glissa de côté sur le lit, essayant de faire le moins de bruit possible. Mais le bruit continua, et cela se rapprochait. *Sssssshhhhh — ssssshhhhh — ssssshhhhh*...

Il se figea, s'efforçant de retenir son souffle. Cela allait peut-être passer près de lui, sans réaliser qu'il était là. Il ferma les yeux dans l'espoir que cela allait disparaître s'il fermait les yeux ; puis il les rouvrit immédiatement parce qu'il n'avait aucune envie que cela s'approche furtivement de lui sans qu'il le voie.

Mon Dieu, je vous en prie, faites que cela s'en aille.

Ce fut à ce moment qu'il aperçut une bosse sombre se dresser à côté du lit. C'était la moquette marron du motel, mais cela avait la forme d'un petit garçon. *C'était Randy, se dressant hors du sol.*

Jack se laissa retomber sur le dos sur le lit, fixant Randy avec horreur.

— Randy? murmura-t-il. Randy?

Le prêtre, Papa. Nous voulons le prêtre.

— Randy... c'est toi? Randy!

Amène-nous le prêtre. C'est lui que nous voulons. Nous voulons lui couper les doigts et sucer la moelle de ses os.

Glacé d'effroi, Jack tendit les mains et saisit les épaules moquettées de Randy.

Tu ne devrais pas me toucher, Papa. On ne sait jamais ce qui peut arriver.

— Randy, pour l'amour du ciel, je veux que tu reviennes!

Jack le tira par les épaules, essayant de l'arracher de la moquette. Mais, instantanément, la tête de Randy tomba et roula, lourde et moquettée, sur le lit. Un sang glacé jaillit de son cou, inondant les draps.

Jack cria et cria, raidi par l'horreur.

Il cria si fort qu'il se réveilla en sursaut. En fait, il ne criait pas du tout, mais produisait un son rauque, *haahhhhh*! Il avait battu l'air avec son bras et renversé le verre d'eau posé sur la table de chevet, mouillant les draps. Il n'y avait pas de Randy décapité oscillant près du lit ; pas de tête moquettée gisant sur les couvertures. Il était six heures dix, la pluie tombait toujours, mais il faisait déjà jour.

Il resta allongé sur le dos pendant cinq minutes,

inspirant profondément pour se calmer. Il devait avoir dormi au moins trois heures, et il se sentait beaucoup plus reposé. Il n'avait jamais eu besoin de dormir beaucoup. Finalement il sortit du lit et appela pour commander un café et des toasts.

Il tira les rideaux. Les gouttes de pluie tachetaient les vitres. Au-delà du parking du motel, il apercevait les camions passer en grondant à travers la bruine, en route pour La Crosse, Eau Claire et Duluth, ou se dirigeant vers le sud-est et Chicago.

Aujourd'hui il allait récupérer Randy. Il s'engagea à le faire. Peu importait ce que cela lui coûterait mais aujourd'hui, à la nuit tombante, son fils serait revenu, en sécurité dans ses bras.

Tandis qu'il buvait son café, il compulsa l'annuaire du téléphone. Il y avait vingt-deux Bell, mais aucun d'eux ne vivait à Portage. Il trouva néanmoins le numéro de Saint-Ignace. Il le composa, mais personne ne répondit. Après tout, il était fort improbable que quelqu'un se trouve dans une église à six heures du matin, même à Portage. La meilleure solution était d'aller là-bas. C'était seulement à quarante-cinq kilomètres.

Il lui fallut une heure pour arriver à Portage à cause de la pluie. Le temps qu'il s'engage sur le parking au béton craquelé devant l'église Saint-Ignace, il avait mal aux yeux à force de regarder avec attention à travers la bruine, son cou était ankylosé, et son dos lui donnait l'impression d'être pris dans un étau.

Il serra le frein à main, détacha sa ceinture de sécurité, et s'étira.

Saint-Ignace était une petite église située dans la banlieue sud de Portage, une construction en béton grisâtre, avec un toit en tôle ondulée peint en vert. D'un côté du bâtiment il y avait un chantier de bois ; de l'autre côté une station-service. L'église s'enorgueillissait d'un clocher, avec une seule cloche, et de portes en bois voûtées avec des vitraux, mais autrement on aurait très bien pu la prendre pour un atelier de peinture, ou un hangar à bateaux, ou n'importe quelle autre sorte de hangar.

Il sortit de sa station-wagon et traversa rapidement le parking, le col de sa veste relevé pour se protéger de la pluie. Il s'apprêtait à monter les marches en bois jusqu'à la porte d'entrée lorsqu'une voix cria :

— Y'a personne ! Hé, monsieur ! Y'a personne !

— Quoi ?

Jack retraversa le parking. Un adolescent boutonneux avec un immense toupet de cheveux blonds se penchait depuis la guérite du garage.

— Y'a personne là-d'dans, répéta-t-il, comme Jack s'approchait.

Il marqua un temps, puis se dit manifestement que Jack désirait peut-être entrer dans l'église de Saint-Ignace simplement pour prier, et il ajouta :

— Excepté Dieu, bien sûr.

— Je cherche un prêtre, fit Jack.

Le gamin renifla.

— Le Père Dermot, c'est votre homme. Mais il est pas là aujourd'hui.

— Je cherchais le Père Bell.

— Le Père Bell ? Jamais entendu parler d'un Père Bell. Vous êtes sûr de pas vous tromper d'église ?

Jack hocha la tête.

— Le Père Bell était le prêtre de cette paroisse autrefois, avant la guerre.

— Mon vieux a fait la guerre, dans le 4e régiment des Marines.

— Je voulais parler de la guerre avant la guerre avant celle-là.

— Hein ? lui demanda l'adolescent, désorienté, en fronçant le nez.

A ce moment, un homme à la tête ronde, portant des bleus de travail maculés de graisse, apparut, s'essuyant les mains sur un chiffon.

— Hé, que devient mon café, le Boutonneux ? demanda-t-il. (Il jeta un coup d'œil à Jack et dit :) Comment ça va ?

— J'ai oublié, dit l'adolescent.

— Il a oublié, gémit l'homme à la tête ronde. Il oublierait où se trouve son satané cul si son corps ne se courbait pas à hauteur de la taille.

Le garçon disparut à l'intérieur de la guérite. Jack dit :

— Je cherchais un prêtre qui était autrefois ici, à Saint-Ignace. Peut-être avez-vous entendu parler de lui, le Père Bell ?

— Bien sûr, répondit l'homme à la tête ronde sans la moindre hésitation. Je connais le Père Bell.

— Il est encore en vie ?

— Bien sûr, il habite à Green Bay maintenant, dans l'une de ces maisons de retraite. Sa fille Hilda est copine avec ma femme, elles s'échangent des recettes de cuisine.

— Sa *fille* ? demanda Jack.

— Bien sûr. Il a renoncé à la prêtrise, des années avant que je fasse sa connaissance. Mais tout le monde continue à l'appeler Père Bell. Comme une sorte de surnom, vous savez. Ou lorsque vous quittez l'armée, les gens continuent de vous appeler colonel.

Il s'interrompit pour hurler :

— Il te faut combien de temps pour préparer une putain de tasse ? Mais qu'est-ce que tu fous, tu regardes pousser ces putains de grains de café ? (Il finit de s'essuyer les mains, fit une boule du chiffon, et la lança avec une précision impressionnante dans une poubelle de l'autre côté de l'entrée du garage.) Ce putain de temps, ça vous donne pas envie de vous flinguer ?

— La fille du Père Bell... pouvez-vous me dire où elle habite ? demanda Jack avec hésitation.

L'homme à la tête ronde agrippa le bras de Jack.

— Vous continuez tout droit en partant d'ici, jusqu'à ce que vous arriviez à la première sortie sur votre droite. Vous la prenez. Et vous verrez une maison jaune juste devant vous. Bon, je dis jaune pour être poli. On dirait plutôt que quelqu'un a dégueulé son dîner sur tous les murs. C'est la maison.

L'adolescent apparut avec un gobelet de café.

— Mon fils, déclara l'homme à la tête ronde. Mais qu'est-ce que j'ai fait au Bon Dieu pour avoir un fils pareil ?

— J'aurai quatre-vingt-huit ans cette année, dit le Père Bell. Je suis né le 6 septembre 1901, le jour même où le président McKinley a été assassiné. Bien sûr, en fait il est mort huit jours plus tard.

Il se détourna de la fenêtre et regarda Jack avec des yeux tristes et chassieux.

— Mon enfance est tellement nette pour moi maintenant ; le moindre détail ; comme si je regardais par une fenêtre cristalline, brillamment éclairée. Pourtant cela remonte à quatre-vingts ans ! Si lointaine, et enfuie pour toujours.

— Votre fille m'a demandé de vous apporter ceci, dit Jack, en lui tendant un paquet mou dans du papier d'emballage rouge.

— Ah, des chaussons de nuit, fit le Père Bell. Eh bien, c'est très gentil de sa part. Elle m'envoie toujours de petits cadeaux, et ne m'oublie jamais. Une gentille fille, Hilda. Une jolie fille, et douce. Vous la connaissez depuis longtemps ?

— Je l'ai rencontrée aujourd'hui pour la première fois, répondit Jack.

— Vraiment ? demanda le Père Bell avec une certaine surprise. Vraiment ?

Le Père Bell était un homme de grande taille, au corps décharné, sans le moindre bourrelet de graisse superflue. Sa peau ridée était ratatinée et tirée vers le haut de son crâne, à tel point que ses orbites et ses pommettes apparaissaient noires comme l'encre et caverneuses. Il était presque chauve, mais ses sourcils étaient fournis et broussailleux, et son nez busqué faisait penser à l'aile déployée d'une chauve-souris, tout en veines, os et narines diaphanes.

Il portait un chandail à col roulé gris souris, et un ample pantalon marron à pattes d'éléphant, qu'il avait dû acheter dans les années soixante-dix. *Représente-toi, toi et moi réunis, oh oui, je pense à toi jour et nuit...*

— Hier, j'ai parlé à Mlle Olive Estergomy, dit Jack.

— Essie ? Vraiment ? Ça alors, c'est une surprise ! Je l'appelle Essie, vous savez.

— Je sais, dit Jack, et il ne put s'empêcher d'ajouter :

— Moi aussi, je l'appelle Essie.

Il marqua un temps, puis poursuivit :

— Essie m'a dit que vous veniez aux Chênes tous les dimanches pour donner la sainte communion, à l'époque où c'était un établissement psychiatrique.

Le Père Bell ne dit rien, mais fixa Jack sans ciller. Au-delà de la fenêtre de sa chambre sombre, la pluie se déversait sur Bay Beach Park. La baie elle-même était presque entièrement cachée sous la bruine.

La chambre était moderne et bien tenue, avec un canapé-lit au tissu orange, un petit bureau en pin, un fauteuil et des étagères scrupuleusement époussetées. Mais à part une photographie en noir et blanc encadrée de la femme au visage rond qui vivait dans la maison qui donnait l'impression que quelqu'un avait régurgité son dîner sur les murs, il n'y avait pas le moindre objet personnel. C'était le genre de chambre qui, si vous mouriez dedans à huit heures cinquante-six du matin, pouvait être prête pour son prochain pensionnaire onze minutes plus tard.

Tous les livres étaient impersonnels, également démodés ; des best-sellers comme *Le Pacte Holcroft* et *Les Ambitieux*. Etant donné que le Père Bell avait été prêtre, il était curieux de constater qu'il n'y avait aucune bible sur les étagères.

— Essie m'a également dit que vous étiez venu aux Chênes le soir où tous les patients ont disparu, se risqua à dire Jack.

Le Père Bell inspira et expira, inspira et expira, comme si c'était quelque chose qui exigeait un effort conscient de sa part, afin de rester en vie.

Jack insista :

— Père Bell... ma démarche est plutôt présomptueuse, je le sais. Mais le fait est que mon fils a disparu, lui aussi. Aux Chênes.

Le Père Bell tourna sa tête, lui présentant son profil. Durant un moment douloureusement long, il ne dit rien du tout, mais de temps en temps il s'humectait les lèvres avec le bout de sa langue.

— Père Bell, dit Jack. Je sais que mon fils est là-bas. Et j'ai besoin de votre aide pour le récupérer.

Finalement, le Père Bell changea de position dans son fauteuil, ses mains se serrant contre son ventre comme deux chats squelettiques.

— Ce dont vous parlez, Mr. Reed... tout cela s'est passé il y a si longtemps.

— Ils sont toujours là-bas, déclara Jack.

Durant un moment, il put voir que le Père Bell considérait l'éventualité de nier toute connaissance de qui étaient ces « ils ». Mais Jack l'avait dit si nettement et si énergiquement qu'il n'y avait aucune échappatoire possible.

— Ils sont *toujours là-bas*? répéta-t-il avec incrédulité.

— Vous savez ce qui leur est arrivé, n'est-ce pas? demanda Jack. Vous savez où ils sont allés.

— Oui, répondit le Père Bell. Je sais où ils sont allés.

— Etes-vous disposé à m'en parler?

L'horreur de ce que Jack avait dit commença brusquement à faire impression.

— Ils sont toujours là-bas, dites-vous? Après toutes ces années? Mon Dieu... je ne pensais pas qu'ils seraient capables de survivre. Ils auraient dû mourir de faim, en toute justice. Ils auraient dû mourir au bout de quelques jours. Toujours là-bas! Mon Dieu, toujours là-bas!

— Racontez-moi, insista Jack. Vous le devez.

— Holà, mon ami, j'en suis moins sûr que vous. Je ne suis même pas sûr de *pouvoir* en parler. S'ils sont toujours là-bas, mon Dieu!

— Père Bell, il faut que je sauve mon fils.

— Je ne suis plus prêtre, Mr. Reed. Je n'ai aucune obligation de vous venir en aide.

— Mais de quoi parlez-vous? Une obligation? s'exclama Jack. Bon sang, ce n'est qu'un gosse!

— Vous ne les connaissez pas, Mr. Reed. Vous ne les connaissez pas comme je les connais.

— Vous essayez de me dire que vous ne m'aiderez pas? Vous avez quatre-vingt-huit ans et mon fils en a neuf. Est-ce que cela ne compte pas? Il a toute la vie devant lui!

Brusquement, le Père Bell agrippa les accoudoirs de

son fauteuil, se tourna d'un côté et de l'autre, et hurla d'une voix rauque :

— Je suis terrifié, Mr. Reed ! Je suis mort de peur ! Mon Dieu, est-ce que vous savez ce que vous me demandez ? Vous êtes fou ! Vous êtes complètement *fou* ! Vous êtes presque aussi fou qu'eux !

Jack se leva, traversa la pièce et se tint devant lui. Le Père Bell leva la tête vers lui, roulant les yeux, puis détourna son regard. Jack dit, d'un ton plus patient :

— Cela ne peut pas vous faire de tort, simplement de m'en parler.

— Ah, non. Mais si jamais ils l'apprennent...

— Ils n'en sauront rien. Comment diable le pourraient-ils ?

Le Père Bell secoua la tête.

— Ils le sauront. Ils le devineront ! Je suis le seul à savoir ce qui s'est passé. L'un d'eux m'a tout raconté, en confession. C'est pourquoi je ne pouvais rien dire à la police. C'est pourquoi j'ai renoncé à la prêtrise. J'ai vu ce pauvre Elmer Estergomy mis au pilori par l'administration ; j'ai vu sa famille accablée, leur vie gâchée. Et à aucun moment je ne pouvais parler pour prendre sa défense, à cause de ce qu'un fou m'avait dit en confession.

— Sacré bon sang ! l'interrompit Jack. Il faut que vous m'en parliez maintenant, Père Bell. Parce que, grand Dieu, si vous ne me le dites pas maintenant, ces cinglés vont tuer mon fils ; et si cela arrive, alors je vous tuerai, je le jure, et tant pis pour les conséquences.

C'était la première fois de sa vie que Jack menaçait quelqu'un de la sorte, et il était presque aussi terrifié par ce qu'il disait que le Père Bell. Mais lorsque le vieil homme chuchota : « Vous ne les laisserez pas sortir, n'est-ce pas ? Quoi qu'il arrive, vous ne les laisserez pas sortir ? » il comprit que le Père Bell allait lui dire ce qu'il voulait savoir.

Jack rapprocha sa chaise, et se rassit.

— Ce patient qui vous a parlé en confession... était-ce Quintus Miller ?

— Comment le savez-vous ? (La voix du Père Bell chevrotait de terreur.)

— Je suis tombé juste, c'est tout. Essie Estergomy m'a dit qu'il était probablement le plus violent et le plus intelligent de toute la bande.

— Oh oui, il l'était, et de loin. Quintus Miller, mon Dieu. C'était un homme exceptionnel. De petite taille, mais large d'épaules, et très musclé. Il ressemblait à un haltérophile. Un cou aussi épais que celui d'un taureau ! Des cheveux noirs, gominés, avec la raie au milieu. Bien sûr, cette façon de se coiffer était à la mode alors. Un visage ferme comme un roc. Des yeux au regard dur, des yeux comme des têtes de clou, dénués de toute expression, dénués de toute compassion. Et un tatouage sur la poitrine comme vous n'en avez jamais vu de votre vie. Deux mains tatouées comme si elles se tendaient de derrière lui et contournaient ses flancs, l'éventrant. Ses entrailles, tatouées en rouge, jaune et bleu… son estomac, son foie, ses intestins. Le seul fait de voir ce tatouage me glaçait le sang.

Le Père Bell inspira par une narine, produisant un sifflement.

— C'était la façon dont il se moquait de sa propre mortalité qui me terrifiait à ce point. Il n'y a rien d'aussi terrifiant que de se trouver en face d'un homme à qui cela est parfaitement égal de vivre ou de mourir. Il y en avait beaucoup comme ça, aux Chênes, des hommes et des femmes, mais d'ordinaire ils étaient *auto*-destructeurs. Aucun d'eux ne me terrifiait comme Quintus Miller. Vous pressentiez que si jamais *il* était confronté à la mort, il ferait tout ce qu'il pourrait pour emmener avec lui le plus de gens possible. Cet homme avait autant de sens moral qu'un requin-marteau.

Jack garda le silence un moment, pour laisser au Père Bell l'opportunité de recouvrer son calme. Puis il demanda :

— Dites-moi ce que Quintus Miller vous a dit en confession.

— Il se confessait souvent. Presque toutes les semaines, pendant deux ans. J'avais averti Mr. Estergomy plusieurs fois que Quintus était très dangereux.

Mais bien sûr Mr. Estergomy le savait déjà, en raison de ses tentatives pour le rééduquer.

« Ecouter Quintus parler était tout a fait *dérangeant.* Il semblait tellement raisonnable, et puis vous réalisiez brusquement qu'il était en train de vous raconter les choses les plus insensées, absurdes, obsessionnelles, abominables, que l'on puisse imaginer. En confession, presque sans reprendre haleine, il avouait des péchés insignifiants, comme voler des bonbons à d'autres patients, ou se masturber, ou mentir, ou blasphémer, et puis il me disait qu'il avait torturé ses compagnons d'infortune en leur brisant les doigts ou en leur écrasant les testicules dans son poing. Il n'avait aucun sens des proportions. Eteindre sa cigarette en l'écrasant sur la paupière de quelqu'un n'était pas plus mais pas moins grave pour Quintus Miller que de voler une barre de chocolat.

« Il a tenté de tuer une patiente, vous savez. Il l'a agressée à mains nues. Mais étant donné qu'il était déjà incarcéré à vie, et qu'il avait déjà été déclaré irresponsable par les tribunaux, le pire qu'on pouvait lui faire c'était de l'enfermer dans une cellule.

Le Père Bell hésita, puis il dit :

— Après environ une année passée aux Chênes, Quintus a soudain commencé à parler de liberté, disant qu'il allait s'enfuir. Comme je l'interrogeais à ce sujet, il me répondit qu'il avait trouvé un moyen de s'évader. J'ai conseillé à Mr. Estergomy de vérifier le système de sécurité de l'établissement, mais Mr. Estergomy a rétorqué qu'il était absolument convaincu que même le patient le plus résolu ne pouvait pas s'évader. A cette époque, bien sûr, la propriété était entourée d'une clôture en fils de fer barbelé, haute de trois mètres cinquante.

« Pourtant Quintus continuait de me parler de son évasion prochaine. Il disait qu'il avait découvert quelque chose concernant la maison qui lui permettrait de s'enfuir. Il n'arrêtait pas de tenir des propos incohérents sur des labyrinthes et sur ce qu'il appelait la « magie de la terre ». Cela devint une telle obsession chez lui que, certaines fois, j'étais obligé de demander aux infirmiers de l'emmener, parce que ses confessions duraient souvent plus d'une demi-heure.

— Vous ne croyiez toujours pas qu'il pourrait vraiment s'évader? demanda Jack.

Le Père Bell secoua la tête.

— Je ne croyais pas à sa soi-disant « magie de la terre », voilà pourquoi.

— Et qu'était donc cette « magie de la terre »? Est-ce qu'il vous a fourni une explication?

— Je savais déjà de quoi il s'agissait, répondit le Père Bell. La « magie de la terre » était la magie des temps préhistoriques, la magie des druides. Les prêtres païens croyaient qu'il y avait des forces spirituelles dans le sol lui-même. Ils croyaient que dans le monde entier, à certains endroits très précis, ces forces spirituelles se manifestaient en des lieux sacrés. En Angleterre, il y avait Stonehenge et Glastonbury. Ici, aux Etats-Unis, nous avons Mystery Hill, dans le New Hampshire, et Gunjiwaump, dans le Connecticut, et North Salem, New York, et... ma foi, il y en a des douzaines d'autres.

— Y compris Les Chênes, Wisconsin, suggéra Jack.

Le Père Bell acquiesça.

— Tous ces lieux magiques étaient reliés entre eux par un réseau de lignes parfaitement droites. Des lignes-ley, on les appelait ainsi, c'est-à-dire des lignes-*lea*, ou lignes-prairie. Quintus disait que les Chênes avaient été bâtis au croisement précis de plusieurs de ces lignes-ley — que, en fait, c'était le centre principal de la magie de la terre sur tout le continent nord-américain — et pas par hasard, mais de propos délibéré.

Jack réfléchit un moment, puis s'adossa à sa chaise.

— Alors je suppose qu'il s'ensuit que Machin-Chose, le magnat de la bière, Adolf Krüger... lui aussi devait savoir, pour la magie de la terre?

— Presque certainement, convint le Père Bell. C'est difficile d'imaginer qu'il a fait construire Les Chênes à cet endroit précis par hasard. Je me suis souvent demandé comment Quintus Miller avait découvert toutes ces histoires sur la magie de la terre. Il a refusé de me le dire, bien sûr. Mais la seule conclusion logique semblait être qu'il avait trouvé un livre dans la bibliothèque d'Adolf Krüger. Je ne sais pas si vous le savez, mais Krüger lui-même a plié bagage dans des circonstances très mystérieuses.

— Mais comment cette magie de la terre allait-elle aider Quintus Miller à s'évader? demanda Jack.

Le Père Bell regarda la pluie dégoutter sur la vitre un moment. Puis il dit :

— A l'époque, lorsqu'il m'en a parlé, j'ai considéré cela comme les divagations d'un malade mental, aussi c'est à peine si je l'écoutais. Mais je me souviens de lui disant que la maison elle-même était la clé menant au monde souterrain. C'était comme un labyrinthe, disait-il, et s'il réussissait à trouver son chemin jusqu'au centre du labyrinthe, où les lignes-ley convergeaient, et où les quatre éléments de l'univers ne faisaient plus qu'un, il aurait accès aux lignes-ley, et serait à même de s'échapper en les suivant « comme s'il se promenait sur une route ». C'est ce qu'il a dit. « Comme s'il se promenait sur une route. »

— Il y a une autre chose que j'aimerais savoir, intervint Jack. Comment se fait-il que vous vous soyez présenté aux Chênes le soir où ils ont tous disparu?

— Le hasard, en grande partie, répondit le Père Bell. J'ai téléphoné à Mr. Estergomy vers les sept heures pour le prévenir que je serais en retard le dimanche suivant, parce que je devais emmener à leur pique-nique certains des enfants de l'école du dimanche. Il a dit : « Vous n'allez pas me croire, mon père, mais ils sont tous partis. » Ma foi, je me suis souvenu immédiatement de ce que Quintus Miller m'avait dit, alors j'ai pris ma voiture et je me suis rendu directement là-bas.

Doucement, il dit :

— Ce que j'ai vu là-bas m'a frappé de consternation. Les chambres des patients étaient toujours verrouillées, les fenêtres toujours munies de leur grillage, et pourtant ils avaient tous disparu, jusqu'au dernier. Vous imaginez sans peine ce que j'ai ressenti. Malgré ma consternation, je me suis rappelé ce que Quintus m'avait dit, que la maison était un labyrinthe... et que, avant de pouvoir s'enfuir le long de l'une des lignes-ley, il lui fallait arriver au centre du labyrinthe. J'ai prié le ciel pour que lui et ses compagnons n'aient pas encore eu le temps de le faire.

« Je suis sorti en courant, et j'ai fait le tour du bâtiment, tout en consacrant le pourtour ; je courais, aspergeant le sol d'eau bénite et disant la prière pour repousser les esprits du Mal. Je venais tout juste de terminer lorsque j'ai entendu le bruit d'une course éperdue, un formidable bruit, comme si une centaine de personnes couraient nu-pieds vers moi, sous la surface du sol.

« C'était *eux*... c'étaient les internés des Chênes, et ils allaient s'échapper. J'en étais convaincu. J'étais terrifié. Et puis la ruée a brusquement cessé, parce qu'ils avaient rencontré le cercle sacré que j'avais tracé tout autour de la maison. Je n'avais pas été capable de les empêcher de disparaître ; mais j'*avais* réussi à les empêcher de quitter la maison.

« Il y eut alors un hurlement sous le sol qui m'a donné des cauchemars jusqu'à ce jour ; et une volée de coups, des poings martelant le sol, *boum-boum-boum-boum*, comme un tremblement de terre.

Il inspira profondément, un sifflement gras comme la respiration du doberman de Joseph Lovelittle.

— Je pensais que les patients réapparaîtraient dans leurs chambres quelque temps après, lorsqu'ils réaliseraient qu'ils n'avaient aucun moyen de s'évader. Mais ils ne l'ont jamais fait. Peut-être pouvaient-ils traverser le labyrinthe dans un seul sens. Quelques semaines après, je pouvais seulement présumer qu'ils avaient tous péri. C'est pour cette raison, parmi d'autres, que j'ai renoncé à mon sacerdoce. J'étais persuadé d'avoir la mort de cent trente-sept personnes désemparées sur la conscience.

— Et le cercle, le cercle sacré? demanda Jack. Il existe toujours?

— Bien sûr ; et il restera là-bas à jamais. Il peut être effacé seulement par le prêtre qui l'a consacré à l'origine ; ou par trois cardinaux agissant de concert.

— Et naturellement vous n'auriez jamais eu l'idée de l'effacer?

Le Père Bell le regarda fixement.

— Si je permettais à Quintus Miller et au reste de ces créatures de rejoindre le monde extérieur — fous comme ils l'ont toujours été, et animés par la vengeance et la rancœur comme ils doivent l'être maintenant — eh bien, ce serait un acte tout à fait irresponsable. Cela ferait probablement de moi le complice d'un *abominable massacre*.

La porte s'ouvrit et une infirmière au visage couvert de taches de rousseur passa la tête par l'entrebâillement.

— Vous venez pour le dîner, Billy?

Le Père Bell leva les yeux.

— Qu'y a-t-il, ce soir?

— Des croquettes de poisson.

— Sacré nom! je déteste les croquettes de poisson.

— A tout de suite, lui dit l'infirmière gaiement, puis elle referma la porte.

— C'est votre prénom... Billy? demanda Jack.

La bouche du Père Bell s'affaissa de côté en un sourire cynique.

— L'idée que se faisait mon paternel d'une bonne blague : appeler son fils Bill Bell. C'est le genre de farce que les parents faisaient à leurs enfants à cette époque. Et ce n'est pas mieux aujourd'hui, à vrai dire, en les prénommant Wentworth ou Chevy.

— Que diriez-vous de dîner en ville avec moi? lui demanda Jack. Je n'ai rien mangé depuis ce matin. Et il y a certainement un ou deux restaurants décents à Green Bay.

— Pourquoi voulez-vous inviter au restaurant un vieil homme de quatre-vingt-huit ans? rétorqua le Père Bell d'un air méfiant.

— Parce que j'ai faim. Parce que je déteste manger seul. Parce que je désire poursuivre cette conversation avec vous, concernant Les Chênes. Vous voulez d'autres raisons? Un homard est certainement plus appétissant que des croquettes de poisson.

Pour la première fois, le Père Bell sourit.

— Vous êtes un homme tenace, Mr. Reed.

— Vous le seriez également, si votre fils était retenu prisonnier dans un mur, en compagnie de Quintus Miller.

Le Père Bell ouvrit les yeux.

— Où sommes-nous? dit-il en se redressant sur son siège. J'ai dû m'assoupir un moment.

Jack retira la clé de contact du tableau de bord de la station-wagon.

— J'ai décidé d'emprunter la route touristique.

Le Père Bell essuya de la main la vitre embuée.

— Mais où sommes-nous? Ce n'est pas Green Bay!

— Non, vous avez raison, ce n'est pas Green Bay. Nous sommes aux Chênes.

Le Père Bell lui lança un regard indigné.

— Les Chênes? Vous avez eu le culot de me faire faire tout ce trajet jusqu'aux Chênes?

— Vous dormiez, après tout ce homard et tout ce chablis. Je me suis dit que vous n'y verriez pas d'inconvénient.

— Vous êtes fou? Vous avez complètement perdu la tête? C'est un enlèvement, pour l'amour du ciel! Laissez-moi sortir!

Jack déverrouilla les portières de la station-wagon.

— Allez-y. Il pleut à torrents, il est trois heures et demie du matin, nous sommes à quinze kilomètres de l'être humain le plus proche, et vous n'avez pas d'imperméable. Sans parler du fait que vous avez quatre-vingt-huit ans, et que vous souffrez d'une bursite.

— Comment le savez-vous? s'enquit le Père Bell avec irritation.

— Vous me l'avez dit, au cours du dîner. Vous m'avez dit un tas de choses sur vous, au cours du dîner.

— Vous ne pouvez pas faire ça, protesta le Père Bell. Vous n'avez pas le droit.

— Mon fils me donne tous les droits.

— Ecoutez, mon ami, je suis tout à fait désolé pour votre fils, dit le Père Bell. Mais je ne peux pas vous aider. Je ne peux absolument rien faire. Je ne suis plus prêtre depuis soixante-trois ans ; et je n'ai pas du tout envie d'être un martyr.

— Vous éprouviez certainement de la compassion pour votre prochain, pour vouloir devenir prêtre.

— Oh, bien sûr, et voyez où cela m'a conduit.

— Cela vous a conduit *ici*, Père Bell. Exactement à l'endroit où vous avez baissé les bras. Si vous voulez apprendre à assumer vos responsabilités, c'est le moment ou jamais.

— Ne me faites pas la morale ! hurla le Père Bell. J'ai fait ce que je pouvais ; j'ai empêché ces salopards de se sauver ! Je ne pouvais rien faire d'autre ! Ne vous attendez pas à ce que je fasse autre chose ! Seigneur, cela s'est passé en 1926 ! J'avais vingt-cinq ans ! J'ai fait ce que je pouvais !

— Je vous en prie... au moins, vous pouvez leur parler, insista Jack.

Il savait que le Père Bell était terrifié. Il savait qu'il avait mal agi en l'amenant ici. Emmener contre son gré un prêtre défroqué, un vieillard, et lui faire parcourir la moitié de l'Etat en pleine nuit, c'était probablement un délit grave, avec une peine de vingt ans de prison à la clé ; et il la méritait probablement, à vrai dire.

Mais il était trop fatigué et trop désespéré pour se soucier de la moralité de ce qu'il avait fait. Il savait une seule chose : Lester lui avait demandé de leur amener le prêtre ; sinon Randy serait écrasé à mort.

Le Père Bell se pencha en avant sur son siège et chercha à percer l'obscurité, vers Les Chênes.

— Je ne vois pas la maison. Les arbres ont dut pousser.

— Je ne pense pas que cela change grand-chose, lui dit Jack. (Il ouvrit sa portière.) Alors, vous venez ?

— Cela signifie-t-il que j'ai le choix ?

Jack se pencha vers l'intérieur de la voiture.

— Vous êtes ici, Père Bell. Vous pouvez terminer ce que vous avez commencé. Vous feriez aussi bien de frapper un grand coup.

Le Père Bell resta assis sur le siège du passager, le teint jaunâtre, paraissant frêle et très las.

— Pour vous dire la vérité, Mr. Reed, j'ai bien peur d'avoir perdu la main.

— Est-ce que vous allez leur *parler*? C'est tout ce que je vous demande. Si vous êtes le seul à pouvoir déconsacrer le cercle autour de la maison, alors pourquoi vous en faire? Le choix vous appartient entièrement.

— Je ne sais pas, dit le Père Bell. Je ne suis pas du tout sûr d'avoir envie d'affronter Quintus Miller à nouveau... pas après toutes ces années.

Jack contourna la station-wagon et ouvrit la portière.

— Venez, Bill Bell. Réglons leur compte à ces salopards avant qu'ils nous le fassent.

Le Père Bell hésita un moment, puis il sortit ses jambes de la voiture, et il tendit la main vers Jack pour que celui-ci le soutienne.

— Une nuit dégueulasse, fit-il remarquer.

Côte à côte, ils remontèrent l'allée de gravier, le Père Bell s'appuyant pesamment sur le bras de Jack. Le vent s'était levé, et la pluie tombait presque horizontalement à travers l'obscurité, telle une nuée de sauterelles froides comme la glace. Jack avait acheté des piles neuves pour sa torche électrique, et il promenait le faisceau lumineux d'un côté et de l'autre, pour permettre au Père Bell de voir la maison qu'il n'avait pas visitée depuis plus de soixante ans.

— Le jardin est envahi par les mauvaises herbes, observa le Père Bell. Mais à part ça, on ne peut pas dire que cela ait beaucoup changé. Le même aspect, la même odeur. Si vous saviez à quel point j'avais cet endroit en horreur.

— Et moi donc! dit Jack.

Il aida le Père Bell à faire le tour du bâtiment jusqu'à la serre. Il ouvrit la porte, et ils entrèrent. Le Père Bell regarda à droite et à gauche, dans l'obscurité.

— Tout tombe en ruine, dit-il en effleurant les pots de fleurs brisés et les plantes desséchées. Vous auriez dû voir cette serre alors! Toutes les variétés de fleurs que l'on pouvait imaginer! Il y avait même une vigne!

— Venez, dit Jack, et il l'entraîna vers la salle de lecture.

Le Père Bell hésita, fit halte, et regarda autour de lui.

— Je n'en crois pas mes yeux. Cette pièce n'a pas changé. On n'a *touché* à rien. Rendez-vous compte... revenir dans une maison où vous avez vécu autrefois, soixante ans auparavant, et la trouver exactement dans le même état que le jour où vous l'avez quittée ! Cela vous donne le frisson !

Ils traversèrent la salle et pénétrèrent dans le vestibule. Jack braqua vivement sa torche sur chacune des statues de marbre ; mais toutes deux étaient aussi aveugles que la justice. Le sol de marbre gréseux crissait sous leurs pas. Tout là-haut, au-dessus de leurs têtes, l'énorme lanterne métallique grinçait dans le courant d'air du petit matin.

Le Père Bell frissonna.

— Est-ce que vous savez quelle nuit c'était, la nuit où ils se sont tous échappés ? Le 21 juin, la nuit de la Saint-Jean. Cela m'a frappé seulement des années plus tard. Mais c'est le moment où les forces de la terre sont les plus puissantes. Le solstice d'été. L'un des moments très importants pour les druides. L'un des moments où les lignes-ley s'animent et où toute la terre y participe.

— Je vends des pots d'échappement, lui dit Jack. (C'était sa façon de dire qu'il avait très peu d'imagination ; du moins, en ce qui concernait la magie.)

— Oh, bien sûr, fit le Père Bell. Et je passe mon temps devant la fenêtre, à contempler Green Bay. Mais ce n'est pas parce que vous et moi sommes des esprits positifs et pragmatiques, mon ami, que cela va empêcher le solstice d'été de revenir ; et cela n'impressionne pas les éléments. La terre, le feu, l'eau et l'air. Et le cinquième élément où ils s'unissent tous... la Quintessence.

Ils firent halte au centre du vestibule. La maison était sombre et silencieuse. Mais Jack savait maintenant que c'était plus qu'une maison, beaucoup plus qu'une maison. C'était un labyrinthe mystique ; construit sur l'un des sites les plus puissants de toute l'Amérique... un site qui avait probablement eu une signification redoutable en ces temps reculés où l'Amérique avait été explorée par les Celtes, les Scandinaves et les Egyptiens. Jack se sentait terrifié, comme il ne s'était jamais senti terrifié de toute sa vie.

— Vous avez raison, ils sont là, chuchota le Père Bell. Je sens leur présence.

— Je me demande si ils ont réalisé que nous étions là ? demanda Jack, en éclairant la porte de la cave avec sa torche. (Elle était légèrement entrebâillée.)

Le Père Bell fit le signe de la croix, et dit :

— *Crux sacra sit mihi lux; non draco sit mihi lux; vade retro Satanas; nunquam suade mihi van; ipse venena bibas.*

Jack lui lança un coup d'œil.

— Vous vous souvenez toujours du jargon, hein?

— Ce n'est pas quelque chose que l'on oublie.

La porte de la cave grinça très faiblement. Jack plissa les yeux pour voir s'il y avait quelque chose là-bas, se dissimulant au sein des ténèbres.

— Je ferais peut-être mieux de les appeler, proposa-t-il.

La bouche du Père Bell se crispa, mais il ne dit rien. Il était trop occupé à regarder autour de lui ; et trop assailli par ses souvenirs; et par ses peurs.

— Qu'en pensez-vous? répéta Jack. Vous pensez que je ferais mieux de les appeler?

Le Père Bell acquiesça.

— Lester! cria Jack. Lester, vous êtes là?

Sa voix résonna tout autour de la galerie au premier étage. Il attendit, mais il n'y eut pas de réponse. Pas le moindre mouvement; pas d'yeux s'ouvrant; pas de bruits étouffés.

— Lester, vous m'avez demandé de vous amener le prêtre et je vous ai amené le prêtre!

Toujours pas de réponse. Le Père Bell toucha la manche de Jack et chuchota :

— Ils vous l'avaient *demandé*? Vous ne m'aviez pas dit cela!

— Vous seriez venu ici, si je vous l'avais dit?

— Je suis ici contre mon gré, de toute façon.

Jack mit ses mains en porte-voix et appela :

— Lester! Lester, où êtes-vous?

A cet instant, la porte de la cave s'ouvrit violemment et une masse sombre en jaillit, courant dans leur direction.

Le Père Bell cria : « *Nom de Dieu!* » mais Jack était trop terrifié même pour parler.

Il vit presque aussitôt, cependant, que la masse sombre était le doberman de Joseph Lovelittle, Boy. Ses yeux luisaient, fixes et jaunes, dans le faisceau de la torche, et ses babines ruisselaient d'une bave crémeuse.

Il les avait presque rejoints lorsqu'il s'arrêta brusquement, ses griffes patinant sur les dalles de marbre. Il laissa échapper un cri perçant de terreur. Jack n'avait encore jamais entendu un chien crier, et cela le glaça jusqu'aux os.

Une main puissante, blanche comme le marbre, avait jailli du sol et saisi la patte de derrière du chien. Graduellement, avec force, elle tirait le chien vers le bas.

Boy aboya, jappa et griffa désespérément les dalles ; mais la main s'enfonçait doucement dans le marbre à nouveau, entraînant la patte à sa suite.

Jack fourra sa torche dans les mains du Père Bell, et tourna autour du chien qui se débattait, guettant une occasion de saisir son corps se démenant. Il s'élança à un moment, et les griffes du chien lui lacérèrent le dos de la main. Puis il se jeta en avant à nouveau, il l'empoigna.

— *Domine sancte, Pater omnipotens, aeterne Deus...*, marmonnait le Père Bell, se signant maintes et maintes fois.

Jack tirait sur le doberman de toutes ses forces. Il sentait les muscles de l'animal frissonner de douleur et de terreur. Son dos était parcouru de soubresauts. Mais la main qui avait surgi du sol était beaucoup trop forte pour lui. Tout ce qu'il pouvait faire c'était tenter de maintenir sa prise tandis que le corps aux poils lisses du chien était attiré vers le sol.

— *Ab insidiis diaboli, libera nos Domine!* cria le Père Bell en un pieux désespoir.

Mais ses prières étaient vaines, parce que Boy était entraîné *dans* le sol sans la moindre hésitation.

La tête du chien disparut en tout dernier. Sa gueule

s'ouvrit toute grande, ses yeux saillaient. Puis il n'y eut plus rien, et le sol redevint aussi uni qu'il l'avait été auparavant.

— *Per Dominum nostrum Iesum Christum Filium tuum, qui tecum vivit, et regnat in unitate Spiritus sancti Deus, per omnia saecula saeculorum, amen,* chuchota le Père Bell, sans espoir.

— Un avertissement, dit Jack en frissonnant. Je vous parie tout ce que vous voulez que c'était un avertissement. Pas de coup fourré, voilà ce qu'ils nous disent, sinon c'est ce qui *vous* arrivera.

Il recula. A ce moment, il y eut un gargouillement visqueux provenant du sol devant lui. Les restes du chien se déversèrent des dalles de marbre, une chair grise, des intestins aux couleurs d'un arc-en-ciel, des lambeaux de peau déchiquetée. Une patte sectionnée, qui frissonnait et lançait des ruades... les derniers spasmes de l'agonie.

Et de quelque part dans la maison, faiblement et distinctement, leur parvinrent les accents d'une chanson.

La lavande est bleue, lala-lala
La lavande est verte.
Ici je suis le roi, lala-lala
Tu seras la reine.

— Quintus Miller, murmura le Père Bell.

CHAPITRE VII

Ils montèrent les marches. Le Père Bell fut obligé de faire halte à mi-hauteur de l'escalier pour se reposer un moment ou deux, mais Jack attendit patiemment.

— Je vais vous montrer la chambre de Quintus, dit le Père Bell, tandis qu'ils recommençaient de monter. Après qu'il eut presque tué cette femme, sa chambre était toujours verrouillée, et on le laissait sortir uniquement pour la promenade, et pour sa thérapie avec Mr. Estergomy, bien sûr.

— Mr. Estergomy continuait de le traiter ? demanda Jack.

Le Père Bell se racla la gorge.

— Oh oui. Il continuait de le traiter. Elmer Estergomy était persuadé qu'aucun esprit dérangé n'était irrémédiablement perdu. J'étais prêtre, vous savez, et un prêtre qui avait reçu une formation d'exorciste... mais j'ai bien peur d'avoir été en désaccord avec lui. J'ai été témoin de choses terribles ici, Mr. Reed. J'ai vu des hommes et des femmes que le Seigneur avait abandonnés définitivement, de toute évidence ; et pour lesquels la vie n'était plus qu'un enfer sans rémission. L'enfer sur terre, et l'enfer dans l'autre monde.

Ils suivirent le couloir est jusqu'à ce qu'ils atteignent la troisième fenêtre. Le Père Bell s'arrêta pour écouter. Le couloir sentait le renfermé et était oppressant. Toujours très faiblement, ils entendaient : *La lavande est bleue, lala-la...* aussi doux et moqueur qu'un souvenir humiliant.

— Il chantait toujours cette comptine, inlassablement, dit le Père Bell. Et il changeait toujours les paroles, disant : *Ici je suis le roi*. Je suppose que dans un certain sens il l'était. Personne aux Chênes n'était plus fort que Quintus Miller, ni plus résolu.

Il se tut, et leva la main comme s'il donnait une bénédiction. Devant eux, l'une des portes était entrebâillée. Peinte en crème, comme les autres, mais le bois était beaucoup plus éraflé, et l'on voyait les marques laissées par des coups de pied.

— C'était la chambre de Quintus Miller, murmura le Père Bell.

Jack eut la sensation étrange que le Père Bell était presque soulagé de la voir ; comme s'il s'était douté toute sa vie qu'il lui faudrait revenir ici un jour.

Au moins l'attente était terminée.

— Cette porte était verrouillée, la dernière fois que j'ai essayé de l'ouvrir, dit Jack. J'ai essayé d'ouvrir toutes les portes dans ce couloir.

Le Père Bell lui lança un regard oblique qui était presque moqueur. Puis il poussa le battant pour révéler l'intérieur de la chambre de Quintus Miller. Il n'y avait pas de meubles, seulement un matelas et des W.-C. sans lunette. La pièce sentait l'aigre, le renfermé et un mal indéfinissable. Jack n'avait même pas envie d'entrer.

— Là-bas, sur le mur, dit le Père Bell.

Dans la pénombre, Jack vit qu'une immense étoile à six branches avait été dessinée sur le mur à l'aide d'une substance marron foncé ; une substance aussi foncée que du jus de mûre, ou du sang, ou des excréments.

— Qu'est-ce que c'est ? demanda Jack, en la scrutant avec dégoût. L'étoile de David ?

Le Père Bell s'en approcha prudemment.

— Pas exactement. C'est le pentacle de Salomon. C'est, tout simplement, le plus puissant symbole occulte jamais connu ; encore plus puissant que la croix. Il a autant de signification dans les cultes païens qu'il en a dans le judaïsme et le christianisme. Cela ressemble à une étoile ; mais plus justement, il faut l'interpréter comme deux triangles superposés. Le triangle pointé vers le haut, vous le voyez? qui représente le Feu et l'Air. Et le triangle pointé vers le bas, ici, qui représente la Terre et l'Eau.

« A l'endroit où ces triangles se chevauchent, dans la figure géométrique à cinq côtés... se trouve la conjonction de l'antique pouvoir... le cinquième élément, la Quintessence. Il est probable que Quintus s'est servi de ce pouvoir pour s'enfuir dans les murs.

— Quintus? Quintessence? Vous pensez que ce pourrait être plus qu'une simple coïncidence? lui demanda Jack.

Le Père Bell haussa les épaules.

— Le cinquième fils et le cinquième élément? Vous avez peut-être raison. Mais je regrette que mes connaissances concernant la magie de la terre et toutes ses ramifications ne soient pas plus étendues. J'étais un prêtre catholique romain, après tout ; pas un druide.

Le Père Bell regarda autour de lui.

— Quel endroit déplaisant! fit-il remarquer. Le nombre de fois où j'étais assis avec Quintus Miller dans cette chambre, essayant de lui faire entendre raison, essayant de lui faire retrouver son équilibre mental. Mais il était parti beaucoup trop loin pour moi ; et beaucoup trop loin pour Elmer Estergomy.

— Tout de même, dit Jack. Nous devrions peut-être essayer de l'appeler.

Le Père Bell se permit le plus léger des sourires.

— Je ne pense pas que nous ayons besoin de l'appeler, Mr Reed. Il sait que nous sommes ici, n'est-ce pas, Quintus?

La pluie tambourinait contre la vitre ; derrière le grillage de protection, rendu imprécis par la poussière, rendu peu stable par le temps. Les années s'écoulant avaient laissé leur marque sur la maison comme sur eux tous. Mais les années s'écoulant avaient rendu Quintus Miller plus assoiffé que jamais de liberté et de vengeance ; tandis que le Père Bell était devenu aussi desséché qu'un piment rouge et tout aussi fragile : ne désirant rien, si ce n'est la paix, ses best-sellers en édition club, et sa chambre terne pauvrement meublée. Même soixante années de déception et d'ennui étaient préférables à soixante secondes de souffrance absolue.

Il n'y eut pas de réponse. Jack tendit l'oreille, mais il n'y avait pas de *sssssshhhhh* dans les murs, aucun bruit révélateur de corps humains se traînant à travers la brique pleine et le ciment armé.

— Nous ferions peut-être mieux d'aller dans la cave, suggéra-t-il, bien que le dernier endroit sur toute la planète où il ait envie de retourner fût la cave. C'est là où ils ont essayé de m'entraîner dans le sol, et c'est là où j'ai trouvé le jouet de Randy.

Mais le Père Bell leva une main et dit :

— Attendez. Je perçois quelque chose ; j'en suis sûr.

Jack attendit et écouta attentivement.

— Je ne sais pas, mon père. Je n'entends rien du tout.

Plusieurs instants se passèrent dans un silence au léger bruissement ; comme une place, la nuit, où des journaux jetés sur le sol sont emportés par le vent. La pluie, le claquement irritant d'une porte au rez-de-chaussée.

Le Père Bell s'approcha du pentacle tracé sur le mur.

— Ceci est l'entrée du monde souterrain, dit-il. Une porte, comprenez-vous ce que je veux dire ? Le pentacle vous donne accès au labyrinthe ; et le labyrinthe à son tour vous amène à l'endroit où les lignes-ley s'entrecroisent ; et de là... ma foi, mon ami... de là, vous pouvez aller partout où vous le désirez.

Il posa ses mains à plat sur le pentacle, et l'examina, le visage grave.

— Au quinzième siècle, les occultistes savaient comment passer d'un élément à un autre ; cela ne leur posait aucun problème. Ils considéraient les éléments comme une sorte d'échelle, que l'on pouvait gravir depuis le monde souterrain lié à la pierre tout en bas, jusqu'aux royaumes éthérés du ciel tout en haut. Sous certaines conditions, l'âme humaine pouvait exister, selon eux, dans tous ces éléments, comme un poisson nage dans la mer.

Jack jeta un regard inquiet autour de lui.

— J'aimerais savoir une chose... comment Quintus Miller et tous les autres peuvent-ils effectivement entrer *dans* les murs? Bon, vous me dites que ceci est une porte. Mais comment cela se passe-t-il? Vous ne pouvez pas vous avancer, tout simplement, et *entrer* dans la brique pleine, d'accord?

Le Père Bell continua de passer ses mains sur le dessin, sur le plâtre.

— Cela s'est déjà produit. Certaines histoires s'y rapportant sont de très anciennes légendes, comme Thésée pénétrant dans le labyrinthe en Crète, pour tuer le Minotaure. D'autres sont beaucoup plus récentes, comme le Joueur de flûte qui emmena tous les enfants d'Hamelin, disparaissant avec eux dans le flanc d'une montagne.

— Mais comment *fait-on*?

— Il y a des rituels pour entrer dans le monde souterrain, exactement comme il y a des rituels pour accéder au ciel. En substance, il y a très peu de différences entre eux. Dans la nef de la cathédrale de Chartres, en France, il y a un labyrinthe que vous pouvez emprunter, et les mouvements que vous faites lorsque vous vous avancez dans ce labyrinthe forment une danse rituelle qui fait partie des conditions pour parvenir à un état de spiritualité divine.

Jack frappa sur le mur avec son poing.

— Mais ceci est de la *brique*, bon sang! Il n'y a rien de spirituel dans une brique. Ce n'est pas un état d'esprit, c'est de l'argile cuite!

— Si Quintus Miller l'a fait, nous pouvons le faire, répliqua le Père Bell. Nous devrions aller jeter un coup d'œil à la bibliothèque d'Elmer Estergomy. Là-bas, nous trouverons probablement les rituels.

Jack fit un pas en arrière. Il commençait à se demander si ramener le Père Bell aux Chênes avait été une idée aussi géniale que ça. Il y avait des bruissements et des grattements dans les murs, et toute la maison semblait perturbée, certes, mais Quintus Miller et ses acolytes restaient soigneusement cachés; et il n'y avait pas de nouveaux signes de Randy; ou d'indications données par Lester ou quelqu'un d'autre sur la façon dont Jack pourrait le récupérer.

— Lester ! cria-t-il. Lester, je vous ai amené le prêtre !

A nouveau, il n'y eut pas de réponse. Jack était glacé, il déglutissait avec peine, en proie au désespoir absolu.

— Lester ! répéta-t-il. Lester, est-ce que tu m'entends, merde ! Tu as promis de me rendre mon fils !

Presque immédiatement, en réponse à son cri, le mur à l'intérieur du pentacle commença à bomber d'une manière fluide. Cela fit saillie et prit la forme d'un visage humain. Le visage d'un petit garçon... le visage de Randy. Jack le regarda fixement, sans bouger, éprouvant une horreur mêlée d'une attente anxieuse. Lester allait peut-être tenir parole, après tout, et laisser partir Randy. Il n'y avait qu'un ennui... qu'attendait-il en échange ?

Le visage badigeonné de blanc de Randy ouvrit ses yeux eux aussi badigeonnés de blanc.

Papa ? Je n'aime pas cet endroit. Aide-moi, je t'en prie.

Cela ressemblait davantage à un vieil enregistrement de la voix de Randy.

Jack voulut s'avancer mais le Père Bell le retint par le bras.

— N'approchez pas, Mr. Reed... pas encore. Il pourrait s'agir d'une supercherie. Quintus a toujours été très retors.

Papa, supplia Randy. *Il faut que tu m'aides. Je t'en prie, Papa, aide-moi !*

— Que veux-tu que je fasse, cosmonaute ? lui demanda Jack.

« Cosmonaute » était un surnom affectueux que Jack avait donné à Randy lorsqu'il était tout petit, lorsqu'il le lançait en l'air et la rattrapait au vol, le faisant glousser de plaisir.

Papa, ils veulent être libres.

Le Père Bell serra le bras de Jack encore plus fortement.

— Non ! murmura-t-il. Vous ne pouvez pas les laisser sortir ! Ce serait de la folie ! Ils tueraient, ils violeraient ! Vous n'avez aucune idée de ce qu'ils sont ! Ils n'ont plus rien d'humain !

Je t'en prie, Papa, plaida le visage semblable à un masque de Randy ?

— Bon, écoutez-moi, dit Jack au Père Bell. Vous dites qu'ils se livreront à des actes de violence si on les laisse sortir. Mais que peuvent-ils faire vraiment? Ce sont des débiles mentaux. Ils ont été enfermés ici pendant plus de soixante ans. Essie Estergomy a dit que certains d'entre eux étaient également des handicapés physiques ; et la moitié d'entre eux sont nus comme des vers. Que peuvent-ils faire? S'ils s'évadent, ils seront appréhendés par la police avant qu'ils aient le temps de dire ouf. Surtout si nous *disons* à la police ce qui va se passer.

Le Père Bell refusait toujours de relâcher sa prise sur la manche de Jack.

— Mr. Reed, vous n'avez aucune idée de leur force, vous ne soupçonnez pas à quel point ils sont complètement *dépravés*. A votre avis, pourquoi les avait-on transférés aux Chênes, hein? Vous avez vu ce grillage métallique recouvrant les fenêtres dans les escaliers? Vous avez vu comment il est bosselé? Ils se jetaient contre ce grillage, du haut de l'escalier. Ils souriaient, riaient et discutaient d'une façon aussi sensée que tout un chacun... et puis brusquement ils sautaient et venaient s'écraser contre le grillage, et roulaient au bas des marches en criant, frissonnant, la bave aux lèvres.

Jack pencha la tête vers le visage de Randy sur le mur.

— C'est mon petit garçon qui est là, Père Bell, dit-il d'une voix tremblant de fatigue et d'émotion. C'est mon fils.

— Je sais, Mr. Reed ; et je comprends parfaitement ce que vous éprouvez. Mais il faut que nous trouvions un autre moyen de le faire sortir de là. Nous ne pouvons pas prendre le risque de libérer Quintus Miller.

— Vous voulez dire : *vous* ne *voulez* pas prendre ce risque.

Les narines du Père Bell frémirent.

— Très bien, si vous voulez énoncer les choses de cette façon, *je* m'y refuse. Mais plus que cela, je refuse d'en prendre la responsabilité.

— Est-ce que je vous ai demandé cela? rétorqua Jack.

Papa, chuchota Randy. *Je t'en prie, Papa, ils vont me faire du mal si tu ne les libères pas.*

Jack dégagea brusquement son bras de la prise du Père Bell, et s'approcha du mur.

— Hé, Randy... attrape mes mains. Est-ce que tu peux faire ça? Est-ce que tu peux sortir tes mains? Allons, cosmonaute, je vais te tirer de là!

— *Non!* cria le Père Bell en se jetant sur lui.

Le heurtant violemment de son épaule osseuse, le Père Bell déséquilibra Jack et l'éloigna du mur. Mais au même instant, deux mains à la blancheur de plâtre, beaucoup trop grosses pour être les mains de Randy, surgirent du mur et se tendirent vers lui. L'une d'elles saisit le poignet droit du Père Bell. Le Père Bell poussa un cri terrifié, et essaya de dégager son poignet, mais les mains étaient bien trop vigoureuses pour lui.

Jack trébucha, se redressa, et immédiatement s'élança pour aider le Père Bell à se dégager. A ce moment, cependant, le visage de Randy se tourna vers lui et lui montra les dents en un rictus féroce.

Barre-toi, ne te mêle pas de ça, pauvre connard! Une voix épaisse comme du ciment et menaçante.

Jack eut un mouvement de recul.

— Randy? appela-t-il. Randy?

Mais sous ses yeux, le visage de Randy s'effrita brusquement, comme de la craie sèche, et se désagrégea pour laisser apparaître au-dessous le visage furieux d'un homme. Tout aussi blanc, tout autant semblable à un masque, mais avec un front étroit et des yeux rapprochés, et des lèvres qui se retroussèrent pour découvrir de grandes dents déchaussées.

— Holman! chuchota le Père Bell. Gordon Holman!

Lui-même, Père Bell, chanta victoire le visage. *Quelle excellente mémoire des visages!*

Jack se déplaça prudemment derrière le dos du Père Bell, guettant une occasion pour empoigner le bras d'Holman, et pour dégager le Père Bell. Mais dans un glapissement hystérique, le Père Bell s'écria :

— Non! Ne faites pas ça! Surtout ne vous approchez pas! C'est beaucoup trop dangereux!

Oh, voyons, Père Bell. Nous sommes tous *dangereux!*

— Gordon, lâchez-moi, dit le Père Bell. Je me suis occupé de vous, Gordon, vous vous en souvenez certainement. Je vous apportais du chewing-gum, n'est-ce pas? Je vous apportais toutes ces revues de cinéma.

Holman sourit à ce souvenir.

Vous étiez un bon prêtre, Père Bell. Nous vous aimions tous, vous savez; jusqu'au bout. Nous avions tous confiance en vous.

— Ah, très bien, alors lâchez-moi, l'encouragea le Père Bell. Voyons, vous êtes un brave garçon. Lâchez mon poignet, vous me faites mal.

Mais l'étroit visage crayeux sur le mur ferma ses yeux à demi et adressa au Père Bell un sourire entendu, condescendant.

Vous avez entendu ce que j'ai dit, Père Bell... jusqu'au bout. *Jusqu'au moment où vous nous avez trahis. C'est à ce moment que vous nous avez pris au piège ici. Pris au piège, Père Bell! Impossible d'avancer, impossible de revenir.*

— Lâchez-moi, Gordon, dit le Père Bell d'une voix apeurée. Autrement, cela tournera mal.

Le visage éclata d'un gros rire. *Vous avez raison, Père Bell. Cela tournera très mal!*

A cet instant, Jack se jeta sur le bras d'Holman, et essaya de l'arracher du poignet du Père Bell. Mais le bras était dur, glacé et musclé, non humain de façon surprenante, et Jack était loin d'être suffisamment fort pour lui faire lâcher prise. Il y eut une seconde d'hésitation, puis Jack entendit Randy crier : *Papa! Papa! Ne fais pas ça!* juste au-dessus de sa tête.

Horrifié, troublé, Jack recula. La tête et les épaules de Randy avaient surgi du plafond, la main d'un homme le tenant par la nuque et abaissant sa tête de force vers la pièce, comme s'il essayait de noyer un chiot. Jack cria : « Randy ! » et bondit, sautant deux ou trois fois ; mais le plafond était trop haut, et à chaque tentative il le manqua de plusieurs centimètres.

Papa! Je t'en prie! Sauve-moi! Papa, ils me font mal! Papa, ils vont...

Randy fut tiré brutalement vers le plafond, et les molécules du plafond se refermèrent sur lui comme la surface d'une bassine de plâtre fraîchement gâché. Saisi de fureur et de désespoir, Jack se tourna vers le Père Bell, et vers le visage blanc aux yeux grands ouverts au centre du pentacle.

— Bande de salauds ! Dégénérés ! Laissez partir mon enfant, vous avez compris ? Pour l'amour du ciel, je vous ai amené le prêtre, oui ou non ? Que voulez-vous de plus, merde ! Laissez-le partir !

Mais la voix fut douce, sournoise et intransigeante. *Quintus a dit... seulement si vous nous laissez sortir.*

— Vous voulez sortir ? cria Jack en retour. D'accord, nous vous laisserons sortir ! Allons, Père Bell ! Quelle putain de différence cela fera-t-il, et merde !

Mais le Père Bell s'écria :

— Mr. Reed ! Vous ne devez même pas *penser* à les laisser sortir ! Jamais ! Pas dans un millier d'années ! Mr. Reed... n'écoutez pas ce qu'il dit ! Je vous en supplie, Mr. Reed ! Jamais !

Jack montra le plafond du doigt, d'un geste rageur.

— Vous avez vu ça ? Vous avez vu ce petit garçon ? C'est mon fils ! Et quelle putain de *différence* cela fera-t-il si nous les *laissons* sortir, voilà ce que j'aimerais bien savoir ! De toute façon, ne criez pas après moi. Je suis incapable de les faire sortir ; vous êtes le seul à pouvoir faire ça. Et que pensez-vous ? *Vous* pensez qu'il est plus important d'empêcher une... une hypothétique « vengeance des mabouls »... vous estimez que c'est plus important que de sauver mon fils ! Dites donc, vous auriez dû faire de la politique, au lieu d'entrer dans les ordres.

— Mr. Reed, dit le Père Bell. (Il s'efforçait de parler calmement, bien qu'il grimaçât de douleur.) Ces gens n'ont rien d'hypothétique ; pas plus que leur folie. Vous vous méprenez sur leur compte, complètement. Une fois qu'ils seront sortis d'ici, vous ne serez jamais capable de les arrêter ou de les maîtriser. S'ils en ont la possibilité, ils massacreront tous ceux qui se trouveront sur leur chemin.

Oh, mais d'abord nous nous amuserons un peu, dit Holman. *Comme ceci !*

Brusquement, il tordit en arrière le bras droit du Père Bell et le plaqua violemment contre le mur. Le Père Bell cria, le cri pitoyable d'un homme qui est né dans ce monde démuni de tout, et qui le quittera tout aussi démuni.

Vous nous avez empêchés de partir, Père Bell, chuchota Holman. *Nous avions traversé le labyrinthe, nous avions lutté pour ne pas céder à la panique, nous avions lutté pour rester en vie. Certaines des femmes étaient complètement timbrées, vous croyez que c'était facile ? Et pourtant elles étaient là : les lignes-ley s'étendaient devant nous — vers le nord, le sud, l'est, l'ouest, où que nous ayons envie d'aller. Elles étaient belles. Les premières belles choses que la plupart d'entre nous avions jamais vues. Nous étions là, vous comprenez ? Des putes, des meurtriers complètement mabouls et des incendiaires, et nous étions tous d'accord que c'était arrivé, ceci était l'avenir. La liberté, la lumière ! Ce Quintus Miller, quel magicien ! Et nous nous imprégnions de cette magie, et nous nous imprégnions de cette splendeur.*

Il ferma complètement les yeux. *Un moment de joie ! Un moment d'espoir ! Mais vous savez ce qui s'est produit alors ? Les volets ont été abaissés ! Oh oui, et comment ! Les volets ont été abaissés ! L'une après l'autre, les lignes-ley ont été scellées. Scellées par l'obscurité ; exactement comme une mine s'effondrant ; les ténèbres... se répandant à travers la surface de la terre ; un grondement de tonnerre. C'était vous, Père Bell ! C'était vous, et vos stupides incantations, et votre eau bénite ! Et ce fut la dernière fois où nous avons vu le monde extérieur. Vous nous avez arrêtés, Père Bell, vous nous avez pris au piège ! Mais maintenant nous voulons sortir, mon pote ! Maintenant nous voulons sortir !*

Le Père Bell redressa la tête. Sa pomme d'Adam tressautait, filandreuse et vulnérable.

— Je ne peux pas faire ça, Gordon. Je ne peux pas vous laisser partir.

Vous voulez souffrir ?

— J'ai souffert pendant soixante-trois ans. Je ne peux pas vous laisser partir.

Le visage ouvrit les yeux. Puis... soudainement... une autre main jaillit du mur et saisit la main gauche du Père Bell. Il fut tiré et violemment plaqué contre le mur, les bras écartés, le visage pressé contre le plâtre. Il tourna la tête de côté et posa sur Jack un regard de souffrance et de terreur.

— Holman ! cria Jack au visage blanc crayeux. Ne le touchez pas ! Lâchez-le !

Ce qu'il lui faut, c'est la souffrance, répliqua le visage. *La véritable souffrance, comme le Christ a souffert. C'est pour cette raison que Quintus m'a choisi pour ce boulot. Je suis très bon, question souffrance.*

Il y eut une détonation assourdissante, et Jack fit un bond en arrière. Le Père Bell cria... un cri tellement strident que tout d'abord Jack ne fut pas certain de l'avoir vraiment entendu. Son bras droit avait disparu jusqu'au coude dans le mur. Puis il y eut une autre détonation, et son bras gauche disparut de la même façon.

Le Père Bell criait sans pouvoir s'arrêter, tirant et essayant de dégager ses bras du mur. Le visage de Gordon Holman fondit complètement, puis il réapparut de l'autre côté de la pièce, sur le mur près de la porte.

La crucifixion du Père Bell, exulta méchamment Holman.

— Lâchez-le ! hurla Jack. Pour l'amour de Dieu, lâchez-le !

Pour l'amour de Dieu ? Nous ne faisons jamais rien pour l'amour de Dieu. Et pourquoi l'un d'entre nous éprouverait-il de la sympathie pour le Père Bell ? Pensez à ce qu'il nous a fait... nous retenir captifs ici pendant soixante ans.

Jack s'approcha du Père Bell qui gémissait et frissonnait de douleur. Il essaya de dégager les bras du Père Bell du mur, mais, exactement comme le jouet laineux de Randy, ils avaient fusionné avec la maçonnerie de brique ; chair et briques étaient indivisibles.

— Laissez-le partir ! répéta-t-il, se tournant vers Gordon Holman.

Il n'y a qu'une seule façon de le dégager maintenant, dit Holman. *Il faut lui amputer les bras.*

— Il a quatre-vingt-huit ans! fit valoir Jack. Quoi qu'il ait fait lorsqu'il en avait vingt-cinq, c'est un vieil homme maintenant, complètement sans défense!

C'est exact. Tout comme nous *avons été sans défense.*

— Oh, mon Dieu, gémit le Père Bell. Oh mon Dieu, j'ai mal. Oh mon Dieu, j'ai mal.

— Mais vous êtes fou! cria Jack à Gordon Holman.

Holman ricana. *Bien sûr que je suis fou. Nous sommes tous fous. Ça vous surprend, dans un asile de dingues?*

— Laissez-le partir!

S'il nous laisse partir, nous le laisserons partir.

— Et s'il refuse?

Nous avons toujours votre fils, nous avons toujours le petit Randy. Par conséquent, si le Père Bell ne nous laisse pas partir, vous serez obligé de filer en vitesse et de vous dégoter trois cardinaux, d'accord, pour nous tirer de là, et ça ne va pas être du gâteau! Autrement, Randy se fera écrabouiller et réduire en quelque chose qui ne ressemblera *même pas à un petit garçon.*

— Je vous en supplie, je vous en supplie, sanglotait le Père Bell. (Ses joues décharnées étaient baignées de larmes.)

Jack s'appuya contre le mur, tout près de lui.

— Père Bell, vous allez être obligé de les laisser partir. Vous allez être obligé de dire les paroles. Pour l'amour du ciel, Père Bell, c'est la seule façon si vous voulez qu'ils vous tirent de là.

— Peux pas, sanglota le Père Bell. Vous ne comprenez même pas ce qu'ils feront.

Est-ce qu'il va nous aider? demanda Gordon Holman. *Peut-être a-t-il besoin d'un peu plus de persuasion.*

— Vous ne voyez donc pas qu'il ne vous cédera pas? demanda Jack.

Oh... je ne sais pas. Attendez un peu que nous mettions le feu à ses mains. Nous pouvons le faire, vous savez. Tout ce qui a un rapport avec les éléments. La terre, l'eau, l'air, le feu. Allez donc jeter un coup d'œil dans la chambre d'à-côté, et regardez-le allumer ses cierges en l'honneur de Dieu.

Le visage blanc disparut à nouveau. Dans un accès de colère, Jack traversa rapidement la pièce et donna des coups de poing dans le mur, à l'endroit où était apparu le visage.

— C'est un vieillard, immonde salaud! Foutez-lui la paix!

Sa fureur était d'autant plus vive que c'était lui qui avait amené le Père Bell ici, contre son gré ; et ce en dépit des propres avertissements du prêtre. Il était responsable de chaque once de souffrance du vieillard.

— Oh mon Dieu, protégez-moi, murmura le Père Bell.

— Mon père, écoutez-moi, dit Jack. Vous n'êtes plus prêtre. Vous l'avez dit vous-même. Vous n'avez pas à vous sentir coupable si vous laissez partir ces gens! Ce n'est plus votre boulot! Alors laissez-les partir, et ils vous laisseront partir! Vous avez l'intention de mourir ici, les bras encastrés dans un mur? C'est vraiment votre intention? Vous voulez être un martyr, ou quoi?

Le Père Bell tourna la tête pour le regarder, et à cet instant sa bouche s'ouvrit toute grande en un cri muet de souffrance absolue. Il frissonna et trembla violemment, et se tapa le front contre le mur, mais il ne parvint pas à se dégager.

— Qu'y a-t-il? lui demanda Jack, pris de panique. Qu'est-ce qu'ils vous font?

Allez donc jeter un coup d'œil dans la chambre d'à-côté, et regardez-le allumer ses cierges en l'honneur de Dieu.

Aussitôt, Jack sortit en trombe de la chambre de Quintus Miller et courut vers la porte de la chambre adjacente. Elle était verrouillée, comme la chambre de Quintus Miller aurait dû l'être. Jack agita frénétiquement la poignée, mais la porte refusa de s'ouvrir.

— Oh mon Dieu, oh mon Dieu, protégez-moi! hurla le Père Bell.

Jack fit pivoter la plaque de cuivre qui recouvrait le judas de la porte. Ce qu'il vit lui donna des picotements sur la peau, et sa bouche s'emplit d'une salive amère. Les mains du Père Bell sortaient du mur, depuis la chambre de Quintus Miller, comme s'il était attaché sur un pilori. Le bout de chacun de ses doigts était embrasé ; et le Père Bell avait beau tortiller ses doigts en une tentative désespérée pour éteindre les flammes, il était évident pour Jack que le feu était beaucoup trop vif, beaucoup trop intense.

Il secoua la porte violemment, jusqu'à ce qu'il entende le chambranle se fendiller. Mais elle était beaucoup trop solide pour qu'il puisse la faire céder. Elle avait été conçue pour garder des fous criminels enfermés à vie ; et même le plus acharné des hommes n'aurait pu l'enfoncer.

Il pouvait seulement regarder avec horreur, tandis que la chair au bout des doigts du Père Bell rougissait, se couvrait de cloques, et se carbonisait, et que ses ongles se recroquevillaient comme des pelures d'oignon brûlées.

Déjà, à chaque spasme de douleur, les os des doigts du Père Bell transperçaient la peau. Dans une minute, étant donné la façon dont ce feu flambait, il ne lui resterait plus du tout de mains.

— Je vais le faire ! hurla le Père Bell. Gordon ! Gordon ! Aaaahhhhh, Gordon ! Gordon, je vais le faire ! Aaaaaahhhh ! Gordon ! Je vous en supplie, Gordon, je vais le faire ! *Je vais le faire !*

Le feu fut immédiatement éteint ; bien que les doigts noircis du Père Bell continuent de brûler sans flamme, ressemblant à des morceaux de charbon de bois, et emplissent la pièce de fumée. Jack retourna dans la chambre de Quintus Miller et vit que le Père Bell frissonnait de douleur, en état de choc. Du sang coulait des coins de sa bouche, parce qu'il s'était violemment mordu la langue, et glissait le long des plis de sa peau ravinée par les années.

Jack passa son bras autour des épaules du prêtre, se sentant impuissant, furieux et pris de nausées. Les yeux du Père Bell se révulsèrent. La douleur dans ses mains et ses bras était si atroce et intolérable qu'il ne cessait pas de s'évanouir et de reprendre connaissance.

Dans l'encoignure de la pièce, le plâtre se mit à bouillonner et à faire des bulles, comme de la boue liquide. La forme d'un homme apparut, entre un mur et l'autre, un homme petit et maigre, nu à l'exception d'un châle recouvrant ses épaules. Il regarda le Père Bell avec des yeux de plâtre au regard terne, et il y avait sur son visage une expression de compassion particulièrement démentielle.

— *La douleur!* suffoqua le Père Bell. *La douleur... je n'en peux plus!*

Jack se tourna vers la forme nue dans l'encoignure.

— Allons, pour l'amour du Christ, faites-le sortir de ce mur.

Le Christ a souffert infiniment plus, répliqua la forme au châle, sans détourner les yeux du Père Bell. *Du moins, c'est ce que vous, les Gentils, nous répétez continuellement.*

Jack inspira profondément.

— Pour l'amour de l'humanité, alors. Laissez-le partir.

Lorsque nous partirons, il partira. C'est ce qui était convenu.

Jack serra le Père Bell.

— Père Bell? Est-ce que vous m'entendez? Hochez la tête si vous m'entendez. Il faut que vous les laissiez partir maintenant. Il faut que vous disiez les paroles.

Le Père Bell hocha la tête. Il y eut un silence prolongé, tandis qu'il humectait sa bouche poissée de sang, puis il chuchota :

— Au nom du Père, et du Fils, et du Saint-Esprit... je déclare que ce lieu que j'ai béni et protégé...

Il hésita, et se passa la langue sur les lèvres. Il appuya sa tête contre le mur.

— Je ne peux pas faire ça, dit-il. Je ne dois pas le faire.

Vous voulez le feu à nouveau? lui demanda la forme dans l'encoignure. *Vous voulez que nous brûlions vos mains jusqu'aux poignets?*

— Père Bell, insista Jack, en accentuant son étreinte, sentant ses épaules osseuses sous sa veste. Père Bell, il faut que vous le fassiez. Il n'y a pas d'autre solution.

Le Père Bell prit une inspiration frissonnante. Puis il poursuivit :

— … ce lieu que j'ai béni et protégé contre les forces des ténèbres et du mal… doit à présent être déconsacré, et retourner à l'état naturel de sa création…

Tandis qu'il prononçait ces mots, Jack perçut un mouvement et une agitation dans toute la maison, comme si des milliers de blattes avaient été dérangées dans ses murs. La forme au châle sourit lentement, d'un air triomphant.

— … et être délié de la garde de tous ses Agents Sacrés…

Le mouvement et l'agitation s'intensifièrent. On aurait dit le bruit d'une foule immense de gens silencieux, s'avançant lentement vers une seule porte. Puis cela devint encore plus fort. C'était tout autour d'eux. *Sssssshhhh – sssssshhhhh – sssssshhhhhh*… le son étouffé d'une bétonnière, le son de molécules humaines attirées à travers la brique pleine, tandis que les internés des Chênes, emprisonnés depuis si longtemps, rebroussaient chemin à travers le labyrinthe de ses murs, se dirigeant vers cet endroit très ancien et terrifiant où les lignes-ley mystiques s'entrecroisaient, où les quatre éléments devenaient une seule et même Quintessence.

— … à tout jamais…

Le Père Bell acheva sa récitation. Son visage luisait de larmes et de sueur. « C'est fait », dit-il. « C'est terminé. » Mais à peine avait-il prononcé ces mots que le frottement de pieds dans le bâtiment cessa brusquement. Jack s'éloigna du Père Bell et écouta attentivement, la tête levée.

— Qu'y a-t-il ? demanda-t-il en se tournant vers l'homme à la blancheur de plâtre dans l'encoignure. Pourquoi est-ce aussi silencieux.

Nous sommes toujours pris au piège. Les lignes-ley ne sont pas encore ouvertes.

— Père Bell ? s'enquit Jack ; mais le Père Bell poussa seulement un gémissement.

L'annulation de la consécration n'est pas complète, dit la forme dans le mur.

— Comment cela ? Il a dit toutes les paroles, non ?

Les lignes-ley ne sont pas encore ouvertes, insista la forme. *Nous sommes toujours prisonniers.*

— Père Bell ? répéta Jack. Père Bell... vous avez dû oublier quelque chose. Ils sont toujours pris au piège dans la maison. Père Bell !

Le Père Bell dodelina de la tête. Il était seulement à demi conscient. Jack le secoua et dit :

— Père Bell ! Remuez-vous ! Vous avez certainement oublié quelque chose !

Le Père Bell regarda Jack, les yeux vitreux.

— Je dois... faire... le signe de la croix.

Jack se tourna vers la forme au châle.

— Vous *devez* le relâcher ! Il doit se signer, autrement vous ne serez *jamais* libres !

Il doit se signer?

— C'est ça, vous avez pigé. Il doit faire le signe de la croix, *se* signer, vous pigez ? Avec sa main, espèce d'abruti. Autrement, vous pouvez vous la mettre dans la poche et votre mouchoir par-dessus !

La forme ouvrit et ferma ses yeux à la blancheur de plâtre, comme un lézard du désert. Puis elle reflua vers l'encoignure de la pièce, dans un ondoiement de plâtre, et disparut. Allant probablement consulter Quintus Miller, supposa Jack, comme il l'entendait se glisser à travers la maçonnerie de brique en produisant un rapide *sssssshhhhh*.

Jack attendit, soutenant tant bien que mal le corps inerte du Père Bell. Il était épuisé, lui aussi, physiquement et moralement. Il ne s'était même pas autorisé à se demander s'il serait capable de mettre un terme à ce cauchemar... ou, s'il y parvenait, comment il pourrait supporter ce sentiment de culpabilité, après ce qu'il avait fait au Père Bell. Tout ce qu'il désirait pour le moment, c'était faire sortir le Père Bell du mur, et délivrer Randy.

— Hilda ? demanda le Père Bell, en état de choc. Est-ce toi, Hilda chérie ?

— Tout va bien, dit Jack pour le calmer. Hilda sera là dans un moment.

Il attendit presque cinq minutes. Le Père Bell avait beau être émacié, il était fortement charpenté et lourd, et le dos de Jack commençait à être endolori à force de le soutenir.

— Pour l'amour de Dieu ! cria-t-il vers le mur. Vous allez le laisser partir, oui ou merde ?

La réponse survint de façon brutale, presque tout de suite.

Dans un horrible crissement, suivi d'un bruit de hachement et de sectionnement, les bras du Père Bell furent tranchés juste à l'endroit où ils s'enfonçaient dans le mur. Son corps s'affaissa, Jack fut incapable de le soutenir. Un flot de sang gicla des deux coudes sectionnés du Père Bell. Jack se rejeta en arrière, aspergé d'écarlate poisseux. Au même instant, deux mains blanches jaillirent du mur, aussi rapides que des serpents à sonnettes, et saisirent l'avant-bras droit ensanglanté du Père Bell, et l'agita d'un côté et de l'autre, *Domine sancte, pater omnipotens, aeterne Deus*, en une imitation moqueuse du signe de la croix.

Du sang emplit la pièce en une bruine de gouttelettes et d'éclaboussures. Durant la fraction d'une fraction de seconde, la croix sanglante que le Père Bell avait tracée dans l'air avec ses coudes mutilés resta en suspens devant eux, formant des spirales de sang rouge écarlate, exactement comme de l'eau jaillissant d'un tuyau d'arrosage entortillé en forme de huit. Puis tout fut aspergé de sang, le sol, les murs, le plafond ; et le Père Bell roula silencieusement à travers la pièce, ses bras tranchés tendus avec raideur devant lui, et le bruit produit par son corps était un tambourinement sourd, comme si l'on faisait rouler sur le sol une dinde farcie aux marrons.

Il était mort le temps qu'il arrive à la porte.

Jack se tenait immobile, sous le choc, incapable de parler, ses mains tendues devant lui, des coupes remplies de sang.

« Seigneur, mais qu'est-ce que j'ai fait ! » Il pouvait s'entendre parler, mais le choc nerveux l'avait rendu quasiment sourd.

Il s'agenouilla près du corps du Père Bell. Le visage du prêtre était pressé contre le sol. Ses yeux étaient ouverts ; il regardait fixement dans le vide. Jack ne trouva même pas le courage nécessaire pour lui fermer les paupières. Dieu tout-puissant, son corps était encore chaud !

Jack parcourut la pièce du regard. Du sang coulait au bas des murs, et dégouttait de manière audible sur le plancher. L'air était imprégné de l'odeur âcre de la mort récente ; comme dans un abattoir.

— Vous avez promis de me rendre mon fils, dit-il, sans espoir.

Il n'y eut pas de réponse. Seulement la pluie. Seulement le lent et glutineux *flic-flac* du sang du Père Bell. Jack se releva, et inspira fortement deux ou trois fois ; et s'avoua à lui-même, pour la première fois depuis qu'il avait suivi cette silhouette grisâtre courant vers le bas de la colline jusqu'aux Chênes, qu'il s'était fait posséder dans les grandes largeurs. Quintus Miller l'avait attiré dans cette maison ; Quintus Miller s'était débrouillé pour qu'il aille trouver Olive Estergomy, afin que Olive Estergomy puisse le renseigner et lui permettre de se mettre en rapport avec le Père Bell.

Ce tout premier jour, lorsque la silhouette grisâtre avait surgi devant sa station-wagon et traversé la chaussée en courant, Quintus Miller avait dû percevoir qu'il passait à proximité, d'une manière ou d'une autre ; et déceler ce qu'il attendait de la vie ; alors il l'avait attiré ici.

Le reste avait été accompli au moyen de la peur ; au moyen des cajoleries ; au moyen du chantage ; au moyen de la violence. Quintus Miller était ce genre d'homme. Il avait toute la force de persuasion de la pure folie.

Jack cria vers les murs :

— Je veux mon fils. Vous m'entendez, bande de timbrés ! Je veux mon fils ! Vous avez promis ! Rendez-moi mon fils !

Il y eut un long, très long silence. Puis le mur ondula et se rida, et la moitié d'un corps de femme apparut ; une jeune femme aux longs cheveux ondoyants, de profil. Ses yeux étaient fermés et elle ne les ouvrit pas tout de suite.

Quintus tiendra sa promesse. Il tient toujours ses promesses. Sa voix avait la sonorité d'une cloche carillonnant à travers le brouillard d'un dimanche matin.

— Je veux mon fils maintenant, lui dit Jack.

Quintus vous rendra votre fils lorsque Quintus sera libre.

— Quintus est déjà libre. Vous êtes *tous* libres. Allons, ouvrez les yeux. Regardez ce corps ! C'était un homme, un homme innocent ! Vous avez torturé et tué un innocent !

La voix de la jeune femme ne manifesta pas le moindre repentir. *Le Père Bell n'a jamais été innocent. Vous auriez dû le voir avec certaines des patientes. Surtout les plus jeunes. Douze, treize ans ; celles qui ne pouvaient pas parler. Aussi ne venez pas pleurer le Père Bell.*

— Vous, écoutez-moi, lui dit Jack. Je me contrefous de ce qui est arrivé en 1926. Je me contrefous de Quintus Miller, et je me contrefous de vous. Je veux mon fils, c'est tout. Je le veux ici, et je le veux maintenant. C'était notre accord. Vous avez pigé ? C'était notre putain *d'accord* !

La jeune femme tourna son visage vers Jack, mais elle n'ouvrit toujours pas les yeux. Elle aurait pu être belle ; mais il y avait quelque chose à propos de son front qui était un peut trop bombé. Quelque chose à propos de sa bouche qui était un peu trop relâché et mou.

Quintus vous rendra votre fils lorsqu'il sera libre.

— Je viens de vous le dire, bon sang ! Il est déjà libre !

La jeune femme eut un sourire dénué de joie. *Il est libéré de cette maison, oui. Mais bien sûr il n'est pas encore libéré de la Terre.*

— Je ne comprends pas.

Il faut un sacrifice supplémentaire pour qu'il puisse s'échapper de la Terre.

— Ah vraiment ? Vous voulez dire qu'il a réussi à s'évader des Chênes, en passant à travers les murs, et à travers le sol au-delà, mais qu'il est incapable de sortir du sol ?

Cela exige un sacrifice, lui dit la jeune femme. *Un sacrifice spécial, afin de rembourser la dette.*

Jack se força à détourner les yeux du corps du Père Bell. Il sentait le sang séchant du Père Bell adhérer à la semelle de ses chaussures. Il déclara, calmement :

— Je veux que vous transmettiez ce message à Quintus Miller sur-le-champ, vous m'avez compris ? Ou bien il libère mon fils, et il le libère *immédiatement*, ou alors je lui balance sur la gueule plus d'emmerdements qu'il n'en a jamais connu de toute sa vie. Et laissez-moi vous dire une chose... je ne suis pas un psychiatre aux idées progressistes comme Elmer Estergomy, et je ne suis pas un cureton naïf comme le Père Bell. Je n'ai aucune sympathie pour Quintus Miller, ni pour vous tous ; pas une once de sympathie. Et je suis décidé à le faire chier un maximum.

Il s'interrompit, et inspira. Puis il demanda :

— Que voulez-vous dire par « un sacrifice » ?

On doit payer ses dettes, Mr. Reed. On n'a jamais rien pour rien.

— De quoi parlez-vous ? Quel genre de sacrifice ? lui cria Jack.

Un sacrifice de sang. Quoi d'autre ? Huit cents vies, une pour chaque mois de notre emprisonnement.

— Mais qu'est-ce que vous racontez, merde ?

Huit cents vies doivent être offertes, Mr. Reed, pour chaque vie qui émerge de la Terre. Huit cents vies doivent être prises..

Jack resta là, la regardant, les bras ballants, pétrifié et médusé.

— Huit cents personnes doivent être tuées ? Quoi... pour *chaque patient* qui veut sortir du sol ?

Le visage blanc acquiesça. *Huit cents vies, pour chaque vie.*

— Mais cela fait... des milliers de gens ! Vous ne pouvez pas tuer des milliers de gens !

Les dieux ne nous libéreront pas de la Terre pour rien de moins.

Jack se couvrit la bouche de la main. Il commençait à comprendre pourquoi le Père Bell avait été si farouchement opposé à laisser partir Quintus Miller.

Huit cents, pour chacun de nous, lui dit la jeune femme. *Ce n'est pas trop demander.*

— Alors Quintus Miller ne libérera pas mon fils... pas avant d'avoir tué huit cents personnes... et d'être sorti de la Terre ?

Quintus Miller vaut bien huit mille personnes ordinaires. Quintus Miller vaut les vies de quiconque sur Terre.

Jack ne s'était jamais senti aussi dépassé de toute son existence.

— Que suis-je censé faire? demanda-t-il à la jeune femme. Attendre que huit cents personnes innocentes meurent? Et que se passera-t-il alors?

Vous avez passé un accord, Mr. Reed. Un accord est un accord. La liberté de votre fils contre la liberté de Quintus Miller.

— Mais huit cents personnes, pour l'amour de Dieu...

C'était l'accord, Mr. Reed. Vous l'avez passé. Il vous faudra faire avec.

Jack descendit rapidement les escaliers, traversa le vestibule et sortit dans la nuit. Des éclairs zébraient le ciel à l'horizon, dans la direction de Baraboo et de Mirror Lake. Il quitta Les Chênes en passant par la serre, et courut le long du sentier de gravier vers la façade de la maison. Juste comme il arrivait à l'angle du bâtiment, le tonnerre comprima ses tympans, et une pluie cinglante se déversa du ciel si violemment et si soudainement qu'il fut obligé de se mettre à l'abri sous l'avant-toit de la cuisine.

Il resta là, haletant, trempé, et se répétant que tout ça n'était qu'un cauchemar. Tu vas te réveiller dans un instant, Jack ; et tu seras chez toi, Maggie dormant à côté de toi et le soleil éclairant les rideaux roses de la chambre à coucher ; et tu entendras le son grêle de la télévision de Randy... Randy, assis en tailleur dans la salle de séjour et regardant les dessins animés du programme du début de la matinée. *S'il y a une chose que je ne supporte pas... c'est bien une fleur qui vole des bananes dans le réfrigé-rateur-rateur!*

Il s'essuya le visage de la main. Sa station-wagon était garée tout au bout de l'allée. Dès que la pluie se serait un peu calmée, il piquerait un sprint jusqu'à la voiture. Il commençait à penser qu'il avait toujours plu, depuis le jour de sa naissance. Il ne pouvait pas se rappeler le moindre rayon de soleil ; il ne pouvait pas se rappeler la moindre neige. Il se souvenait seulement de son père, se penchant vers lui et posant sa main semblable à une griffe sur son genou, tandis que la pluie arrosait la surface du lac au-dehors, et déclarant : « Lorsque tu n'as rien à dire... ne dis rien. Telle est ma devise. »

Jack avait découvert par la suite qu'un certain Charles Colton avait dit la même chose, environ deux siècles auparavant ; et à cet instant la dernière empreinte de son père avait disparu, comme une photographie surexposée.

Il tendit le bras pour voir s'il pleuvait toujours aussi fort. Au même moment, une main aux doigts effilés surgit des ténèbres et saisit son poignet. Il cria : « *Nyaah !* » et se rejeta en arrière contre la maison, se meurtrissant l'épaule.

Une torche électrique l'éblouit ; puis un visage apparut. Le visage d'une femme d'un certain âge, pâle et effrayée, portant un chapeau de chasse et une pèlerine marron.

— Mr. Reed ? Désolée, je ne voulais pas vous faire peur.

C'était Olive Estergomy... Essie. Jack leva les deux mains en signe de muette capitulation, puis il dit :

— Tout va bien. Tout va très bien. Vous m'avez surpris, c'est tout.

— Mr. Reed, vous avez du sang sur vous.

Il baissa les yeux. Sa veste était maculée du sang du Père Bell ; séché maintenant, et ressemblant à de la rouille, néanmoins c'était toujours du sang.

— Ce n'est pas le mien, dit-il. C'est celui du Père Bell. Il est... eh bien, je regrette d'avoir à vous dire qu'il est mort.

« Mort » était un doux euphémisme, après les tortures que le Père Bell avait endurées. Le feu, les souffrances atroces, et l'amputation.

Essie braqua sa torche sur Les Chênes.

— Mort ? dit-elle.

— Tout est de ma faute, reprit Jack. Il m'avait pourtant prévenu que c'était dangereux, mais je ne l'ai pas écouté.

Essie l'éclaira de nouveau avec sa torche. Elle semblait abasourdie.

— Mr. Reed, je n'arrivais pas à dormir. J'ai appelé votre motel mais on m'a répondu que vous étiez sorti. Il fallait absolument que je vienne ici pour me rendre compte par moi-même ; juste pour m'assurer que tout était toujours paisible.

— Ecoutez, retournons à la voiture, dit Jack. Il s'est produit quelque chose. Quelque chose de grave.

— Grave ? Que voulez-vous dire ?

— J'ai retrouvé le Père Bell, là-bas à Green Bay, répondit Jack. Il n'était plus prêtre mais tout le monde continuait à l'appeler Père. Il a dit que j'avais raison. Ils étaient toujours dans les murs. Quintus Miller, Lester Franks, Gordon Holman, et tous les autres. Ils sont arrivés là grâce à une sorte de... je ne sais pas, c'est difficile à expliquer, disons de la magie. La magie de la terre, c'est le terme qu'il a employé. Quelque chose en quoi les druides croyaient autrefois.

Essie Estergomy le regardait avec stupeur de dessous le bord de son chapeau ruisselant de pluie.

Jack dit : « Ils l'ont tué. » Il essaya de lui expliquer de quelle manière. Il essaya de lui expliquer que le visage de Randy était apparu dans le mur ; et ensuite celui de Gordon Holman ; et que le Père Bell avait été empoigné et brûlé et mutilé. Mais, par une nuit fraîche et orageuse au milieu du Wisconsin, tandis que les éclairs crépitaient et que la pluie saupoudrait les arbres, ses mots semblaient plats et tout à fait incroyables.

— Vous avez averti la police ? demanda Essie d'une voix terrifiée.

Jack détourna les yeux.

— Je ne sais pas si c'est la meilleure chose à faire, répondit-il évasivement.

— Mr. Reed ! Un homme a été assassiné !

— Oui, dit-il.

Mais comment pouvait-il lui dire que des milliers d'autres personnes devraient être sacrifiées... huit cents vies, huit cents personnes ne se doutant de rien, pour chaque patient qui s'était évadé des Chênes? Et comment pourrait-il lui dire que ce massacre abominable avait pour seul but de les ramener dans le monde réel, un monde d'air et de feu. Dieu seul savait ce qu'ils feraient une fois qu'ils seraient libres.

Jack poursuivit :

— Je sais que cela donne l'impression... eh bien, je sais que cela ne semble pas être la chose normale à faire. Mais attendons jusqu'au matin avant de prévenir la police. J'ai besoin de réfléchir, vous comprenez? La police ne ferait qu'aggraver la situation. Il faut que je trouve un moyen de régler tout ça.

— Ils sont vraiment dans les murs? demanda Essie. Dans les briques?

Elle braqua sa torche vers le côté de la maison et éclaira l'un des visages de pierre aux yeux clos.

— Je pense que nous ferions mieux de ficher le camp d'ici, lui dit Jack. Ils ne sont pas seulement dangereux, ils sont furieux. Ils veulent se venger, pour avoir été enfermés aussi longtemps.

Essie hésita juste un instant, puis elle acquiesça.

— Ma voiture est garée à côté de la vôtre.

Jack la prit par le bras, et ensemble ils descendirent l'allée plantée de chênes, le gravier crissant sous leurs pas.

— La police pourra certainement nous aider, dit Essie. Si les patients se sont échappés, ils peuvent transmettre leur signalement, les rattraper. J'ai gardé la liste des admissions de mon père, avec leurs photographies originales.

— Vous ne pensez pas sérieusement que la police va nous croire, dites? Cent trente-sept timbrés se sont terrés dans les murs d'une maison pendant soixante-trois ans ; et maintenant ils se sont évadés? Je les entends déjà hurler de rire.

— Mais nous pouvons leur montrer, rétorqua Essie. Nous pouvons certainement trouver un moyen de les convaincre.

— Et qu'allons-nous leur montrer? demanda Jack. Le corps du Père Bell? Et à votre avis, comment réagiront-ils? Ils me flanqueront en taule sans la moindre possibilité d'être libéré sous caution, pendant que Quintus Miller et toute sa bande de mabouls seront libres comme l'air.

Essie s'arrêta de marcher et serra avec force la main de Jack.

— Vous n'avez pas tué le Père Bell, n'est-ce pas? Enfin... vous me dites la vérité?

Jack la regarda et s'efforça de sourire.

— Essie, dit-il, vous allez devoir me croire sur parole.

Ils étaient arrivés aux deux tiers de l'allée lorsqu'ils virent une petite silhouette se tenant près de la grille d'entrée. Une petite silhouette, blanc grisâtre, comme un enfant portant un imperméable avec un capuchon. La silhouette avait les bras écartés, comme pour leur barrer la route, mais elle ne bougeait pas, ne leur faisait pas de signes. Elle n'avait pas de visage.

— C'est un *enfant*, dit Essie d'un ton incrédule.

Jack s'arrêta, et obligea Essie à s'arrêter également.

— Je ne le pense pas, dit-il.

— Mais c'est une petite fille... que fait donc une petite fille ici, en pleine nuit?

— Je l'ai déjà vue, dit Jack, mais je ne suis pas sûr qu'il s'agisse d'une petite fille. En tout cas, cela a un rapport avec Quintus Miller.

Essie lâcha la main de Jack et s'avança vers la grille. La forme blanc grisâtre demeura immobile, bien que son imperméable flottât au gré du vent, comme un journal détrempé.

— Petite fille! appela Essie. (Elle hâta le pas, puis ralentit son allure, incertaine.) Petite fille?

Essie fit halte, et se tint devant la silhouette pendant un très long moment. Jack attendait, quelques pas derrière elle. Puis Essie braqua sa torche électrique sur la tête de la silhouette ; ses pieds étaient tournés vers eux, et il y avait des boutons sur le devant de son imperméable, pourtant ils ne voyaient que le dos de son capuchon. Essie se tourna vers Jack, l'air perplexe.

— Sa tête se trouve du mauvais côté, dit-elle. Comment sa *tête* peut-elle...

— Faites attention, la prévint Jack. Je ne suis pas du tout sûr que ce soit une petite fille.

Essie fit deux ou trois pas en avant.

— Petite fille? appela-t-elle. Est-ce que tu vas bien, petite fille?

Elle fit un autre pas en avant, et puis deux bras nus surgirent brusquement du gravier, juste devant ses pieds, et saisirent ses chevilles. Elle cria et tomba à genoux. Au même moment, deux autres bras jaillirent du sol et lui attrapèrent les bras. Sa torche électrique tomba sur le gravier et s'éteignit.

— Tenez bon! cria Jack.

Et il s'élança vers elle, écartant à coups de pied l'un des bras. Il la prit par la taille, et essaya de la tirer et de la relever, mais d'autres bras sortirent du gravier et l'entraînèrent. Il donna des ruades, se débattit des pieds et des mains, et parvint à se dégager, et à rouler sur le flanc dans l'herbe mouillée.

Essie poussa un cri de douleur comme l'une de ses jambes était enfoncée dans le sol, puis l'autre.

— Aidez-moi! Mes jambes! Oh! Seigneur, aidez-moi!

Jack se releva en chancelant. Mais à ce moment, il aperçut des sillons se déplaçant rapidement dans l'allée de gravier, et des bras qui se recourbaient hors du sol, comme les bras de nageurs juste au-dessous de la surface d'un lac. Il y en avait au moins cinq ou six, et ils se dirigeaient vers le corps d'Essie se débattant, en un mouvement rapide et aisé, crissant et sablonneux.

Evitant les bras qui se tendaient de tous côtés et cherchaient à l'attraper, Jack saisit Essie sous les aisselles, et la souleva. Elle fut dégagée du sol si facilement que Jack tomba à la renverse, entraînant Essie dans sa chute. Elle criait toujours et continuait d'agiter les bras frénétiquement. Mais elle ne donnait plus de coups de pied. Ses jambes avaient été amputées, au niveau des cuisses, et des cascades sombres de sang chaud giclaient de ses artères fémorales, inondant le gravier, et inondant Jack.

Aussitôt, d'autres mains vigoureuses l'arrachèrent à la prise de Jack, et la tirèrent sur l'allée. Il voulut se relever, mais un autre bras jaillit du sol et l'attrapa par le cou, l'étranglant à demi et l'attirant vers le sol.

Il sentit d'autres mains le saisir par les jambes, et agripper ses vêtements.

Ils m'ont eu ! Cette fois ils m'ont eu ! Ils vont me réduire en bouillie, comme ils ont broyé le chien de Lovelittle, et ensuite ils me recracheront à la surface.

Il entendit Essie pousser un dernier cri strident. Du coin de l'œil, il la vit attirée dans le gravier, puis elle disparut complètement. Pris de panique, il repoussa à coups de pied les mains qui essayaient d'attraper ses chevilles ; et il empoigna le bras qui le maintenait par le cou, et le força à desserrer sa prise. Puis il le mordit, de toutes ses forces.

Le bras se retira et disparut en cinglant l'air. Jack roula plusieurs fois sur lui-même, haletant, se remit debout en titubant, puis il courut comme fou vers la grille. Il entendit le gravier faire *ssssshhhhhh* juste derrière lui, comme les forcenés de Quintus Miller se lançaient à sa poursuite, nageant sous la surface de l'allée, leurs bras recourbés dépassant du sol comme des ailerons de requin.

Il se faufila rapidement par la trouée près de la grille, les branchages lui griffant le visage. Puis il courut jusqu'à sa voiture, ouvrit brutalement la portière, et mit le contact. Une main se tendit depuis le sol, juste à côté de la portière ouverte, et lui attrapa le pied. Il claqua la portière sur son poignet, et sentit la main se contracter. Jurant, tremblant de dégoût, il ouvrit la portière à nouveau et repoussa la main du pied. Puis il appuya à fond sur l'accélérateur, les roues arrière de la station-wagon patinèrent et chuintèrent, et il partit.

La lueur de ses phares tressautait à travers la pluie et la nuit. Il apercevait confusément des arbres, des haies, des virages rendus glissants par la pluie. Il regardait sans cesse dans son rétroviseur pour s'assurer que personne ne le suivait. Environ quinze cents mètres plus loin, il heurta une grande flaque d'eau, et la voiture chassa de côté et faillit quitter la route. Il se rangea sur le bas-côté, coupa le moteur, et se cramponna au volant, juste pour se calmer et ne plus trembler.

Reprends tes esprits et réfléchis calmement. Si tu commences à paniquer, il n'y aura plus personne pour affronter Quintus Miller. Et plus personne pour sauver Randy.

Il mit la radio. Son premier contact avec la normalité, de toute la journée. Une femme claironnait : « ... *et louons le Seigneur! Hier j'étais atteinte d'un cancer, aujourd'hui je mange des saucisses de porc!* » Il changea de fréquence, jusqu'à ce qu'il trouve une station de country-western. « *Il est allé pêcher sur la rivière...* »

Au bout de dix minutes, tremblant toujours mais plus détendu, il remit le moteur en marche et repartit. En ce moment, tout ce qu'il voulait c'était rentrer chez lui, et dormir, et essayer de réfléchir à ce qu'il allait faire ensuite. Pour l'instant, son esprit était bloqué, transi d'horreur.

« *Il met toute une nuit et toute une journée... pour arriver dans un endroit où vivent des gens...* »

Jack avait presque rejoint l'intersection de Lodi, lorsqu'il vit la petite silhouette blanc grisâtre debout au milieu de la route étroite.

Oh mon Dieu, pria-t-il. *Faites que ce ne soit pas un enfant; pas réellement.*

Il fonça vers la silhouette, faisant presque du 90. Elle ne fit aucune tentative pour bouger; elle ne fit aucune tentative pour s'écarter d'un bond et se mettre sur le bas-côté. Juste avant de la heurter, il pensa : *et si elle était sourde; et si elle ne m'avait pas vu.* Il freina instinctivement. Les roues se bloquèrent, les pneus crissèrent, et il tamponna la silhouette de plein fouet. Il entendit un horrible choc mat, humide. Son pare-brise fut complètement éclaboussé de sang. Il dérapa et s'arrêta, suffoquant et pris de haut-le-cœur.

Il s'extirpa maladroitement de la voiture. Etalés sur le capot de la station-wagon, ruisselants et filandreux, en un amas de cordons, de caillots de sang et de membranes jaunâtres et luisants, il y avait les restes écrasés d'un corps humain. Ils fumaient dans la faible lumière reflétée des phares. Jack avait vu plus de morts au cours de ces deux derniers jours qu'il n'en avait vu de toute sa vie, mais ceci, c'était trop pour lui. Il avait délibérément tué un enfant. Il tomba à genoux sur le bas-côté de la route et vomit du homard à demi digéré.

Une ou deux minutes plus tard, il s'essuya la bouche, et s'essuya les yeux, et se remit debout. Il allait devoir enlever le corps de l'avant de sa voiture. Il avait un carton à l'arrière. Il se dit qu'il pourrait déchirer un côté du carton et s'en servir comme d'une pelle.

Cela avait été un enfant, finalement ; et il l'avait écrasé. Cela avait été un enfant vivant, exactement comme Randy.

Il releva le hayon de la station-wagon. A ce moment, il entrevit quelque chose par la vitre latérale, de l'autre côte de la chaussée. Quelque chose d'indistinct, quelque chose de blanc grisâtre. Fronçant les sourcils, il fit le tour de la voiture pour voir de quoi il s'agissait.

La petite silhouette se tenait non loin de là, sans visage, silencieuse, indemne. Il resta là à la regarder ; et il savait qu'elle le regardait également, bien qu'elle n'eût pas de visage.

Ce fut seulement lorsqu'il eut raclé et retiré un gros morceau de chair à vif de la petite rigole devant le pare-brise, et vu un enchevêtrement de perles d'ambre à côté des essuie-glaces, qu'il comprit de qui étaient les restes qui avaient été répandus sur le capot de sa voiture.

Les restes d'Essie, les restes d'Olive Estergomy.

Ce qui voulait dire que pendant tout le temps où il était resté sur le bas-côté de la route, écoutant la radio, Quintus Miller et tous les autres l'avaient suivi, sous la surface du sol. Ce qui voulait probablement dire qu'ils étaient capables de le poursuivre n'importe où.

CHAPITRE VIII

Une aube délavée barbouillait le ciel, le temps qu'il arrive devant la maison de Karen et se gare. Il descendit de la station-wagon et s'étira. Son dos était endolori, et il avait l'impression d'avoir été battu et bourré de coups de poing sur tout le corps.

Il se pencha sur le capot et l'examina soigneusement, juste pour s'assurer qu'il n'avait pas laissé de traînées de sang révélatrices. Il avait réussi à enlever la plus grande partie des restes d'Essie, les jetant dans les fourés, où il espérait qu'ils seraient mangés par les vers et les animaux sauvages. La pluie avait lavé le reste de la voiture.

Il était inquiet maintenant, se demandant si la police le recherchait. On avait certainement signalé la disparition du Père Bell, puisqu'il n'était pas rentré à sa maison de retraite de Green Bay, et on allait certainement remarquer que Olive Estergomy ne se trouvait pas chez elle, dans sa maison de Sun Prairie. Dans les deux cas, la dernière personne à avoir été vue en leur compagnie c'était lui.

Il sonna quatre fois avant que Karen vienne lui ouvrir. Elle portait une chemise de nuit baby-doll noire et avait mis des bigoudis. La salle de séjour sentait le renfermé, et était sombre. Sur la table basse moderne en forme de palette de peinture, à côté de la statuette Capo di Monte d'un enfant en pleurs, il y avait une bouteille de Smirnoff, vide aux neuf dixièmes, et un seul verre taché de rouge à lèvres.

Karen passa ses bras autour du cou de Jack et l'embrassa. Son haleine empestait l'alcool éventé.

— J'étais *morte* d'inquiétude, lui dit-elle.

Il s'extirpa de sa veste et s'assit sur le canapé en vinyle blanc.

— Je ne sais foutrement pas ce que je vais faire, dit-il. C'était épouvantable, abominable.

— Je vais préparer du café, proposa-t-elle. Allons, raconte-moi. Les amis sont faits pour ça, non ?

Il lui dit ce qui était arrivé, s'efforçant de ne pas paraître hystérique, s'efforçant de parler calmement, en gardant son sang-froid et d'une manière sensée, s'efforçant de ne rien oublier. Elle était assise à côté de lui, sa main posée sur la sienne. Son vernis à ongles écarlate était écaillé. Elle dit : « Hon-hon, hon-hon » et « Hon-hon ? » mais elle ne l'interrompit pas et ne posa aucune question, et il n'était même pas sûr qu'elle le croyait.

— Hum, bien sûr, tu ne désires pas parler à la police pour le moment, dit-elle, une fois qu'il eut fini. Ce serait... tu sais... un vrai suicide. Comme si tu te tranchais la gorge.

— Je ne sais pas quoi faire d'autre.

— Jack chéri, tu dois te soucier uniquement de retrouver Randy.

— Mais, Karen, ils vont tuer des milliers de gens... littéralement *des milliers*... s'ils n'ont pas déjà commencé.

— Jack... ce n'est pas de ta faute. Tu as agi de ton mieux.

Mais Jack secoua la tête.

— C'est ma putain de faute, merde ! Joseph Lovelittle est mort par ma faute et le Père Bell est mort par ma faute et Olive Estergomy est morte par ma faute. Karen... tout est de ma faute ! Sans moi ils ne se seraient même pas *approchés* de cette maison.

— Et *toi*, pourquoi t'es-tu approché de cette maison ? Parce que Quintus Miller voulait que tu le fasses. Réfléchis, quoi que ce soit cette petite fille à l'imperméable grisâtre, elle doit être quelque chose qu'il peut *contrôler*, tu sais, comme *le contrôle de la pensée*.

— Cela ne m'en rend pas moins responsable.

— Eh bien, peut-être que oui, et peut-être que non. Mais je veux te dire une chose. Si je m'en suis finalement sortie avec Cecil, c'est parce que j'ai découvert comment être *plus forte* que lui ; et je pouvais être plus forte que lui en me montrant *plus maligne*. J'ai demandé à la standardiste de son entreprise de camionnage de m'appeler chaque fois que Cecil allait faire une virée avec ses copains, et alors je m'arrangeais pour sortir ce soir-là, et rentrer très tard. A la fin, il en a eu marre de ne trouver personne à la maison pour lui servir de punching-ball. Tu peux battre Quintus Miller si tu te montres plus malin. Voyons, Jack, c'est un putain de malade mental, après tout. Cela ne doit pas être difficile d'être plus malin qu'un dingue.

Jack sirota son café.

— Ouais, tu as sans doute raison.

Se blottissant contre lui, Karen dit :

— Il faut que tu en apprennes davantage sur son compte... tu sais, qui il était, pourquoi on l'avait interné. Découvrir quelle sorte de malade mental il était, tu piges, il avait peut-être une peur bleue de quelque chose, des araignées par exemple, ou bien de sortir dans la rue.

Jack l'embrassa.

— Hé, fit-il, tu n'es pas aussi bête que tu en as l'air!

— Tu ne m'as jamais dit que j'avais l'air bête.

— Excuse-moi, je ne le pensais pas. C'était juste une façon de parler, tu sais?

— Eh bien, il faudrait également que tu en apprennes un peu plus sur cette histoire de « magie de la terre », reprit Karen. Ce Quintus Miller n'est peut-être pas du tout obligé de tuer ces centaines de personnes. Tu sais, peut-être s'agit-il seulement de... comment appelle-t-on ça? d'une légende.

— Tu as entièrement raison, reconnut Jack. Le Père Bell m'a dit qu'Adolf Krüger était un expert en la matière, tu sais? et que Quintus Miller avait peut-être appris tout ça dans la bibliothèque d'Adolf Krüger.

— Eh bien voilà, tu y es! lui dit Karen. Il ne te reste plus qu'à t'introduire dans la bibliothèque d'Adolf Krüger, et lire tout ce que tu peux trouver sur ce sujet dans les mêmes livres.

— A t'entendre cela semble facile, sourit Jack.

— Jack chéri, rien n'est facile, tu le sais très bien. La vie est une blague, alors si tu es gai-ris-donc!

Jack ferma les yeux. Karen lui caressa le front du bout de son index.

— Mike se demandait ce qui t'était arrivé, dit-elle. Je lui ai dit de ne pas s'inquiéter, que tout allait bien. Oh... et Maggie a téléphoné au bureau. Elle a fait un foin terrible, à propos d'un week-end entre femmes.

Jack dit, sans ouvrir les yeux :

— J'ai vu des gens mourir. Je n'avais jamais vu cela auparavant.

— Tu as besoin de dormir, murmura Karen.

Il dormit sur la canapé pendant plus de trois heures. Lorsqu'il se réveilla, il avait une migraine atroce, et sa bouche avait un goût bizarre, comme une poche pleine de pièces de monnaie. Sur le rebord de la table basse en forme de palette de peinture, Karen lui avait laissé un message : *Partie au boulot. Te bigophone plus tard.*

Il tira les rideaux diaphanes sans doublure. Apparemment, il avait finalement cessé de pleuvoir, bien que les rues soient encore luisantes d'humidité. Il alla jusqu'à la kitchenette, ouvrit le réfrigérateur et se trouva une bière. De la Heineken : Karen trouvait que c'était classe d'acheter des bières d'importation. Il ouvrit la boîte et suivit le couloir jusqu'à la salle de bains, où il tourna le robinet de la douche. S'appuyant contre la cabine de douche, il s'extirpa de son pantalon et de ses chaussettes. Il empestait la sueur et autre chose : l'odeur de vinaigre, froide et rance, qui imprégnait Les Chênes.

Après avoir pris sa douche, il appela Karen au bureau et lui demanda de le retrouver à la Taverne, de l'autre côté de la rue.

— Et ne dis à personne que tu as rendez-vous avec moi, juste au cas où les flics viendraient fouiner dans le coin.

Karen dit :

— Il y a deux ou trois vieilles chemises de Cecil dans la penderie, et des caleçons, et des jeans, je crois bien, si tu cherches en bas.

Jack enfila une immense chemise en laine de camionneur, écossaise, rouge et blanc, retroussant les manches ; mais les caleçons ressemblaient aux voiles d'une goélette au long cours, et les jeans faisaient 56 de tour de taille… assez grands pour lui et Karen réunis, un dans chaque jambe.

Il emprunta la moins froncée des culottes de Karen qu'il put trouver — en satin blanc avec un petit nœud sur le devant — et nettoya de son mieux les traces de sang et de boue sur son pantalon, puis il le repassa avec le fer de voyage de Karen sur le plan de travail de la kitchenette. Il regarda la télé tandis qu'il repassait. Il y eut un reportage sur un incendie qui s'était déclaré à bord du car-ferry effectuant la liaison Milwaukee-Ludington ; puis une nouvelle de dernière minute, en provenance de Madison, concernant un groupe de guides qui avaient mystérieusement disparu alors qu'elles campaient au bord de Mirror Lake.

« La police a retrouvé les tentes et le matériel de camping des guides, y compris leurs vêtements et leurs effets personnels… mais ce matin à l'aube il n'y avait toujours aucun signe des vingt-trois jeunes filles et de leurs quatre cheftaines… aucun indice montrant qu'elles avaient pu être attaquées, ou effrayées par quelqu'un ou par quelque chose, et s'enfuir… en fait, le mystère s'est épaissi ce matin lorsque les inspecteurs ont révélé que les empreintes de pas des jeunes filles conduisaient vers l'emplacement du camp, mais ne semblaient pas en partir… un fait d'autant plus troublant, puisque le sol tout autour du site du camp a été détrempé par de récentes averses. »

Jack posa le fer à repasser. Il avait l'impression qu'on venait de le frapper au visage. *Ils ont commencé*, pensa-t-il. *Ils ont attrapé ces jeunes filles, et ils les ont entraînées dans le sol, de la même façon qu'ils ont entraîné Essie*

Estergomy. Ils ont commencé, et ils ne plaisantent pas. Huit cents sacrifices, pour chacun d'eux. Et ensuite...

Il enfila son pantalon, débrancha le fer et éteignit la télévision, mit sa veste sur ses épaules et sortit de la maison. La journée était fraîche et le ciel commençait à se dégager. Il monta dans sa station-wagon, effectua un demi-tour dans un crissement de pneus et fonça dans la direction de West Good Hope Road.

Il roula à vive allure sur les routes détrempées jusqu'à ce qu'il atteigne *Reed, Pose d'échappements & Pneus*. Sa station-wagon cahota et s'arrêta devant l'atelier. Mike Karpasian discutait avec un client, mais dès qu'il vit Jack descendre de sa voiture, il s'excusa et le rejoignit en toute hâte.

— Jack ? Tout va bien ?

— Pas vraiment. Je suis plongé jusqu'au cou dans des ennuis familiaux, c'est tout.

— Vous avez une mine affreuse. Est-ce que je peux faire quelque chose ?

Jack serra l'épaule de Mike Karpasian.

— Juste continuer de satisfaire les clients.

— Bien sûr, pas de problème. Mais j'ai besoin de quelques signatures. Goodrich ne nous livrera plus de pneus tant que nous n'aurons pas réglé leur facture, et nous sommes complètement à court de TA.

— Mettez les chèques devant moi et je les signerai, d'accord ?

Il traversa l'atelier bruyant, Mike Karpasian lui emboîtant le pas. Lorsqu'il entra dans le bureau, Karen leva les yeux, l'air surprise. Elle portait le sweater rouge que l'un des clients de Jack avait appelé « la gélatine vivante », et une minijupe serrée en cuir noir avec des lacets sur le côté.

— Que se passe-t-il ? lui demanda-t-elle, ses ongles en suspens au-dessus du clavier de son traitement de texte.

— Il faut que nous partions tout de suite. Est-ce que tu peux appeler l'agence de placement et leur demander de nous envoyer une secrétaire intérimaire ? Et Mike a besoin de ces chèques.

— Oui, bien sûr, dit Karen.

Elle lui tendit une chemise en plastique étiquetée « Chèques pour signature », et pianota le numéro de l'Agence SOS de Milwaukee.

— Qu'est-il arrivé ? lui demanda-t-elle à voix basse, tandis qu'elle attendait que l'agence réponde. Je croyais que tu devais me retrouver à la Taverne. Maggie a appelé trois fois ce matin, elle voulait absolument savoir où tu étais. Elle dit qu'elle va prévenir les flics si tu n'amènes pas Randy à la maison à midi.

— Ils ont commencé à tuer des gens, dit Jack, en jetant un regard vers Mike Karpasian pour s'assurer qu'il ne pouvait pas l'entendre.

— Hein ? Que veux-tu dire ?

— Toute une troupe de guides a disparu ce matin à proximité de Mirror Lake.

— Tu en es sûr ?

— Ils l'ont dit au journal télévisé. J'ai appris la nouvelle alors que je donnais un coup de fer à mon pantalon.

— Elles se sont peut-être égarées, suggéra Karen.

Jack finit de signer les chèques, et leva la main pour lui montrer qu'il savait de quoi il parlait.

— Crois-moi, c'est Quintus Miller. Nous devons absolument entrer dans cette bibliothèque, et trouver comment diable l'arrêter.

Mike Karpasian se retourna brusquement et dit :

— Hé, Jack. Voilà Maggie !

— Oh, merde, fit Jack.

Mais c'était bien elle, dans son ensemble *Dynastie* aux épaules carrées, l'ensemble marron de chez Sears, entrant en trombe dans l'atelier, faisant se retourner tous les mécaniciens comme elle passait. *Hé, c'est la bourgeoise de Jack... on dirait qu'elle a l'intention de faire du chambard.*

Maggie ouvrit la porte du bureau d'un geste brusque, à tel point que le carreau vibra.

— Où est Randy ? demanda-t-elle.

Jack se fit un devoir de l'ignorer.

— Vous avez eu SOS ? s'informa-t-il auprès de Karen.

— Où est Randy ? répéta Maggie.

Sans la regarder, Jack dit :

— Il va très bien, il passe quelques jours chez un copain, à Wauwatosa.

— Et que fait-il à Wauwatosa? Il devrait être à l'école! J'ai appelé l'école et ils ne l'ont pas vu aujourd'hui ou hier.

— Maggie, écoute, il a attrapé un léger rhume. Rien d'inquiétant, juste un petit rhume. Il ne pouvait pas rester à la maison, je ne pouvais pas l'amener ici, alors il est allé passer quelques jours chez un ami à Wauwatosa. Ça te va? On s'occupe de lui, il a d'autres gosses de son âge avec qui jouer. Tu n'as aucune raison de t'inquiéter.

— Où étais-tu la nuit dernière? Je t'ai téléphoné toute la nuit.

— Le téléphone était peut-être en dérangement, je ne sais pas.

— Je veux le voir, insista Maggie.

— Bien sûr que tu veux le voir, mais tu ne le peux pas. Tu bouleverserais probablement Randy, et tu bouleverserais certainement mes amis. Et, de plus, comment puis-je savoir que tu n'essaierais pas de le reprendre?

— Parce que je t'ai donné ma parole.

Jack se tourna vers elle et dit :

— Si j'ai bonne mémoire, tu as promis à une époque déjà lointaine de m'aimer, de m'honorer et de m'obéir.

— Et pour samedi? s'obstina Maggie.

— Et pour samedi? voulut savoir Jack.

— Nous organisons un gala. Je veux y emmener Randy.

— J'y réfléchirai. Qu'est-ce que c'est, une réunion de lesbiennes?

— Bon Dieu, tu es un vrai salaud, Jack. Tu l'as toujours été. Aider à la prise de conscience chez les femmes, voilà de quoi il s'agit. Apprendre que nous ne sommes pas toujours obligées de nous incliner devant des phallocrates sectaires et stupides comme toi.

— Je ne me souviens pas que tu m'aies traité de phallocrate sectaire et stupide la nuit où Randy est né. Ou la nuit où il a été conçu, à vrai dire.

Karen mit sa main devant sa bouche pour ne pas

éclater de rire, et Maggie lui lança un regard qui aurait fait fondre de la kryptonite.

— Est-ce que je peux passer ce soir pour le voir? demanda Maggie.

— Je pense, oui, répondit Jack.

— Huit heures, si cela ne te dérange pas trop?

Jack acquiesça.

— J'ai dit huit heures? répéta Maggie.

— Bien sûr, bien sûr, huit heures, lui dit Jack.

Il détourna la tête parce qu'il savait ce que Maggie allait faire maintenant — et ce qu'elle fit — à savoir claquer la porte et retraverser l'atelier d'un pas rapide, en proie à une rage folle.

— Oh! merde, dit Karen. Oh! je suis désolée. Je n'avais pas l'intention de rire.

— Tu as obtenu cette secrétaire intérimaire? lui demanda Jack.

Son cœur battait plus vite que la normale, et il avait la bouche un peu sèche, mais Maggie l'avait moins exaspéré que d'habitude. Sauver Randy et mettre Quintus Miller hors d'état de nuire étaient des tâches beaucoup plus urgentes que de se disputer avec sa femme. Pourtant il pensa : *Bon sang, si seulement Maggie pouvait juste...*

— Il sera là dans une heure, lui dit Karen, débranchant son traitement de texte, et prenant son sac.

— *Il* sera là dans une heure?

— Les secrétaires appartiennent à tous les sexes, répliqua Karen. Tu es trop vieux jeu, voilà ton problème.

— Qu'essaies-tu de faire, me donner l'impression d'être un vieillard cacochyme?

Jack ouvrit la porte du bureau et sortit de l'atelier à la suite de Karen. Il comprit d'après les regards en coin finauds qu'ils lui lançaient, que tous ses mécanos pensaient qu'il emmenait Karen pour tirer un coup vite fait durant la pause du déjeuner. Mais en ce moment il se foutait complètement de ce qu'on pouvait penser. Il y avait cent trente-sept cinoques évadés sous la surface du sol, et personne ne le savait, à part Karen et lui. Tous ceux qui avaient appris leur existence l'avaient appris à leurs dépens, et ils étaient tous morts.

Ils prirent la direction de Madison sous un soleil brumeux et illusoire. Karen dit :

— Comme je voudrais que tu ne sois jamais allé jeter un coup d'œil à cette maison. Cette maison est damnée.

— Moi et cette maison, répliqua Jack.

C'était la première fois que Jack voyait Les Chênes en plein soleil ; pourtant, d'une certaine façon, la demeure semblait encore plus délabrée et plus hostile que jamais. Ses flèches étaient enveloppées d'une brume de chaleur, et des centaines de pigeons étaient perchés sur les toits et pullulaient sur les parapets et les gouttières, comme des poux.

Il ne parvenait pas à comprendre pourquoi il l'avait trouvée aussi sensationnelle, lorsqu'il l'avait découverte pour la première fois. En ce moment, il aurait préféré transformer le pénitencier de l'Etat en complexe de loisirs, plutôt que cet endroit.

Peut-être était-ce la forte personnalité de ses détenus qui l'avait attiré jusqu'ici ; la séduction démentielle de Quintus Miller. A présent qu'*ils* étaient partis, Les Chênes n'étaient plus qu'une coquille vide.

Jack avait emporté le démonte-pneu de sa station-wagon, si jamais ils étaient attaqués. Il ne pensait pas que cela l'aiderait beaucoup. Il avait envisagé de prendre une arme, mais il ne pensait pas non plus que cela l'aurait beaucoup aidé. Néanmoins... le seul fait de tenir dans sa main un démonte-pneu lui donnait plus d'assurance que de s'approcher des Chênes les mains vides.

— Tu ne penses pas que l'un d'eux aurait pu rester dans la maison? demanda Karen.

— Non, je ne le pense pas, répondit Jack. Et je l'espère. Ils ont été pris au piège ici pendant soixante ans, rappelle-toi. Sans aucun doute, ils avaient tous envie de partir ; et de s'en aller aussi loin que possible. De plus, s'ils recherchent des victimes pour leurs sacrifices humains, ils ne trouveraient personne ici.

— A part nous, fit remarquer Karen.

La porte de la serre était entrouverte. Jack hésita, puis poussa le battant, et s'avança à l'intérieur.

— Seigneur, je déteste cet endroit, dit Karen.

Ils traversèrent la salle de lecture et pénétrèrent dans le vestibule. Ils furent accueillis par les statues aveugles au bas des escaliers, encore plus lumineuses que d'habitude dans la clarté du soleil qui filtrait par les fenêtres hautes du bâtiment. Les talons hauts de Karen claquaient sur le dallage de marbre.

— Est-ce que tu *sens* quelque chose? demanda Jack.

Karen renifla.

— J'ai une sinusite.

— On dirait une odeur de brûlé, insista Jack. Du papier en train de brûler.

Ils montèrent l'escalier ouest jusqu'au palier; puis s'avancèrent dans le couloir menant à la tour ouest. Karen restait tout près de Jack, et elle était manifestement nerveuse.

— Je sens cette odeur maintenant, lui dit-elle. Comme un journal en train de brûler, tu sais?

Jack ne répondit pas. Il pensait à Maggie. Il n'avait pas eu l'intention de lui crier après de cette façon. Ce n'était pas de la faute de Maggie si ils ne s'entendaient pas. Et bien sûr elle se faisait du souci pour Randy; elle était sa mère. La seule raison pour laquelle il avait crié après elle, c'est parce qu'il se sentait coupable d'avoir perdu Randy, et parce qu'il détestait mentir. Mais qu'aurait-il pu lui dire? Notre fils a été kidnappé par un cinoque doublé d'un meurtrier, et entraîné sous la surface du sol, mais ne t'en fais surtout pas, je vais essayer de le tirer de là, à temps pour ton gala de samedi en faveur de la prise de conscience chez les femmes?

Ils arrivèrent devant la porte de la tour ouest. C'était une porte à deux battants, munie d'un solide cadenas, exactement comme pour la tour est.

— Oh dis donc! l'odeur est vraiment forte ici, fit Karen, et elle éternua deux fois.

A tes souhaits, pensa Jack.

— Comment allons-nous faire pour entrer? demanda

Karen. Nous n'avons pas de clé. Seul ce gros lard d'agent immobilier avait une clé.

Jack enfonça le bout pointu de son démonte-pneu dans la porte, derrière le moraillon en métal. Puis il le tira vers lui, s'en servant comme d'un levier. Le bois de chêne craqua, les vis craquèrent. Il enfonça un peu plus le démonte-pneu, et recommença la manœuvre. Au bout de cinq minutes passées à transpirer et à se démener, les vis sortirent brusquement du bois en grinçant, et la porte fut déverrouillée.

Lorsqu'ils poussèrent les battants, cependant, ils découvrirent l'origine de l'odeur de brûlé. Ils se trouvaient dans une immense bibliothèque, d'une hauteur de plafond de deux étages, comme la clinique d'Elmer Estergomy. Chaque mur était couvert de rayonnages, et chaque rayonnage était surchargé de livres, des milliers et des milliers de livres, serrés les uns contre les autres. Mais on avait entassé une centaine de livres sur le tapis, au milieu de la pièce, et on y avait mis le feu. L'air était empli d'une fumée bleue et âcre. Jack s'agenouilla près des livres et passa la main sur leurs restes noircis. C'était un vrai miracle que la maison n'ait pas brûlé de fond en comble. Les fenêtres étaient maculées de taches brunes, comme de la nicotine, et un fauteuil à oreillettes, au rembourrage de crin, achevait de se consumer. Le tapis avait brûlé jusqu'aux lattes du plancher.

Jack éparpilla les cendres avec son démonte-pneu, et en retira un livre à demi consumé.

— Regarde-moi ça, dit-il à Karen. *Awen, le nom divin*.

Il dégagea un autre livre des cendres et tourna couche après couche de pages carbonisées.

— *Origines et histoire des druides*. Et celui-ci... *Les Cultes dans la Bretagne chrétienne*. Et là... *Les Druides pendant la guerre des Gaules*.

Karen leur jeta un bref regard, puis recommença à agiter la main pour chasser la fumée, et à mâchonner son bubble-gum.

— Pas de doute, ça pue ici. Je déteste ça.

— Les druides, dit Jack, en ramassant d'autres pages

noircies et s'effritant. Tous ces livres avaient trait aux druides. Et ils les ont brûlés délibérément, pour nous empêcher de nous renseigner sur ce sujet.

— Un druide, qu'est-ce que c'est? voulut savoir Karen.

Jack se releva.

— Eh bien... c'étaient comme des prêtres, tu comprends? Dans la Bretagne antique. C'est tout ce qu'on m'a appris à l'école.

Karen l'observa en silence un long moment, puis elle demanda :

— Que comptes-tu faire maintenant? S'ils ont brûlé tous les livres?

Jack parcourut la bibliothèque du regard.

— Je ne sais pas. Je suppose que je vais devoir trouver un autre moyen de me renseigner sur les druides. Mais l'important... c'est qu'ils nous ont révélé leur point faible.

— Jack, je ne comprends rien du tout. Quel point faible?

— Réfléchis un peu! Pourquoi Quintus Miller a-t-il brûlé tous ces livres? Il les a brûlés parce qu'il ne voulait pas que nous découvrions ce qu'ils contenaient. Parce que si nous apprenons leur contenu, nous trouverons peut-être le moyen de le neutraliser, tu piges? et de le renvoyer là d'où il est venu. Le renvoyer dans les murs, ou n'importe où. Normalement, il devrait être mort depuis des années.

— Alors, que faisons-nous?

Jack ramassa trois des livres le moins brûlés.

— Ce que nous avons de mieux à faire c'est de faire une petite visite à l'université. Ils ont certainement quelqu'un sur le campus qui sait tout sur les druides. Enfin, ils invitent des professeurs de faculté venus du monde entier.

Karen tendit le bras et prit sa main.

— Jack? dit-elle.

— Qu'y a-t-il?

— Eh bien... tu sais que cela ne marchera peut-être pas, tu le sais? Je veux dire... si Quintus Miller est vraiment aussi mauvais que ce prêtre t'a dit qu'il l'était... eh bien, Randy est peut-être déjà mort.

Jack avait essayé d'accepter cette possibilité depuis le moment où il avait trouvé l'Etron, encastré dans le mur de la cave.

— Oui, dit-il. Mais nous pouvons toujours tenter le coup, non?

Ils sortirent de la bibliothèque et s'éloignèrent dans le couloir. Karen le prit par le bras.

— Jack chéri... écoute... je ne sais pas comment tout cela finira... mais je veux que tu saches que je t'aime... et si jamais tu as envie de vivre avec moi... eh bien, tu es plus que le bienvenu.

Jack l'embrassa sur les cheveux, et pressa sa main.

— Je ne suis pas très sûr d'être capable de remplacer Cecil. Et une chose est sûre, je ne suis pas capable de mettre ses jeans.

Leurs pas résonnèrent dans l'escalier. Ils sortirent des Chênes en passant par la serre, et descendirent l'allée plantée d'arbres où Essie Estergomy était morte. Jack regardait continuellement à gauche et à droite, cherchant des traces de ce qui s'était passé, mais le gravier était uni et non dérangé, et il n'y avait de sang nulle part.

— Il est temps d'écouter les informations, dit Jack. Je veux m'assurer qu'ils n'ont pas pris d'autres personnes.

— Et s'ils l'ont fait? demanda Karen.

— Alors je ne peux absolument pas y remédier.

Elle déposa un baiser sur sa joue.

— Dans ce cas, cesse de te torturer avec ton satané sentiment de culpabilité et filons à l'université.

Lorsqu'ils arrivèrent à la grille, cependant, ils virent la Cadillac de Daniel Bufo garée à côté de leur station-wagon; et Daniel Bufo assis à l'intérieur, l'air malheureux. Tandis qu'ils se faufilaient par la trouée près de la grille, Daniel Bufo s'extirpa de sa voiture et vint vers eux, remontant son pantalon.

— Mr. Reed, j'ai un problème avec vous.

— Ah oui? fit Jack.

Daniel Bufo fit un petit signe de la tête à Karen, et lui

adressa un sourire crispé. « Mrs. Reed? » la salua-t-il, son regard s'attardant juste un instant sur la « Gélatine Vivante ».

Karen ne dit rien. Mais Jack ouvrit la portière côté passager, afin qu'elle puisse monter.

— Avant que vous partiez, Mr. Reed, dit Daniel Bufo, posant son coude sur le toit de la station-wagon et barrant le passage à Jack, je dois avouer que je ne suis pas très content de la tournure que prend cette vente. Pas content du tout. Je commence à penser... eh bien, que vous n'êtes pas motivé à cent pour cent.

— Oh vraiment? Où avez-vous été chercher cette idée?

— Hum... croyez-moi, je n'ai aucune envie de vous perturber, Mr. Reed. Vous avez manifesté un vif intérêt pour Les Chênes, au départ, et bien que vous ayez fait une offre qui se situait très en-dessous de la valeur réelle de la propriété...

— Hé, attendez une minute, l'interrompit Jack. Sommes-nous en train de parler de valeur marchande ou de valeur sentimentale.

— Mr. Reed, dit Daniel Bufo, je vous parle sans la moindre animosité, croyez-moi, mais avez-vous toujours véritablement l'intention d'acheter cette propriété? Parce que, dans le cas contraire, vous pourriez nous faire gagner beaucoup de temps à tous les deux, et nous éviter beaucoup de peine. Dites-le simplement, et nous en resterons là.

— C'est toujours mon intention, bien sûr, lui assura Jack. Tout est en bonne voie. Je dois en discuter avec mon avocat dans le courant de l'après-midi.

Daniel Bufo se tenait si près de lui qu'il voyait la sueur sur sa lèvre supérieure. En vérité, après ce qui s'était passé, Jack n'aurait jamais envisagé d'acheter Les Chênes dans un milliard d'années. Mais s'il annulait la transaction maintenant, ses possibilités d'accès aux Chênes risquaient d'être fortement compromises; et tant qu'il n'aurait pas débusqué Quintus Miller, il voulait être en mesure d'aller et venir dans la maison aussi souvent qu'il le faudrait.

— Eh bien, je suis vraiment content d'entendre ça, dit Daniel Bufo, avec un soulagement évident. Après ce que vous m'aviez dit hier... votre désir de rencontrer le vendeur en personne...

— Eh bien, ce ne sera pas nécessaire, répondit Jack. Sans doute me suis-je montré un peu pointilleux. Je souffre de rages de dents, ces derniers temps... et cela a tendance à me mettre de mauvaise humeur.

— Oh, je suis désolé, lui dit Daniel Bufo (plein de sollicitude maintenant qu'il était rassuré au sujet de sa vente). J'espère que le dentiste pourra vous arranger ça très vite. Ma sœur souffrait le martyre avec ses rages de dents.

Il se pencha en avant et reluqua les cuisses de Karen comme elle prenait place sur son siège.

— J'ai été ravi de vous revoir, Mrs. Reed.

Jack lui serra la main à contrecœur et dit :

— Je vous fais signe, d'accord? Dès que j'aurai parlé à mes avocats.

Daniel Bufo rebroussa chemin vers sa voiture, sa veste ample flottant au gré du vent. Jack le regarda s'éloigner. Karen demanda :

— Tu ne parles pas sérieusement, hein? Tu n'as pas l'intention d'acheter cette maison, après tout ce qui s'est passé?

— Je n'achèterais pas cette maison même si c'était la dernière maison encore debout sur cette bonne vieille Terre, répondit Jack.

Daniel Bufo se retourna et salua Jack de la main avant de s'engouffrer dans sa voiture. Jack se détournait lorsqu'il lui sembla apercevoir un ondoiement dans l'herbe à proximité de la route. Il regarda à nouveau, en fronçant les sourcils. Cela avait dû être le vent, rien de plus. Puis il vit l'ondoiement à nouveau, et il ne pouvait s'agir du vent parce que cela se déplaçait rapidement, le long de l'accotement, comme si un putois invisible courait dans l'herbe. Cela se dirigeait droit vers la voiture de Daniel Bufo.

Karen demanda : « Qu'y a-t-il, chéri? » mais Jack était déjà parti en courant.

— Mr. Bufo! cria-t-il. Mr. Bufo! Foutez le camp d'ici, vite!

Daniel Bufo fronça les sourcils vers lui à travers le pare-brise, puis il fit la pire chose qu'il aurait pu faire. Il coupa son moteur.

— *Partez! Mr. Bufo! Partez!* hurla Jack.

L'ondoiement de l'herbe sur l'accotement atteignit la route elle-même. Soudain, un bras jaillit du sol, et la chaussée de terre compacte se fendilla et se craquela. Daniel Bufo baissa sa vitre, sortit sa tête par l'ouverture et appela :

— Qu'avez-vous dit, Mr. Reed? Il y a quelque chose qui ne va pas?

Jack était presque arrivé à la voiture de Daniel Bufo maintenant.

— Partez! lui cria-t-il. Ils sont là!

Il réalisa brusquement que, très probablement, il n'avait fait qu'empirer les choses... s'il n'avait pas crié et tenté de le prévenir, Daniel Bufo serait déjà parti à présent.

Le visage de Daniel Bufo était gros et placide.

— Excusez-moi, Mr. Reed, je ne suis pas certain de vous...

Jack regarda frénétiquement tout autour de la voiture, pour voir où était passé le sillon. La chaussée s'était refermée derrière lui, comme si cela n'était jamais arrivé.

— Qui est là, Mr. Reed? s'enquit Daniel Bufo.

Ils entendirent un *clonk!* métallique, sous sa voiture; puis un bruit comme si quelqu'un frappait à coups redoublés sur la tôle de la carrosserie. Toute la voiture fut secouée et cahota en grinçant sur sa suspension.

— Qu'est-ce que *c'est*, merde? s'écria Daniel Bufo avec colère.

— Mr. Bufo, si j'étais vous, je dém...

Mais au même moment, il y eut un formidable craquement — métal, tôle et ressorts explosant — et Daniel Bufo se rejeta en arrière sur son siège. Un poing serré aux articulations rouge vif surgit, faisant voler en éclats la garniture en cuir marron, juste entre ses cuisses.

— Mais qu'est-ce que… ? s'exclama-t-il, mais sa voix était un couinement incontrôlé, le genre de couinement qu'un porc laisse échapper, lorsqu'il comprend brusquement qu'on va l'égorger.

Un bras se fraya un chemin hors du siège, puis un autre bras. Ils saisirent Daniel Bufo par le cou et le tirèrent violemment vers le bas. Son nez heurta le volant, et Jack entendit l'os se briser.

« *Graaarrggghhh !* » suffoqua Daniel Bufo, tendant son bras par la vitre baissée de la voiture et battant l'air pour que Jack vienne à son aide. Jack tira sur la poignée, mais la voiture était verrouillée, et lorsqu'il voulut glisser la main à l'intérieur pour l'ouvrir, Daniel Bufo s'accrocha à sa manche et refusa de le lâcher.

Les deux mains musclées avaient attiré la tête de Daniel Bufo vers le bas, entre ses genoux, de telle sorte qu'il était plié en deux. Il gargouillait et se débattait, mais il ne pouvait trouver le souffle nécessaire pour crier. Jack hurla : « Mon bras, lâchez mon bras ! » mais la panique de Daniel Bufo était totale, et tout ce qu'il pouvait faire c'était agripper le bras de Jack encore plus fort.

Deux autres mains, les mains d'un Noir cette fois, se forcèrent un passage hors du capitonnage, et empoignèrent Daniel Bufo par la taille. Aussitôt, elles entreprirent de le tirer à l'intérieur du siège.

Jack tenait la main de Daniel Bufo aussi fermement qu'il le pouvait. Mais, petit à petit, en une série de tractions régulières et irrésistibles, Daniel Bufo fut entraîné, plié en deux, vers le fond de son siège. Le dos de sa veste s'aplatit derrière lui, ressemblait à un champignon, puis il se mit brusquement à se tordre d'un côté et de l'autre, en proie à une douleur insupportable. Son dos nu était raclé contre le métal déchiqueté du plancher de la Cadillac.

Jack essaya de faire lâcher prise aux mains qui serraient la gorge de Daniel Bufo, mais elles étaient si robustes qu'il ne parvint même pas à les bouger. Pendant tout ce temps, il n'arrêtait pas de regarder rapidement et frénétiquement autour de lui, juste pour s'assurer que la chaussée ne se creusait pas de nouveaux sillons, et que d'autres acolytes timbrés de Quintus Miller ne survenaient pas pour l'attraper, *lui*.

Il y eut un moment où la lutte acharnée et prolongée entre Jack et Daniel Bufo et les mains qui le tiraient vers le bas se trouva dans une impasse frémissante. Daniel Bufo agrippait Jack d'une main et le volant de la Cadillac de l'autre, résistant désespérément pour ne pas être entraîné dans le sol. Ses phalanges étaient blanches, tout son corps tremblait par suite de la souffrance et de ses efforts.

— *Aarrrrgghhhh!* gargouilla Daniel Bufo. Puis il aspira une bouffée d'air précieux, et cria : — *Aidez-moi!*

Ce furent les derniers mots qu'il prononça. A cet instant, Jack entendit sa cage thoracique craquer en un crépitement d'os brisés, puis son bassin se cassa en deux avec un bruit qu'il ne pourrait jamais oublier, comme un plateau que l'on casse en deux sous un coussin.

Un flot de sang jaillit de la bouche de Daniel Bufo et éclaboussa ses pieds. Puis, dans une dernière traction brutale, il fut tiré vers le fond de son siège, et à travers le plancher de la voiture, et dans le sol lui-même, ne laissant derrière lui que des morceaux de tissu et des lambeaux de chair ensanglantée adhérant aux ressorts du siège tordus et arrachés.

Jack se laissa tomber sur les genoux, tremblant et haletant, pour regarder sous la voiture. Durant une brève seconde, le sol fut en ébullition, de la même façon que l'océan est momentanément agité de remous lorsqu'un requin a saisi sa victime.

— Jack? appelait Karen. Jack? Que se passe-t-il? Mais qu'est-ce que tu *fais*?

Jack se remit debout, et s'appuya contre le flanc de la voiture de Daniel Bufo, essuyant la sueur sur son front avec sa manche.

Puis, brusquement, une main jaillit de la chaussée devant lui, et essaya d'attraper sa chaussure.

Il la repoussa du pied, et recula précipitamment. Mais il se rendit compte aussitôt que ce n'était pas l'une des mains des cinoques. Elle était potelée, et blanche, et ornée de grosses chevalières en or. C'était Daniel Bufo, faisant un dernier effort désespéré pour se sauver.

Jack voulut saisir la main, mais elle fut entraînée hors de sa portée à travers la chaussée — très lentement au début, puis de plus en plus vite. Elle disparut dans l'herbe sur le bas-côté dans un bruissement agité, et puis tout fut terminé.

Rapidement, avançant par saccades, Jack revint vers la station-wagon. Karen l'attendait, les yeux écarquillés, la bouche ouverte et son bubble-gum en suspens.

— Que s'est-il *passé* là-bas ? Où est allé Mr. Bufo ?

Jack se glissa derrière le volant et dit :

— Ferme la portière. Allons, vite. On fout le camp d'ici.

Comme il tournait la clé de contact, il vit la chaussée se craqueler, un peu plus loin sur sa gauche. Le moteur hennit, mais refusa de démarrer. Il essaya à nouveau, le moteur hennit à nouveau.

— Démarre, saloperie, grogna-t-il.

— Je m'apprêtais à te le dire, fit Karen. Ton éclairage intérieur était allumé.

— Quoi ? s'exclama-t-il. Tu veux dire, le plafonnier, les voyants des portières ? Je les avais laissés allumés ?

— Je les ai éteints pour toi, dit Karen, toujours prête à rendre service.

Oh, nom de Dieu, ma batterie était déjà quasiment à plat. Il y a une batterie neuve sous mon bureau à l'atelier. Pourquoi faut-il que quelqu'un s'occupant de voitures soit la toute dernière personne à songer à l'entretien de sa bagnole ?

Il tourna la clé de contact à nouveau. Cette fois, le moteur toussa deux fois, puis se tut. Le sillon dans la route se rapprochait. Un bras creva la surface, puis un autre bras. Jack tourna la tête, et dans les bois à droite de la voiture, il vit des arbustes s'agiter et remuer violemment, et des feuilles voleter, tandis que d'autres sillons arrivaient à toute allure dans leur direction.

— Ote tes chaussures, dit-il à Karen.

— Quoi ?

— Ote tes chaussures, nous allons devoir courir.

— Tu te fiches de moi?

— Contente-toi d'ôter tes chaussures, de sortir de la voiture, de courir à toutes jambes et de faire un détour si tu vois le sol se craqueler! Maintenant, allez!

Karen le regarda fixement, médusée. Puis la station-wagon fut violemment secouée, et de sous le plancher ils entendirent le câble du frein à main se casser net, et des poings martelèrent furieusement le métal sous leurs sièges.

— Qu'est-ce que c'est? glapit Karen. Jack... qu'est-ce que c'est?

— *On s'arrache!* hurla Jack.

Ils ouvrirent violemment leurs portières, et coururent. Passant près de la Cadillac de Daniel Bufo, longeant le mur qui entourait Les Chênes, puis s'éloignant sur la route.

— Que... que fuyons-nous? haleta Karen.

Jack tendit le bras et saisit sa main.

— Ne... parle pas... *cours*!

Il regarda derrière lui une seule fois. La station-wagon était secouée sur ses ressorts, et il entendait le bruit de métal déchiqueté. Puis l'un des pneus éclata, dans un mugissement assourdissant qui fit s'envoler les corneilles des chênes avoisinants, criant et tournoyant dans le ciel.

L'employé noir de la station-service les avait observés s'approcher depuis un bon kilomètre ; marchant sur la route bordée d'arbres comme la séquence finale dans *Le Troisième Homme*, sauf que Karen boitillait, sans chaussures et avec une minijupe trop serrée, et que Trevor Howard n'arrêta pas sa jeep pour leur proposer de les déposer quelque part.

Lorsqu'ils arrivèrent finalement à la station Exxon, il dit simplement : « Salut », à Jack et « Salut » à Karen, puis : « Une panne? »

— Juste besoin d'utiliser votre téléphone, je vous prie, lui dit Jack.

— Je peux vous avoir une dépanneuse, proposa l'employé.

— Non, merci. Tout ce qu'il me faut c'est un téléphone. Et madame accepterait volontiers quelque chose à se mettre aux pieds, si c'est dans vos cordes.

L'employé suçota ses dents du bas et contempla les pieds de Karen.

— Nous vendons des articles de sport, des chaussures de base-ball *Milwaukee Brewers*. Je dois en avoir à votre pointure.

Jack prit deux Fresca dans le distributeur de Coke puis se dirigea vers le taxiphone tandis que Karen allait faire un brin de toilette dans les toilettes pour dames. Il ouvrit l'une des boîtes et en but la moitié d'une traite. Puis il appela l'opératrice et lui demanda le numéro de l'université du Wisconsin à Madison.

On venait de le mettre en communication avec le secrétariat lorsque Karen réapparut. Il ne put s'empêcher de sourire comme elle se dirigeait vers lui en faisant *splitch-splotch* dans des chaussures de base-ball pointure 42.

— Je me demande vraiment ce qui te fait rire, dit-elle, ouvrant la porte brisée et se glissant dans la cabine téléphonique près de lui.

— Ils t'ont engagée dans l'équipe pour la prochaine saison ? lui demanda Jack.

Karen hocha la tête vers le téléphone.

— Qui appelles-tu ? Pas les flics ?

— Hon-hon. L'université. Tu te rappelles ce que j'ai dit, que je voulais demander l'aide d'un spécialiste ? Ils essaient de me passer le département des études religieuses.

— Tu crois vraiment que ça servira à quelque chose ?

— On peut toujours essayer. Il faut absolument que nous sachions à quoi nous sommes confrontés.

Ils attendirent pendant presque cinq minutes, tandis que Karen buvait bruyamment son Fresca et que Jack alimentait le taxiphone en *quarters*. Finalement, une voix distraite dit :

— Département des études religieuses ?

— Parfait, fit Jack. Avez-vous quelqu'un chez vous qui sache quelque chose sur les druides ? Non, non, *druides*. Ouais, exactement. C'est urgent.

Le conducteur du minibus les déposa sur le campus, à proximité du lac Mendota. D'énormes nuages orageux s'accumulaient dans le ciel de l'après-midi.

— Ton département des études religieuses se trouve juste là-bas, mec, leur dit le conducteur du minibus.

Il devait avoir dans les quarante-six ans, avec des cheveux grisonnants lui descendant jusqu'aux épaules, des lunettes de soleil John Lennon impénétrables, et des jeans délavés. Pendant tout le trajet depuis Waunakee, il leur avait parlé avec cette façon de s'exprimer particulière à ceux qui n'ont jamais réussi vraiment à survivre aux Doors, au Jefferson Airplane et aux boutiques psychédéliques, et qui parlent comme s'ils étaient en train de fumer un joint.

— Bonne chance, et merci, dit Jack.

— *Peace*, répliqua le conducteur du minibus.

Se tenant par la main, ils s'avancèrent en hâte sur l'herbe fraîchement tondue. Jack pressait le pas, non parce qu'il allait pleuvoir apparemment, mais parce qu'il se sentait anormalement vulnérable sans voiture.

— Est-ce que ça va servir à quelque chose? lui demanda Karen. Est-ce que nous ne ferions pas mieux d'essayer de découvrir où ce Quintus Miller a fichu le camp?

— Réfléchis un peu, répliqua Jack. Supposons que nous le trouvions... que ferions-nous?

— Nous pourrions *l'abattre*, non? Tu as bien un fusil de chasse?

— Tu as vu trop de films de Rambo. Ce type existe sous le sol. Pas seulement sous le sol, *dans* le sol. Ou dans des murs en dur; ou dans des sols en béton. Comment peux-tu abattre quelqu'un comme ça?

— Je ne sais pas, reconnut Karen, faisant s'activer son postérieur pour se maintenir à la hauteur de Jack. C'est juste le fait de parler à des professeurs et tout ça... ça fait plutôt *nouille*, tu ne trouves pas?

Ils arrivèrent devant l'entrée voûtée surmontée d'un écriteau « Département des Etudes Religieuses », et ils poussèrent une lourde porte battante. A l'intérieur, le bâtiment était sombre et mal ventilé, et le couloir peint en vert était encombré de cartons contenant des rames de papier pour machine à polycopier. Jack arrêta une fille grande et blonde avec un nez crochu et des lunettes.

— Je cherche Mr. Summers.

— Il est dans la salle des professeurs, tout au fond de ce couloir, lui dit la jeune fille d'une voix étrangement rêveuse, comme si elle parlait de Dieu, ou à tout le moins de Robert Redford.

Jack et Karen remontèrent le couloir et frappèrent à la porte de la salle des professeurs. Il n'y eut pas de réponse, aussi Jack ouvrit-il la porte, et ils entrèrent sans plus attendre. Sur l'un des nombreux canapés hétéroclites, les pieds posés dessus, ils aperçurent un homme grand et maigre, à la barbe noire, vêtu d'un pantalon de velours côtelé vert et d'un sweater marron ample, fumant la pipe et lisant avec délectation un exemplaire de *Prestige de la cuisine familiale*.

— Mr. Summers? demanda Jack.

— C'est moi, répondit l'homme avec un accent anglais, sans lever les yeux.

Jack lui tendit la main.

— Je suis Jack Reed. Je vous ai téléphoné tout à l'heure.

Mr. Summers releva la tête. Ses yeux étaient légèrement protubérants et verts comme des raisins fraîchement pelés.

— Ah oui. L'homme des druides, c'est ça? L'homme des druides *pressé*?

— C'est exact. Je me demandais si nous pourrions parler un peu.

— Naturellement. J'ignore si je pourrai vous dire quelque chose de très utile. (Il ôta ses chaussures de daim marron du canapé, et se leva.) J'essayais de découvrir pourquoi mes rôtis à la cocotte sont toujours aussi infects.

— Probablement parce que vous ne les faites pas cuire suffisamment à feu doux, intervint Karen. C'est l'erreur que commettent la plupart des gens. Il faut les faire mijoter à feu vraiment doux, pendant des heures et des heures, autrement votre viande est coriace et filandreuse, et elle a un goût de chaussures de sport.

— Ah ! Ma foi, c'est certainement mon problème, dit Mr. Summers. Je suis trop impatient ! Qui penserait qu'un homme qui a consacré sa vie à l'étude de la religion comparée est trop impatient ? Et pourtant c'est le cas.

Il fronça brusquement les sourcils vers Jack et dit :

— Vous appeliez d'un *garage*, n'est-ce pas ?

— D'une station-service, c'est exact. Là-bas, à Waunakee. Le secrétariat de l'université m'a dirigé sur vous ; on m'a dit que vous étiez très calé sur les religions anciennes.

— Pardonnez-moi, dit Mr. Summers, mais comment peut-on téléphoner d'un garage... excusez-moi, d'une station-service... demandant un rendez-vous urgent pour parler des druides ? Non pas que cela me *dérange*, notez. Je pourrais parler des druides jusqu'à la Saint-Glinglin. Mais vous voulez parler d'eux *de toute urgence* ?

— Mr. Summers, fit Jack, j'allais y venir. Savez-vous quelque chose à propos de gens qui peuvent entrer dans des murs ? J'ai été amené à croire que cela a un rapport avec les druides d'autrefois, mais je n'en suis pas certain. Des gens qui peuvent aller et venir, sous terre ?

Mr. Summers considéra Jack avec intérêt.

— Qui vous a parlé de cela ? demanda-t-il.

— Personne ne nous en a parlé, nous..., commença Karen, mais Jack serra sa main pour la faire taire.

— Nous l'avons juste appris, c'est tout.

— Ma foi, c'est tout à fait intéressant, reprit Mr. Summers. L'un des mystères typiques du monde préchrétien. Il y a des centaines d'histoires très anciennes à propos de gens qui pouvaient passer à travers des rochers, et de prêtres vivant dans des troncs d'arbres solides, et d'hommes et de femmes qui pouvaient traverser des murs.

« Que cela ait été vraiment possible ou non, il y a *tellement* d'histoires sur ce sujet, et *tellement* d'inscription qui décrivent ce phénomène en détail, que l'on est obligé d'admettre que les druides *croyaient* certainement que c'était possible.

Il jeta un coup d'œil à sa montre-bracelet.

— J'ai terminé pour aujourd'hui ; et il y a un bar très confortable pas très loin d'ici. Que diriez-vous d'aller prendre un verre ?

— C'est une excellente idée, répondit Jack.

— Appelez-moi donc Geoff, dit Mr. Summers. Chaque fois que quelqu'un dit « Mr. Summers », je me retourne pour voir si mon père se trouve derrière moi.

Ils traversèrent le parking balayé par le vent pour prendre la Valiant délabrée de Geoff Summers, puis il les emmena à trois ou quatre kilomètres en dehors de la ville, jusqu'à un petit bar-restaurant peint en blanc, *La Ferme de Lindstrom*. Ils se serrèrent dans un box en chêne rustique et peu confortable, et commandèrent des bières. La flamme d'une bougie vacillait dans une lampe de table au verre rouge. Jack comprit, d'après la façon dont Geoff Summers ne quittait quasiment pas des yeux la serveuse au type germanique et à la poitrine plantureuse, quel était son principal intérêt à venir boire un verre ici. Jack connaissait la réputation des universitaires.

Geoff Summers but une gorgée de bière. La mousse resta sur sa moustache. Il prit sa pipe et dit :

— Toute cette affaire d'aller et venir sous la surface du sol remonte très loin dans l'histoire ancienne... *avant* les druides, en fait. Aussi loin que l'ère mégalithique, les gens qui ont bâti Stonehenge et tous ces autres mystérieux monuments mégalithiques. C'est pourquoi l'époque dont nous parlons se situe environ deux mille sept cents ans avant Jésus-Christ.

« Les hommes et les femmes de cette époque découvrirent les lignes d'énergie magnétique qui se trouvent sous la terre... on les appelle des courants telluriques, ou lignes-ley. Et là où ces lignes s'entrecroisent, on trouve des sites présentant une extraordinaire activité psychique.

— Est-ce ce qu'on appelle la « magie de la terre » ? demanda Jack.

Geoff Summers avait gratté une allumette pour allumer sa pipe mais il la laissa se consumer entre ses doigts.

— J'aimerais beaucoup savoir pourquoi vous vous intéressez à tout ceci, Mr. Reed.

— Jack, et c'est sacrément difficile pour moi de vous l'expliquer.

— Dites-moi, Jack, vous avez entendu un fantôme quelque part, c'est ça? D'ordinaire c'est pour cette raison que les gens commencent à prendre en considération la magie de la terre. Ils entendent des coups sourds dans les murs, ou au plafond, et ils supposent que c'est un esprit invisible. En fait — à peu près sans exception — leur maison se trouve sur une ligne-ley, et ce qu'ils entendent c'est quelqu'un passant effectivement à travers leurs murs. Un « marcheur sous terre ».

Jack tenait la main de Karen sous la nappe rouge à carreaux.

— Cela se rapproche assez des problèmes auxquels nous sommes confrontés, dit-il avec circonspection.

— Je vais vous dire une chose, poursuivit Geoff Summers. Ces lignes-ley présentent une énergie beaucoup plus importante que ne le comprennent les scientifiques modernes, particulièrement à certaines époques de l'année. Par exemple, les *bluestones*, ces blocs de grès gris-bleu que les anciens Bretons ont utilisés pour bâtir Stonehenge, provenaient des montagnes Prescelly dans le Pembrokeshire, soit à plus de deux cents kilomètres du site où ils ont été finalement érigés... et pourtant certains de ces blocs de pierre pèsent cinquante tonnes.

« Scientifiquement, personne n'a été capable à ce jour d'expliquer comment les anciens Bretons avaient pu déplacer une pierre de cinquante tonnes sur un kilomètre, encore moins sur une distance de deux cents kilomètres. Mais les récits druidiques disent que les pierres ont été simplement *appelées*, et qu'elles sont venues en suivant les lignes-ley depuis le pays de Galles jusqu'à Stonehenge, sous la surface du sol, *toutes seules*.

— C'est étrange, dit Karen. C'est vraiment très étrange.

— Malheureusement, il est impossible de prouver cette affirmation, répliqua Geoff Summers, les yeux fixés sur la serveuse. Mais cela s'est également produit en Amérique. A Mystery Hill, dans le New Hampshire ; et en Arizona, aussi. Les Indiens Pima ont une légende concernant Tcu-Wutu-Makai, le Magicien-de-la-Terre-Solide, lequel pouvait marcher sous la surface du sol. Et nous avons un assez grand nombre de témoignages modernes sur les « marcheurs sous terre ».

« A Applebachsville, en Pennsylvanie, en 1881, une femme a vu la silhouette d'un homme nu traverser le mur de sa ferme ; et plus récemment, en 1903, un fermier de Pewamo, dans le Michigan, a affirmé à son journal local qu'il avait vu un champ rempli de bras humains. Il a juré sur tout ce qu'il avait de plus sacré que les bras avaient saisi son taureau blanc primé, et l'avaient entraîné sous terre.

— Vous y croyez? demanda Jack, prudemment.

— Je ne sais pas, dit Geoff Summers, frottant une autre allumette et l'approchant du tabac frais dans le fourneau de sa pipe. Mais en ce qui concerne les études religieuses, nous ne sommes pas aussi sceptiques que, disons, les anthropologues ou les purs historiens. Nous tenons compte de l'aspect mystique de la vie. Et — vous voyez — ce que ce fermier du Michigan a déclaré concordait tout à fait avec l'enseignement druidique. Lorsqu'un prêtre s'était incorporé à la terre, un sacrifice de sang était nécessaire pour lui permettre de revenir vers l'air, parfois plusieurs.

Il tira des bouffées de sa pipe, puis déclara :

— Les druides tenaient leurs rites secrets, c'est pourquoi personne ne peut dire combien de gens ils ont vraiment immolés. Il y a très peu de restes humains sur leurs lieux sacrés, deux ou trois crânes, quelques fémurs, aussi la plupart des historiens en ont-ils déduit qu'ils accomplissaient très peu de sacrifices humains, peut-être pas du tout.

« Mais les récits et les légendes sont tout à fait explicites. Les premiers druides étaient censés avoir tué des hommes et des femmes par centaines, et d'une façon pas très agréable, non plus. On dit qu'ils castraient les hommes et éventraient les femmes pour prendre leur utérus. Ils leur arrachaient les bras et les jambes, et arrosaient le sol de leur sang. Des villages entiers ont été exterminés de cette façon. On dit qu'ils étudiaient les convulsions de leurs victimes agonisantes afin de prédire l'avenir.

Karen pressa son poignet contre son front en un geste rapide et nerveux.

— Excusez-moi, dit Geoff Summers. Je n'avais pas l'intention de vous écœurer.

Mais Karen jeta un coup d'œil à Jack et Jack comprit que ce n'était pas une délicatesse exagérée qui la faisait se sentir aussi bouleversée. C'était sa peur de Quintus Miller et de ses acolytes, se frayant un chemin à travers les ténèbres du sous-sol, avec une soif de sang qui était avivée à parts égales par un mysticisme remontant à l'âge de pierre et par une pure folie criminelle.

Jack demanda à Geoff Summers :

— Existe-t-il un moyen... avez-vous connaissance d'un quelconque moyen... permettant d'arrêter ces « marcheurs sous terre »?

Geoff Summers l'observa un moment avec ses yeux vert raisin.

— Arrêter, qu'entendez-vous par « arrêter »?

— Les tuer, voilà ce que je voulais dire. Est-il possible de les dépister et de les tuer?

— Jack, dit lentement Geoff Summers, je commence à me demander au juste dans quoi vous vous êtes fourré.

— Je vous pose une question, c'est tout. Comment peut-on les tuer?

Geoff Summers secoua lentement la tête.

— Je ne vous dirai pas un mot de plus tant que je ne saurai pas ce que signifie tout ceci.

Jack inspira profondément.

— Je ne peux rien vous dire, pas encore. Cela pourrait nuire à quelqu'un. J'ai un jeune fils, en fait. Cela pourrait *lui* nuire. Est-ce que nous ne pourrions pas faire un marché? Vous me dites tout ce que vous savez sur les « marcheurs sous terre », et lorsque je pourrai le faire sans danger, je reviendrai vous voir et je vous raconterai tout. Je pourrai même consigner cette histoire par écrit, si vous voulez.

— Mon salaud ! s'exclama Geoff Summers avec entrain. Vous avez *trouvé* un « marcheur sous terre » ?

— Hon-hon, répliqua Jack. Je ne sais pas ce que j'ai trouvé. Mais, je vous en prie, j'ai besoin de votre aide. Je ne vous demande pas quelque chose pour rien. Je vous paierai. Que voulez-vous ? Deux mille cinq cents dollars, ça vous irait ? En liquide, net d'impôt.

— Vous avez vraiment *trouvé* un « marcheur sous terre » ? répéta Geoff Summers.

Jack frappa la table du plat de la main, et s'extirpa de son siège, se cognant la cuisse contre l'accoudoir.

— Je vous l'ai dit, Geoff... j'ai besoin de votre aide. J'ai besoin de toute l'aide que je pourrai trouver. Mais je ne peux pas vous expliquer ce qui se passe parce que, moi-même, je ne suis pas du tout sûr de savoir ce qui se passe. Si vous *refusez* de m'aider... eh bien, il me faudra trouver quelqu'un d'autre qui acceptera.

Geoff Summers ôta vivement sa pipe de sa bouche et leva la main.

— Attendez, Jack... bon sang ! Voyons, pourquoi prendre la mouche ? Calmez-vous et procédons méthodiquement. Répondez simplement à ma question... dites-moi seulement si vous avez trouvé un « marcheur sous terre ». Et que votre réponse soit oui ou non... je vous dirai tout ce que je sais concernant les druides, vous avez ma parole. Ce n'est pas grand-chose, en fait... vous pourriez en apprendre la plus grande partie tout seul, si vous saviez quels ouvrages lire. Mais ensuite, je ne vous poserai plus d'autres questions, jusqu'à ce que vous soyez prêt. Alors, qu'en pensez-vous ?

Jack hésita. Sa vie deviendrait un enfer lorsque la police découvrirait ce qui était arrivé à Joseph Lovelittle et au Père Bell et à Essie Estergomy et à Daniel Bufo... sans parler des guides et de toutes les autres personnes que Quintus Miller et ses mabouls avaient peut-être déjà massacrées. Avant d'avouer toute implication dans ce qui s'était passé, Jack voulait d'abord trouver Quintus Miller, et le mettre hors d'état de nuire, définitivement.

Et si Randy était encore en vie — quelque part, d'une façon ou d'une autre — il voulait également le sauver.

— Cette affaire est très compliquée, dit-il, et il se rassit.

— Les druides étaient des gens très compliqués, lui assura Geoff Summers. Ils comprenaient le monde dans lequel ils vivaient, ils comprenaient ses pouvoirs, et ils les utilisaient avec des résultats incroyables. Nous voilà, quatre mille sept cents ans plus tard, et nous sommes *toujours* incapables d'expliquer scientifiquement et rationnellement la construction de Stonehenge, ou les statues de l'ile de Pâques, ou les alignements de Carnac en France, ou Mystery Hill. Nous sommes toujours incapables d'expliquer *pourquoi* ils les ont érigés, ou *comment*.

— Geoff, c'est vrai, intervint Karen. Nous en avons trouvé un. Un « marcheur sous terre ». Hum, plus d'un, à vrai dire.

— *Karen*, protesta Jack, mais Karen poursuivit :

— Ce n'était pas de ta *faute*, Jack ! Ce n'était pas de ta faute ! Et que pourrais-tu faire d'autre ? Quelqu'un doit savoir tout ça. Ils me *terrifient*, Jack. Ils me terrifient vraiment.

Les yeux de Geoff brillèrent, et il se pencha en avant sur la table, sa pipe lâchant des bouffées de fumée comme une locomotive du temps jadis.

— C'est sensationnel ! Vous allez me mettre dans le coup, hein ? Toute ma vie j'ai attendu un truc comme ça ! Ecoutez-moi, Jack, si c'est vrai, si vous avez réellement trouvé un « marcheur sous terre », alors il s'agit de l'événement mystique le plus exceptionnel depuis des décennies. Mon doctorat est dans la poche !

— Je me fous de votre doctorat ! rétorqua Jack. Ces gens retiennent mon fils !

Geoff s'appuya sur le dossier de son siège, décontenancé.

— Je suis désolé. Ecoutez, je suis vraiment désolé. Je n'avais pas compris. (Puis il se pencha en avant à nouveau, avec un nouvel enthousiasme.) Si vous me mettez dans le coup, croyez-moi, Jack, je ferai tout mon possible pour vous aider à le récupérer.

Jack répéta, avec une patience exagérée :

— Dites-moi seulement comment on peut les tuer.

— Eh bien..., commença Geoff, ce n'est qu'une histoire, vous comprenez? Il n'existe aucune preuve historique de cela. Bon! et alors? Il n'existe aucune preuve historique concernant le fait de marcher sous terre, non plus. Pour tuer un « marcheur sous terre » — c'est ce que disaient les druides — il faut l'amener à l'aide d'incantations jusqu'à un endroit où la terre prend fin. Comme le rebord d'une falaise, peut-être. Il faut l'obliger à se réfugier en un lieu d'où il ne peut pas s'échapper. Ensuite vous devez briser le sol ou le rocher dans lequel il se cache, et le tuer selon la façon rituelle des druides.

— Pardonnez-moi mon ignorance, mais quelle est la façon rituelle des druides? demanda Jack.

Geoff sourit.

— Il faut le courber en arrière, jusqu'à ce que sa colonne vertébrale se brise.

Jack resta silencieux un long moment, jouant avec la pochette d'allumettes *Ferme de Lindstrom*, puis la laissant retomber sur la table.

— Et ces... comment avez-vous dit? demanda-t-il. Ces incantations? En quoi consistent-elles exactement?

— Personne ne le sait. Désolé. Les druides avaient un langage écrit, apparemment, mais... eh bien, vous savez. C'est comme tant d'autres choses. Perdu dans la nuit des temps.

— Perdu dans la nuit des temps, hein? fit Jack. Ça nous fait une belle jambe!

— Hum, je suis désolé. Mais c'est tout ce que je sais. C'était il y a plus de quatre mille ans. Il ne reste plus de druides dans le coin que nous pourrions interroger. D'accord, il y a un ordre moderne des druides, mais ce n'est rien d'autre qu'une bande de Gallois excentriques qui s'affublent de draps les week-ends.

Mais Karen avait énergiquement mâchonné son bubble-gum pendant tout ce temps, se creusant la tête.

— Jack, écoute... l'eau bénite les a retenus là-bas, n'est-ce pas?

— L'eau bénite a retenu qui où ça? demanda Jack. (Il était très fatigué.)

Elle fit passer son bubble-gum de l'autre côté de sa bouche.

— Est-ce que tu ne m'as pas dit que la raison pour laquelle les cinoques ne pouvaient pas sortir de la maison c'était parce qu'il y avait de l'eau bénite tout autour? Est-ce que tu ne m'as pas dit ça? Et aussi parce que ce prêtre avait récité toutes les prières qu'il fallait. Tu sais, du genre : « N'approchez pas, esprits impurs, sinon! »

Jack acquiesça de la tête.

— C'est exact! dit-il. C'est tout à fait exact. Alors, s'ils ne peuvent pas franchir un cercle d'eau bénite... peut-être pourrions-nous nous servir d'eau bénite et de prières, au lieu d'une incantation druidique.

Dans leur surexcitation, ils avaient complètement oublié Geoff Summers, lequel les regardait avec une fascination et une stupeur sans cesse croissantes.

— Il y a certainement des livres contenant les prières appropriées et tout le tremblement, dit Jack à Karen. Ensuite il ne nous restera plus qu'à nous procurer de l'eau bénite ; dans le bénitier d'une église, par exemple ; et lorsque nous serons prêts, nous pourrons traquer ces salopards.

— Je peux vous être utile, dit Geoff Summers poliment.

Jack se tourna vers lui.

— Je suis désolé, croyez-moi. Mais vous n'étiez pas censé écouter tout ça.

— Je peux vous *être utile*, insista Geoff. J'ai tous les livres dont vous avez besoin. Tous les rituels d'exorcisme, toutes les prières pour chasser les démons. J'ai même une prière pour débarrasser la communauté de gens qui ont une interprétation peu orthodoxe de la signification des saintes Ecritures. Franchement, je ne pense pas que « N'approchez pas, esprits impurs, sinon! » donnerait vraiment des résultats.

Jack hésita un moment, puis pointa son index vers lui.

— Vous voulez être dans le coup?

— Bien sûr! fit Geoff avec un large sourire. Vous vouliez un spécialiste, je suis un spécialiste. Du moins, en ce qui concerne les religions comparées.

Il y avait quelque chose dans le côté typiquement britannique de Geoff Summers qui donnait à Jack l'impression de ressembler à Dick Van Dyke plus que jamais. *C'est Mary Poppins!* avec un faux accent cockney.

— Bon, d'accord, dit-il. Vous êtes dans le coup. Mais je vous donne deux avertissements, compris? Premier avertissement, nous ne sommes pas encore disposés à dire à la police ce qui se passe. Si nous le faisons, nous pourrions tout bousiller, et même rendre les choses encore pires qu'elles ne le sont déjà. Deuxième avertissement, c'est très dangereux, et quand je dis très dangereux c'est *très* dangereux, et il y a de fortes chances pour que vous soyez blessé, peut-être même grièvement.

— Ma foi... je pense que je peux faire avec, répliqua Geoff. J'adore vivre dangereusement. Vous savez... faire de la moto sans casque, faire du yachting sans gilet de sauvetage. Faire l'amour sans préservatif.

— Une dernière chose, lui dit Jack. Je prends la direction des opérations. C'est mon fils ; c'est mon problème. Ce qui signifie que vous devrez faire ce que je vous dirai ; et que vous devrez le faire très vite, sans poser de questions.

— D'accord, d'accord, le rassura Geoff Summers. Maintenant... vous voulez bien me dire ce qui se passe?

— Tout d'abord, je dois me procurer une voiture, répondit Jack. Ensuite nous devons nous trouver une base d'opérations, un endroit où dormir, un endroit où nous pourrons regarder le journal télévisé.

— *Le journal télévisé?* Vous vous attendez à des reportages sur les druides au *journal télévisé*?

— Geoff, lui dit Jack, le regardant droit dans les yeux. Vous ne vous rendez pas compte à quel point cette affaire est grave.

— Non, je ne m'en rends pas compte, de toute évidence.

Il sourit à Karen, et haussa les sourcils, et dit : « Mince alors! » et Jack réalisa brusquement combien il était jeune.

CHAPITRE IX

A cinq heures et demie ce soir-là, une femme de soixante-sept ans, Matilda Pancic, sortit de la boutique discount de produits diététiques sur Lincoln Avenue dans Milwaukee Ouest, et commença à remonter les trois blocs jusqu'à l'immeuble où elle habitait.

Elle fredonnait tout en marchant : « *C'est une journée superbe pour moi... c'est le jour dont je me souviendrai jusqu'au jour de ma mort...* »

Tout près derrière elle, le trottoir en béton commença à se craqueler, en un étroit sillon, et bien qu'elle ne puisse pas l'entendre à cause de la circulation, et parce qu'elle était partiellement sourde, un bruit étouffé la suivait. *Sssssssshhhhh – sssssshhhhh – sssssshhhhh.*

Matilda Pancic était veuve depuis quatre ans et neuf jours. Son époux, Milton Pancic, avait été boulanger-pâtissier. Sa photographie était posée sur sa commode ; un homme chauve aux moustaches tombantes. Il était mort d'un ulcère perforant, la nuit précédant l'anniversaire de leur mariage. Le gâteau qu'il avait fait pour cette occasion se trouvait à côté de sa photographie, sous verre. *Pour Ma Matti Chérie, Merci Pour Ces Quarante-Huit Merveilleuses Années, Avec Mon Amour, Pour Toujours, Milton.*

Il avait apporté le gâteau à la maison à six heures du soir. *Pour Toujours* avait duré dix-sept minutes.

Ces derniers temps, Matilda était devenue très frileuse, aussi portait-elle un foulard avec des vues des chutes du Niagara imprimées dessus, et un imperméable matelassé bleu mat. Son visage était plus rond que jamais ; mais que pouvait-elle faire d'autre, à part rester assise devant la télévision et manger des yaourts aux fruits tropicaux et penser à Milton ? Parfois, la nuit, elle avait l'impression d'entendre sa voix, l'appelant depuis la cuisine, aussi forte et claire que lorsqu'il était vivant.

Elle s'arrêta au drugstore Carswell pour acheter le *Milwaukee Journal* et une nouvelle brosse à dents. Mr. Druker, le pharmacien au profil chevalin, se pencha par-dessus le comptoir des ordonnances et demanda :

— Vous avez essayé cette pommade pour votre eczéma, Mrs. Pancic ? Qu'en pensez-vous ?

Elle pinça les lèvres avec dégoût.

— Trop grasse, Herman... ça ne m'a pas plu. Cette pommade a taché les manches de mon chemisier.

— Vous devriez l'essayer pendant un mois, au moins.

La jeune fille devant elle mettait un temps infini à se décider entre deux teintures pour cheveux : *Aube de miel* ou *Extase fauve*.

Mrs. Pancic regarda par-dessus l'épaule de la jeune fille et dit :

— Prenez la brune. Avec l'autre, c'est trop blond, vous auriez l'air d'un balai-brosse.

La jeune fille se retourna et la regarda fixement et laissa échapper un hennissement.

— Suivez mon conseil, l'encouragea Mrs. Pancic. Je m'y connais en teintures pour cheveux. Regardez la mienne. *Surprise neigeuse*.

Elle gloussa de sa propre plaisanterie. Mais, à dix centimètres seulement de son pied gauche, le carrelage en vinyle noir et blanc commençait à ondoyer et à bomber ; et le son sec et traînant semblait être de plus en plus proche de la surface.

— Juste le journal et la brosse à dents, dit Mrs. Pancic, les prenant et les montrant à Mr. Druker.

A cet instant, le sol à côté de son pied explosa, dans un geyser de carreaux brisés et de béton, et une main épaisse au dos couvert de poils en jaillit et lui attrapa la cheville.

Elle poussa un cri strident de saisissement, et bascula en avant vers le comptoir, brisant la vitrine. Elle tomba lourdement vers le sol dans une averse d'Anadin, de Tylenol, de Tums et de Tampax.

La jeune fille cria également, et se rejeta en arrière, de deux ou trois pas. « Oh mon Dieu ! » dit Mr. Druker.

Matilda Pancic essaya de s'agripper à la plinthe autour du comptoir dans un effort pour se dégager. Mais une autre main se fraya un chemin hors du sol et saisit son mollet droit. Pendant tout ce temps elle ne dit rien, absolument rien, mais leva la main vers le comptoir, pour trouver une prise sur quelque chose de solide.

Mr. Druker cria à l'adresse de son préparateur :

— Appelez la police !

— Quoi ? fit le préparateur menacé d'une calvitie précoce.

— Appelez ces enculés de flics ! hurla Mr. Druker. (C'était la première fois qu'il jurait depuis 1951, en Corée.)

Les deux énormes mains empoignèrent Matilda Pancic et la lancèrent d'un côté et de l'autre — la cognant *craccc !* contre le comptoir, puis *craccc !* contre le carrelage, puis *craccc !* contre le présentoir des cartes d'anniversaire Hallmark. Son foulard des chutes du Niagara se teinta brusquement d'écarlate, inondé de sang ; ses bras se balançaient mollement parce qu'ils étaient brisés. Elle fut projetée d'un côté et de l'autre, cognée d'innombrables fois, jusqu'à ce qu'elle se disloque avec les coups, ressemblant à une poupée de chiffon ensanglantée.

Des sirènes crièrent comme des enfants dans la rue. Déjà, une foule s'était formée devant le drugstore ; non pour venir au secours de Matilda Pancic mais pour la regarder mourir. Son sang et sa cervelle avaient aspergé la devanture du drugstore, et maculé tout le comptoir.

Vous voyez ce sang qui gicle ? Vous voyez ces bras cinglant l'air ? Regardez son visage !

Finalement, les énormes mains se tendirent et l'empoignèrent en un geste possessif. Sous les regards incrédules des curieux, elle fut attirée de force dans le sol, dans le béton lui-même, dans un amas de sang, d'entrailles et de tête rejetée en arrière, un puzzle humain ruisselant de sang que ceux qui le regardaient ne parvenaient pas tout à fait à comprendre.

La toute dernière chose à disparaître fut son pied gauche enflé ; un pied de vieille femme, bandé. Il racla le béton avec un bruit à vous agacer les dents ; la chair contre le béton. La chair *dans* le béton.

Puis elle ne fut plus là ; et le sol forma une protubérance un instant. Les flics firent irruption, revolver au poing : « Sortez de là ! On ne bouge plus ! Police ! » Mais personne n'était en mesure de suivre vers les profondeurs de la terre l'homme que quelqu'un avait un jour baptisé Lester.

Peu après sept heures, ce même soir, un agent d'assurances de trente-trois ans, Arnold Cohn, sortit de l'ascenseur au niveau 3 du parking de l'immeuble des Assurances Mutuelles du Wisconsin, et s'avança dans la travée centrale, tout en se passant la main dans les cheveux.

Il avait rendez-vous avec une jeune femme, Naomi Breinstein, ce soir, pour un dîner italien, et ensuite il espérait bien l'emmener chez lui, dans son appartement de Shorewood, pour écouter des airs d'opéra. Dans son attaché-case, à part tous les rapports concernant cet incendie extrêmement suspect qui avait détruit les entrepôts de primeurs Voight, il y avait un nouvel enregistrement CD du *Calife de Bagdad* de François Boieldieu. Arnold était un passionné d'opéras, bien au-delà de Verdi.

Ses cheveux lui donnaient des inquiétudes. Bien qu'il eût seulement trente-trois ans, il avait un commencement de tonsure, au point que s'il faisait pivoter le miroir de son armoire à pharmacie, de manière à apercevoir l'arrière de sa tête dans la glace du couloir, un cuir chevelu blanc était visible, luisant à travers des boucles de cheveux noirs et souples.

Le père d'Arnold était presque entièrement chauve, mais c'était normal que les pères soient chauves. Arnold n'avait jamais pensé un seul instant que cela pourrait *lui* arriver. Surtout pas *maintenant*, alors qu'il avait fait la connaissance d'une fille qui le faisait vraiment bander.

Naomi était violoncelliste dans l'orchestre symphonique de Milwaukee. Ses cheveux étaient noirs et lui descendaient jusqu'au milieu du dos, ses yeux étaient aussi marron et brillants que des M&M's au chocolat, ses cuisses étaient robustes. Arnold n'avait jamais rencontré une fille aussi excitante.

Arnold était presque arrivé à sa voiture lorsqu'il lui sembla entendre quelqu'un marcher derrière lui, en traînant les pieds. Il s'arrêta, et regarda autour de lui, mais le garage en béton était désert. Arnold avait travaillé tard, et à part sa Volkswagen, il n'y avait plus que six ou sept véhicules. L'un d'eux était une Corvette qui appartenait à son collègue John Radetzky, et qui était en permanence recouverte d'une bâche.

Arnold resta parfaitement immobile durant presque une demi-minute, retenant son souffle. Mais le garage était silencieux. Il dit « *hmph* », se reprochant d'être aussi nerveux, et recommença à marcher. Il se demanda s'il réussirait à persuader Naomi de passer la nuit avec lui. Il avait observé ses cuisses serrées autour de son violoncelle. La pensée de les avoir serrées autour de sa taille suffisait à le faire transpirer.

Il prit ses clés de voiture. A ce moment, il entendit le bruit à nouveau. *Sssssshhh — ssssshhhhh — ssssshhhhh*... comme quelqu'un traînant un sac très lourd. Il leva les yeux. Cela semblait provenir du *plafond*, ce bruit ; du niveau 2 du parking. Pourtant le niveau 2 du parking était désert, et plongé dans l'obscurité, lorsqu'il était passé à sa hauteur dans l'ascenseur. Habituellement, il était uniquement utilisé par les visiteurs pendant les heures de bureau.

— Il y a quelqu'un? appela-t-il. *Quelqu'un?* singea l'écho de sa voix.

Il déverrouilla la portière de sa voiture. *Ssssssssssshhhhh*, chuchota le bruit. Cette fois, Arnold fit volte-face, très rapidement.

— Ecoutez... s'il y a quelqu'un ici, vous feriez mieux

de comprendre que vous n'avez pas le droit de vous trouver ici, et que je vais en informer le gardien de l'immeuble lorsque je sortirai du parking.

Ce fut alors qu'il vit la bâche recouvrant la voiture de John Radetzky ondoyer légèrement. Ah, c'était donc ça ! Quelqu'un se cachait dans la voiture de Radetzky. Un clochard, probablement. Il dormait sur la banquette, ou bien il avait l'intention de voler l'installation hi-fi.

Arnold s'avança aussi silencieusement que possible, lissant les cheveux sur sa nuque. Lorsqu'il arriva près de Corvette bâchée, il hésita juste un instant. Puis il se baissa et saisit la bâche à deux mains.

Attends un peu, salopard. Un, deux, trois ! Il tira et ôta la bâche d'un geste rapide, et cria :

— Fait comme un rat !

Mais la voiture était vide. Il n'y avait personne à l'intérieur. Embarrassé — et content qu'il n'y ait personne d'autre à proximité — Arnold jeta un coup d'œil à travers le pare-brise luisant.

Comme il regardait à l'intérieur, mettant sa main en visière pour ne pas être gêné par les reflets lumineux de l'éclairage fluorescent, la voûte en béton exactement au-dessus de sa tête commença à se déformer, comme si le béton était devenu aussi mou que du sable.

Lentement, tandis que les molécules du béton se désagrégeaient et s'écartaient, l'empreinte d'une femme nue apparut, allongée horizontalement sur une poutrelle de soutènement. Elle était d'une beauté étrangement hagarde ; des seins menus, mais le genre de cuisses galbées et puissantes que Arnold aurait vraiment appréciées.

Elle tendit ses deux mains vers le bas, comme un nageur plongeant les mains sous la surface de la mer, et avec une infinie douceur elle effleura les cheveux d'Arnold.

Arnold tapota ses cheveux d'un geste impatient, pensant que c'était une mouche, ou que ses cheveux avaient tout simplement rebiqué, découvrant son commencement de tonsure.

La femme le toucha à nouveau ; et cette fois il leva les yeux, fronçant les sourcils.

— *Ahh!* cria-t-il.

Ce fut tout ce qu'il put dire. Il eut l'impression que l'intérieur de son estomac s'était dégonflé sous l'effet de la terreur, comme un ballon crevé.

La femme dans le béton ne lui laissa aucune chance. Elle saisit son cou avec force, des deux mains, et le souleva vers le haut, de telle sorte que ses pieds ne touchèrent plus le sol. Il lança des ruades et se débattit et suffoqua et essaya de crier, mais elle le tira sans effort vers le plafond, ses pouces appuyant sur sa pomme d'Adam, ses ongles s'enfonçant profondément dans sa nuque.

Le visage empourpré, il poussa contre la voûte des deux mains, mais elle le tira de plus en plus haut, jusqu'à ce que le visage d'Arnold soit pressé contre le sien.

Les joues et le front de la femme étaient tout aussi abrasifs que le béton d'où elle avait surgi. Ses yeux en béton sans expression plongeaient droit dans les siens. Il ne pouvait pas respirer, ne pouvait pas crier. Il avait l'impression que tout l'immeuble s'effondrait sur lui. En fait, c'était exactement l'inverse. Il était tiré vers le haut, *dans* l'immeuble.

Embrasse-moi, sourit la femme, frottant son nez contre la joue d'Arnold, et l'écorchant douloureusement. *Tu ne trouves pas que je suis belle? Regarde mes seins! Tu n'as pas envie de me faire l'amour?*

Elle frotta son visage contre le sien, d'un côté et de l'autre de plus en plus vite. Les égratignures devinrent rapidement des lacérations ; les lacérations se creusèrent en des crevasses. La peau s'effilochait et se déchirait comme un mouchoir en papier, les terminaisons nerveuses mises à nu, la chair rabotée et arrachée. *Droite — gauche — droite — gauche — chip — chop — chip — chop, à la fin l'homme est mort!*

La femme en béton se moquait de lui, son visage en béton luisait du sang d'Arnold. Arnold ouvrit la bouche et essaya de crier, mais elle serrait sa gorge trop fort… et à cet instant, son front de crépi lui arracha les lèvres, deux gros vers rouges et mutilés. Puis ce fut au tour de son nez, formant un nœud sanglant de cartilage et d'os ;

mais ce fut lorsqu'elle racla son menton, l'ouvrant jusqu'à l'os, qu'il trembla, parcouru d'une vibration atroce qui fut transmise jusqu'à son cerveau, et il se débattit tellement qu'elle le lâcha.

Il tomba lourdement sur le sol, éclaboussant de sang la voiture de John Radetzky. Suffoquant, étouffant, des bulles sortant de sa bouche, il s'éloigna de la voiture, rampant sur le sol en béton, laissant derrière lui une traînée de sang aussi vive que de la peinture fraîchement appliquée.

Mon visage, pensa-t-il, à travers un maelström de différentes sortes de douleur. *Qu'a-t-elle fait à mon visage?*

Le sang lui coulait dans les yeux, de telle sorte qu'il ne voyait presque rien. Il n'osait pas toucher son visage pour essuyer le sang; mais en clignant sa paupière gauche, il pouvait distinguer à peu près où il allait. Sa paupière droite pendait, inutile, sur le côté de son œil.

Il aperçut sa Volkswagen vert vif, garée de l'autre côté du parking. Il se traîna vers la voiture, s'efforçant de ne pas penser à ce qui lui était arrivé, essayant simplement d'arriver là-bas. *Une fois là-bas, tu sera en sûreté.*

Il avait atrocement froid, et son corps semblait avoir doublé de poids. A chaque fois qu'il clignait sa paupière gauche, un nouveau voile de sang se déversait. Il essaya de se souvenir des paroles de *Koanga*, de Frederick, l'un de ses opéras de prédilection.

Il se trouvait à trois ou quatre mètres seulement de sa voiture lorsque le béton sous lui commença à se soulever, comme du pain gris gonflant. *Un tremblement de terre*, lui dit son esprit. Puis il sentit des bras rêches et puissants autour de lui, en une terrible étreinte, et des seins rugueux se presser contre sa poitrine. Il cligna sa paupière gauche et elle lui souriait, un sourire fou, triomphant et terrifiant, son visage tacheté d'huile provenant des voitures garées dans le parking, et maculé du sang d'Arnold.

Fais-moi l'amour, exigea-t-elle. *Allons, trésor, fais-moi l'amour.*

Elle embrassa sa bouche sans lèvres et à vif, ses dents

en béton grattant contre celles d'Arnold. Puis, d'une puissante traction, elle s'enfonça dans le sol comme un plongeur, et l'entraîna avec elle.

Durant une fraction de seconde, Arnold connut une douleur tellement intense qu'elle allait au-delà de tout ce qu'il avait jamais éprouvé. C'était comme de tomber vivant dans un océan de hachoirs à viande. Tandis qu'il était broyé, déchiqueté et éventré, il fut stupéfait que sa conscience puisse survivre aussi longtemps, alors que son corps n'était plus que des graisses, des mucosités, des os réduits en fragments et des filaments pulvérisés. Il mourut stupéfait. Il mourut dans un paroxysme de souffrance.

Le silence régna dans le garage après qu'il eut disparu. Puis de façon presque inaudible, il y eut le *sssssshhhhh – sssssshhhhh – sssssshhhhh* de la chair humaine circulant dans les murs.

A deux heures trente, le matin suivant, l'officier de police Gene Spanier rentrait chez lui, empruntant Lisbon Avenue en direction du nord, lorsqu'il aperçut ce qui semblait être un ivrogne étendu sur le trottoir. Il se gara lentement contre le trottoir, se tourna sur son siège, et regarda, son moteur tournant au ralenti. Un ivrogne ou un macchabée ; bien que, à sa connaissance, personne n'ait signalé le moindre macchabée. Les habitants du quartier avaient l'habitude d'enjamber des ivrognes ; mais ils préféraient qu'on enlève les cadavres.

L'officier de police Spanier était très fatigué. Il avait été de service depuis onze heures du matin, le jour précédent, et il n'avait qu'une seule envie : se coucher. Mais voilà, il y avait cette forme, gisant sur le trottoir face contre terre, les bras le long du corps, et si jamais cette forme était de la viande froide, l'officier dc police Spanier pouvait-il passer son chemin sans ciller?

Il adressa une prière amère au Seigneur Dieu tout là-haut. *O Seigneur, Tu donnes des yachts aux braqueurs de banque et des Cadillac aux souteneurs. Comment se fait-il que Tu ne me refiles jamais rien, à part des putains d'emmerdements? Amen.* Il fit une marche arrière jusqu'à ce que son Oldsmobile vieille de huit ans et vibrant de partout soit garée à côté de la forme, et il l'examina avec animosité à travers la vitre hermétiquement fermée.

Ivre mort, ou bien refroidi ? Difficile de le savoir, depuis le rebord du trottoir. Il ne décelait aucune respiration ; et le visage de la forme était d'une couleur tout à fait étrange ; presque de la même couleur que le béton sur lequel elle gisait. Son manteau était également de la couleur du béton.

Un homme, dans les trente-cinq ans ; trapu ; peut-être polonais ou allemand.

L'officier de police Spanier recula encore de quarante ou cinquante centimètres, et vit que la forme était nu-pieds. Des pieds nus couleur de béton.

Ivre mort, c'était certainement ça. Aucune trace de sang. Aucune trace de blessure à la tête. Et pourtant, son visage était de cette affreuse couleur de béton, pas vrai, et sa poitrine ne semblait pas se soulever et retomber tandis qu'il respirait. Et même s'il *n'était pas* mort — même s'il était juste ivre — il était peut-être victime d'un empoisonnement par l'alcool. L'officier de police Spanier était peut-être en mesure de lui sauver la vie.

Si cela sert à quelque chose de sauver un homme ivre mort et gisant face contre terre sur Lisbon Avenue à deux heures et demie du matin, songea l'officier de police Spanier, sans grande charité. Il n'avait jamais aimé la parabole du Bon Samaritain. Et il ne connaissait pas beaucoup de policiers qui l'aimaient. La plupart du temps, les gens qu'ils sauvaient n'avaient même pas envie d'être sauvés, et le reste du temps ils n'en valaient pas la peine. Des clodos, des drogués, des candidats au suicide, des ouvriers des brasseries au chômage, des Polaks timbrés.

L'officier de police Spanier était âgé de trente-neuf ans et cinquante et une semaines, et il venait de divorcer pour la seconde fois. Tous les matins, il ouvrait les yeux deux heures trop tôt et restait allongé, s'interrogeant sur le sens de sa vie. La semaine prochaine, il aurait quarante ans. Il habitait un deux-pièces avec un saxophoniste soprano à l'étage du dessus et une prostituée de l'autre côté du couloir. Le saxophoniste soprano jouait d'atroces imitations de Roland Kirk et la prostituée portait des shorts blancs, ultra-courts et moulants, qui formait une entaille entre ses cuisses comme la plus fine des estafilades, et tous deux le tourmentaient, de manière différente mais comparable. Il buvait beaucoup de Jack Daniel's lorsqu'il n'était pas de service et riait sarcastiquement en regardant *Deux flics à Miami*. Et pourquoi pas? Ni un costume blanc de chez Armani ni une Ferrari Daytona rouge n'étaient des accessoires indispensables pour rendre un flic heureux. Vous aviez seulement besoin d'une bonne épouse qui ne vous cassait pas les burnes, à vous faire la gueule et à se tourner de l'autre côté lorsque vous vous mettiez au lit, se servant ensuite de sa chemise de nuit en nylon abrasif lui tombant jusqu'aux pieds pour vous imposer une chasteté monacale. Et ces putains d'hivers à Milwaukee. Ce vent soufflant du lac comme des poignées de rasoirs marinés dans de la vodka glacée.

En maugréant, et avec beaucoup de répugnance, l'officier de police Spanier s'extirpa du siège du conducteur. Depuis son divorce, il avait pris quinze livres, et s'était également laissé pousser une moustache à la Teddy Roosevelt. Son héros favori était Burt Reynolds. Il avait une photographie dédicacée de lui-même et de Burt Reynolds, bras dessus bras dessous, aux studios Universal. *Pour Gene, avec mes meilleurs* gribouillis, *Burt Reynolds*. Il n'avait jamais réussi à trouver ce que le gribouillis voulait dire.

Il s'accroupit près de la forme étendue sur le trottoir. Pas d'odeur d'alcool. Pas d'odeur de quoi que ce soit. Habituellement les ivrognes empestaient comme des ivrognes, et habituellement les macchabées puaient la merde. Relâchement des sphincters. Mais ce zig ne sentait absolument rien. L'officier de police Spanier le regarda avec une indifférence professionnelle pendant une minute ou deux, puis il renifla et dit :

— Hé, mon vieux, tu dors ou quoi?

La forme sur le trottoir demeura complètement immobile. Pas ivre, pas mort, mais totalement inanimé.

L'officier de police Spanier avança la main et toucha précautionneusment le bras de la forme. Il était coulé dans le béton. C'était une statue, nom de Dieu ! Quelqu'un avait fait une statue et l'avait posée là sur le trottoir.

Il la poussa mais elle refusa de bouger. Il ne pouvait même pas glisser ses doigts en dessous. Elle se fondait dans le trottoir comme si elle faisait partie intégrante du béton. Et merde ! Quelqu'un avait coulé une dalle de pavage pour en faire une sculpture, et l'avait laissée là, tout simplement. Un passant aurait pu trébucher dessus, et se casser une jambe. L'idée était complètement dingue ; le genre de truc qui arrivait en Californie, mais ici à Milwaukee ?

Néanmoins, qui que soit l'artiste, c'était génial. Il fallait l'examiner de tout près avant de s'apercevoir que c'était du béton. La précision dans le détail était incroyable. Celui qui avait sculpté cette statue, quel qu'il soit, aurait dû fabriquer en série des femmes caoutchoutées, des consolatrices pour flics divorcés.

L'ennui, maintenant que l'officier de police Spanier avait découvert cette sculpture, c'est que l'officier de police Spanier allait être obligé de faire un rapport ; et l'officier de police Spanier allait devoir retrouver le sculpteur, et l'appréhender, si sculpter un trottoir était un délit. A moins de qualifier ça de vandalisme, ou de désordre sur la voie publique.

Il pouvait peut-être régler la question en déplaçant la sculpture. A l'aide du bout pointu de son démonte-pneu, il pouvait entamer le béton et la déloger. Il devait être capable de la bouger. Si quelqu'un l'avait mise là, quelqu'un d'autre devait être capable de l'enlever. Il lui suffirait de balancer ce foutu machin dans le lac, et de faire comme si la sculpture n'avait jamais existé.

Il revint vers son Oldsmobile, ouvrit le coffre et tendit la main pour prendre le démonte-pneu. Tandis qu'il farfouillait dans le coffre, il lui sembla entendre un genre de grattement ; il s'immobilisa, puis regarda autour de lui, mais Lisbon Avenue était totalement déserte. *Rien*, pensa l'officier de police Spanier. *Les nerfs à vif, la fatigue.*

Il rebroussa chemin vers la sculpture. *C'est pas croyable. Je devrais être chez moi, dans mon lit. Et je suis ici, à essayer de déloger une forme humaine du trottoir. J'aurais dû écouter Oncle Albie et accepter ce boulot de vendeur de caravanes. Au moins je me serais fait du fric. Au moins je ne serais pas accroupi sur ce putain de trottoir à trois heures du matin, en train de me colleter avec l'œuvre louftingue d'un artiste complètement marteau.*

Soufflant doucement, l'officier de police Spanier s'agenouilla près de la forme étendue, et plaça l'extrémité en forme de burin de son démonte-pneu juste à l'endroit où la joue de la statue rejoignait le trottoir.

Il s'apprêtait à entamer le ciment lorsque la statue battit des paupières et ouvrit les yeux, le regardant fixement. L'officier de police Spanier lâcha son démonte-pneu qui tinta bruyamment sur le trottoir, et se remit debout, s'essuyant nerveusement les mains sur les cuisses de ses jeans.

— Tu as bougé, accusa-t-il la sculpture. Tu as ouvert les yeux.

La statue sourit. *Aucune chose n'est jamais ce qu'elle semble être. Vous êtes policier. Vous devriez le savoir.*

L'officier de police Spanier ramassa son démonte-pneu et le brandit.

— Je vous préviens. Qui que vous soyez, vous êtes en état d'arrestation. Je vais vous lire vos droits.

Je connais mes droits. Mes droits m'ont été donnée par Awen, le plus grand des noms.

— Contentez-vous de vous relever, monsieur. Relevez-vous lentement. Pas de gestes brusques, et que je vois bien vos mains!

Je ne peux pas me lever. Pas encore.

— J'ai dit, debout! lui ordonna l'officier de police Spanier.

C'est impossible. Le béton est moi et je suis le béton.

— Si vous ne vous levez pas de votre propre gré, je vais vous mettre debout de force.

L'officier de police Spanier empoigna le col du manteau de l'homme-statue, et essaya de le tirer et de le relever. Mais — « merde! » — c'était impossible. Ou bien l'homme-statue était incroyablement lourd, ou alors l'officier de police Spanier était trop épuisé après seize heures de service pour fournir cet effort, ou encore l'homme-statue faisait *vraiment* partie du trottoir. Une partie du trottoir qui vivait et respirait.

Qu'allait-il faire maintenant, bon sang?

Donnez-moi la main, lui dit l'homme-statue. Sa voix était étouffée et indistincte, comme s'il avait la bouche pleine de sable fin et humide.

L'officier de police prit le démonte-pneu dans sa main gauche et tendit sa main droite. L'homme-statue leva le bras et la saisit. La serrant avec force. Une poigne de fer.

— Parfait, monsieur, *debout!* ordonna l'officier de police Spanier.

Non, mon ami. C'est vous qui descendez.

L'officier de police Spanier tira sur la main de l'homme-statue. Mais la force de celui-ci était extraordinaire. L'officier de police Spanier n'avait jamais ressenti rien de tel. Il essaya de dégager sa main mais il en fut incapable.

— Hé! Lâchez ma...!

Mais l'homme-statue roula brusquement sur le flanc, un sourire sur son visage, et s'enfonça dans le béton et disparut. L'officier de police Spanier hurla : « Arrêtez! », puis il fut entraîné dans le béton à son tour.

Il avait plongé dans le lac Michigan, un matin de février, pour secourir une femme qui se noyait. Il s'était élancé à travers les flammes pour sauver deux petits enfants dans une maison embrasée. Il avait piqué une tête à travers la vitrine d'une boutique pour éviter de se faire trouer la peau par un Polak rendu fou par le crack et armé d'un fusil à canon scié. Mais rien n'aurait pu le préparer à être tiré de force, la tête la première, dans le trottoir de Lisbon Avenue. Il percuta le béton avec une telle violence qu'il eut l'impression que son âme se disloquait. Un corps humain ne pouvait pas pénétrer dans du béton, c'était impossible ; pourtant il sentit que l'homme-statue l'entraînait profondément dans le béton, arrachant la peau, effilochant les artères... tamisant sa chair et la transformant en une bouillie rouge vif.

Il sentit la mort se refermer sur lui, comme l'obturateur d'un appareil photographique. *Je suis en train de mourir, je n'arrive pas à y croire, c'est la fin de ma vie.* Il eut l'impression de s'entendre crier, mais ce n'était probablement rien de plus que les atomes de son cerveau, explosant comme une supernova.

L'officier de police Spanier disparut dans le trottoir comme un homme coulant au fond d'une piscine. Lisbon Avenue resta silencieuse et déserte. L'Oldsmobile abandonnée de l'officier de police Spanier était garée près du trottoir, sa portière encore ouverte, les clés sur le tableau de bord.

Puis, au bout d'un quart d'heure, une tache humide et sombre apparut sur le trottoir, suivant les craquelures dans le béton.

La tache s'élargit de plus en plus, et puis, soudainement, une épaisse soupe à la tomate commença à suinter du sol, des litres et des litres.

La soupe était l'officier de police Spanier... de la chair liquéfiée, du sang et des os pulvérisés. Il se répandit sur le trottoir et s'écoula dans le caniveau, puis commença à tomber goutte à goutte dans l'égout.

Le lendemain matin, de bonne heure, dans la chambre 516 de l'hôtel Hyatt Regency, sur Grand Avenue à Milwaukee, une étudiante en psychologie de dix-neuf ans, Rhoda Greenberg, ouvrit les yeux et redressa sa tête de l'oreiller et fronça les sourcils vers la fenêtre et se demanda où diable elle était. Puis elle entendit un ronflement, alors elle souleva la couverture tire-bouchonnée avec toute la délicatesse d'un entrepreneur de pompes funèbres, et examina l'homme aux cheveux grisonnants qui dormait profondément à côté d'elle, et elle se souvint.

Tu l'as encore fait, Rhoda, sale pute.

D'un geste las, elle rabattit la couverture et s'extirpa du lit, nue. Elle alla jusqu'à la fenêtre, bâillant et grattant ses épais cheveux noirs bouclés, et tira bruyamment les rideaux. Dehors, le centre ville de Milwaukee apparut, spectral dans la brume venant du lac

Michigan... le clocher de l'hôtel de ville avec son toit vert typique, se dressant au-dessus de la brume légère comme la tour de quelque capitale de l'Europe de l'Est. L'horloge du clocher lui apprit qu'il était six heures cinq du matin. Elle avait dans la bouche un goût de vin rouge aigre, et sa tête l'élançait.

Elle regarda vers le lit. Un bras grassouillet, aussi blafard que la peau d'un boudin blanc et abondamment couvert de poils gris, apparaissait, posé sur la couverture. L'homme portait une montre-bracelet Seiko, et une alliance. Rhoda ne savait pas si elle se sentait dégoûtée d'elle-même ou non... ou, si elle ressentait du dégoût, jusqu'à quel point. Elle avait fait ça tellement de fois maintenant que c'était difficile d'évaluer son sentiment de culpabilité. Elle savait très bien qu'elle le ferait à nouveau, lorsqu'elle en aurait envie.

Elle resta devant la fenêtre un long moment, dans la lumière nacrée. Elle n'était pas du tout jolie. Elle avait un nez crochu, et beaucoup trop gros ; ses lèvres étaient épaisses et son menton était aussi effacé que celui d'Olive Oyl. A la maison, elle avait des photographies de sa grand-mère, prises à Breslau lorsqu'elle était jeune, et elle aurait pu être cette jeune fille.

Par contre, elle avait un corps sensationnel. Ses seins étaient énormes, ronds et fermes ; sa taille était si fine que la plupart des hommes pouvaient joindre leurs mains autour d'elle. Elle avait de longues jambes, avec des cuisses fuselées et des chevilles parfaites.

Dès l'âge de treize ans, elle avait appris que les hommes la désiraient. Ils ne voulaient pas être vus en sa compagnie ; ils ne voulaient pas l'emmener danser. Elle était trop moche avec ses cheveux frisottés et ses dents saillantes, et elle poussait des braiements lorsqu'elle riait. Mais ils se donnaient un mal de chien pour toucher ses seins et glisser leurs mains sous sa jupe. Un jour, elle avait même surpris son père, la fixant avec une fascination désespérée depuis l'entrebâillement de la porte de la salle de bains, une main posée sur son cœur, son haleine empestant le whisky, ses yeux couleur pâté de jambon.

Rhoda désirait ardemment amitié, compagnie, amour et affection, tout comme n'importe quelle autre jeune fille. D'accord, elle n'avait pas le visage d'une reine de beauté, mais cela ne voulait pas dire qu'elle n'avait pas de besoins affectifs. Pourtant, lorsque des hommes regardaient Rhoda, ils ne regardaient jamais son visage ; et on ne l'avait jamais emmenée à une soirée. A l'âge de quinze ans, elle avait décidé que, si les hommes n'étaient pas disposés à lui donner ce qu'elle voulait, elle devrait tout simplement prendre aux hommes tout ce qu'elle pourrait.

Elle avait ouvertement couru après (et couché avec) tous les garçons de sa classe — elle était en quatrième année au lycée — à l'exception de deux, qui étaient gays ; et elle avait également couché avec trois de ses professeurs. Maintenant qu'elle faisait des études de psycho à l'université du Wisconsin, à Milwaukee, elle avait pris l'habitude de passer ses soirées libres au Hyatt ou au Sheraton, ou dans les magasins de Grand Avenue, repérant les hommes d'affaires solitaires. Les rayons de produits de beauté et de bijoux, et les boutiques de lingerie féminine, étaient toujours de bons endroits pour les trouver, tandis qu'ils essayaient maladroitement de choisir des cadeaux à offrir à leurs épouses.

Rhoda se montrait toujours tellement gentille et serviable. « Vous savez ce que *je* lui achèterais, si j'étais vous... ? »

De retour dans leurs chambres d'hôtel, cependant, elle les humiliait ; elle les obligeait à ramper. Elle les traitait de noms orduriers et avilissants, et les obligeait à accomplir les actes les plus dégoûtants qu'elle pouvait imaginer. Et le plus étrange dans l'affaire, c'est qu'ils faisaient toujours ce qu'elle leur disait. Certains d'entre eux l'adoraient tellement qu'ils voulaient qu'elle devienne leur *dominatrice* à demeure, et l'installer dans un appartement à elle.

Elle refusait toujours. Elle ne voulait pas être la propriété de quiconque. Mais elle se faisait des milliers de dollars, et elle exigeait toujours que chaque homme lui fasse un cadeau somptueux. Des bijoux, un parfum, ou des robes.

Elle se détourna de la fenêtre, traversa la pièce et alla dans la salle de bains sans jeter un autre regard vers l'homme endormi. Elle ne se rappelait même pas comment il s'appelait. Elle se souvenait seulement qu'il était courtaud et poilu, et qu'il avait fondu en larmes après qu'ils eurent fini de baiser. Elle ne considérait jamais ce qu'elle faisait comme « faire l'amour ».

Elle alluma la lumière dans la salle de bains et se regarda dans la glace. Des cernes foncés sous les yeux. Elle devrait rattraper du sommeil ce week-end. Elle se lava les dents, cracha, se les lava à nouveau.

Alors qu'elle se rinçait la bouche, elle entendit un bruit derrière elle, comme quelqu'un effleurant le rideau de la douche. *Ssssh.*

Elle regarda dans la glace, mais il n'y avait personne dans la salle de bains derrière elle. Elle remplit d'eau froide la cuvette du lavabo afin de pouvoir se tremper le visage et rafraîchir ses yeux gonflés. Elle regrettait amèrement d'avoir bu du vin rouge ; cela lui donnait toujours une gueule de bois atroce.

Puis elle entendit le bruit à nouveau, plus long et plus lent cette fois. *Sssshhh – sssshhhh.*

Elle se retourna, fronçant les sourcils. La salle de bains était déserte ; le rideau de la douche n'avait pas bougé. Elle alla jusqu'à la porte et jeta un coup d'œil dans la chambre, mais « Courtaud Poilu » était toujours profondément endormi, et il ronflait.

Oh, bon, c'est sans doute la tuyauterie, pensa-t-elle. *Tu sais comment sont ces hôtels. Chaque fois que quelqu'un va aux gogues, tout le monde est informé du déroulement des opérations dans le moindre détail.*

Elle se lava le visage, s'essuya en le tapotant avec une serviette, puis ouvrit sa trousse de maquillage. Elle adorait se maquiller, à outrance. Faux cils, rouge à lèvres d'un rouge criard. Mieux valait ressembler à une pute qu'à une souris.

Elle appliqua de la colle sur le premier de ses faux cils. Elle sourit en se souvenant de l'un de ses hommes, lequel avait aperçu ses faux cils sur la tablette de la salle de bains, les avait écrasés avec du papier hygiénique et les avait jetés dans la cuvette des gogues, pensant que c'étaient des mille-pattes.

Elle souriait toujours pour elle-même lorsque l'eau dans la cuvette se vida brusquement, toute seule, et s'écoula dans le tuyau en glougloutant.

Elle secoua le levier qui actionnait la bonde. Puis elle remplit à nouveau la cuvette ; mais à nouveau l'eau se vida. Elle se pencha pour examiner la bonde. Peut-être ne fermait-elle pas bien.

Elle essayait toujours de découvrir ce qui n'allait pas avec la bonde lorsqu'elle sentit quelque chose la retenir par les cheveux. *Merde*, murmura-t-elle, et elle essaya de relever sa tête au-dessus du lavabo ; mais, d'une façon ou d'une autre, ses longs cheveux bouclés s'étaient pris dans le tuyau d'écoulement, et elle ne pouvait les dégager.

Précautionneusement, elle tenta de démêler ses cheveux de la bonde. Elle ne comprenait pas comment ils avaient pu s'emmêler aussi inextricablement. Plus elle essayait de les démêler, plus ils s'entortillaient. Maintenant sa tête était tirée tout à fait douloureusement vers le fond de la cuvette, jusqu'à ce que son front soit comprimé contre la froide céramique.

— Oh, bon Dieu de merde, dit Rhoda.

A présent elle n'était pas seulement impatiente, mais paniquée. Elle n'avait pas envie de couper ses cheveux pour se dégager, mais elle ne comprenait absolument pas comment elle avait pu se faire prendre au piège aussi irrémédiablement.

— Hé ! cria-t-elle, essayant de réveiller « Courtaud Poilu » dans la chambre à coucher. Hé, viens me donner un coup de main, tu entends ? Hé !

Elle aurait bien voulu se souvenir de son prénom. Quelque chose comme Herman ou Harry ou Herbert.

— Hé, Herman ! appela-t-elle. Herman, je suis coincée ! Herman, viens m'aider !

Mais à peine avait-elle dit ça que ses cheveux furent tirés avec force dans le tuyau d'écoulement, comme si quelqu'un les avait vraiment empoignés, et tirait dessus. Son front heurta violemment la cuvette du lavabo, et elle poussa un cri apeuré.

— *Au secours ! Au secours ! Pour l'amour de Dieu, Herman, viens m'aider !*

Le visage de Rhoda était tiré de plus en plus durement contre la cuvette du lavabo. Elle sentit la peau se déchirer sur toute sa tête comme son cuir chevelu était arraché de son crâne. Elle cria, encore et encore et encore, mais la traction se poursuivit implacablement.

— Que se passe-t-il, bon sang ? Pourquoi tu gueules comme ça, merde ?

Elle entendit la voix de Herman « Courtaud Poilu », tout près d'elle. Elle ouvrit les yeux et aperçut son visage inquiet, à l'envers.

— Je suis coincée, mes cheveux sont coincés, sors-moi de là !

Herman saisit sa tête à deux mains, et essaya de la tirer vers le haut. Rhoda poussa des cris encore plus perçants, et il la lâcha.

— Pas comme ça, connard ! s'emporta-t-elle, les yeux remplis de larmes. La bonde, retire la bonde !

Herman se colleta avec la bonde un moment, agitant le levier de haut en bas, comme un enfant qui fait semblant de conduire un train, puis il haleta :

— Je n'y arrive pas. Tes cheveux sont complètement emmêlés, impossible de les dégager.

— Pour l'amour de Dieu, ça m'attire vers le bas ! sanglota-t-elle.

Elle entrevit les bourrelets de graisse sur le gros derrière blanc d'Herman ; son poing crispé par l'indécision.

— Je devrais peut-être essayer avec des ciseaux, proposa-t-il d'une voix apeurée. Tu veux que j'essaie avec des ciseaux ?

— Sors-moi de là, c'est tout ! le supplia-t-elle.

Ses cheveux étaient tirés avec une telle force dans le tuyau d'écoulement qu'elle pensa qu'ils allaient être arrachés net depuis les racines. Ensuite on tira dessus, et tira, et tira, comme sous l'effet d'une impatience exaspérée ; et la douleur était si intense qu'elle explosa, dépassant tout ce que Rhoda était capable de supporter, et elle se remit à crier, des cris irréfléchis et sans but, le visage écrasé contre la céramique du lavabo.

Herman s'écarta.

— Ecoute, dit-il, je ferais mieux d'aller chercher de l'aide. Tu peux tenir le coup ? Est-ce que tu peux tenir le coup ?

Il retourna en hâte dans la chambre à coucher pour prendre ses vêtements. « Bon Dieu de merde. » Farfouilla frénétiquement dans la pièce, à la recherche de sa chemise et de ses chaussettes « Qu'est-ce que j'ai foutu de ma cravate ? Merde, arrête de crier, merde ! »

Rhoda prit une profonde et frémissante inspiration avant de crier à nouveau ; mais cette fois elle ne cria pas du tout. Deux mains blanches et luisantes émergèrent doucement du lavabo et saisirent sa tête de chaque côté, et la tirèrent vers le bas, dans la céramique elle-même.

Herman réapparut à l'entrée de la salle de bains, à moitié habillé, ses joues raidies par la peur. Il vit le corps nu de Rhoda, courbée sur le lavabo, frémissant comme si elle était électrocutée. La cuvette du lavabo était pleine de sang jusqu'au bord et le sang débordait.

Herman contempla Rhoda pendant un très long moment. Il n'avait jamais été témoin d'un meurtre. Il ne lui vint même pas à l'esprit que Rhoda était en train de mourir d'une façon qui défiait toutes les lois du monde physique. La nuit dernière, elle l'avait obligé à ramper sur la moquette. A présent elle était courbée devant lui, ses genoux et ses coudes raidis par la souffrance, juste sur le point de mourir.

Il éprouva une extraordinaire excitation sexuelle. Elle était nue, on était en train de la tuer, et il était incapable de détourner les yeux.

Finalement, faisant une petite génuflexion maladroite, il saisit la poignée de la porte de la salle de bains, et ferma la porte. Il inspira profondément. Puis il tira son mouchoir de sa poche et essuya soigneusement la poignée. Il avait probablement laissé des milliers d'empreintes dans toute la chambre, et pourtant ce geste symbolique le fit se sentir plus en sûreté. Il effaçait au moins le fait qu'il l'avait regardée mourir. Il revint dans la chambre, tremblant, couvert de sueur et livide, et fit sa valise.

Lorsqu'il eut fini, il retourna jusqu'à la porte de la salle de bains, et écouta attentivement. Il entendit seulement le bruit étouffé de quelque chose qui gouttait lentement. Il se demanda s'il devait jeter un dernier coup d'œil, mais il décida de n'en rien faire. Si quelqu'un l'interrogeait, il nierait avoir jamais vu cette fille auparavant... elle avait dû s'introduire dans sa chambre d'hôtel après qu'il eut réglé sa note à la réception, et se suicider. C'était manifestement un suicide. Elle s'était tranché la gorge, dans le lavabo.

Il savait que son épouse, Marcia, le soutiendrait. Il pouvait presque l'entendre dire : « En trente-sept années de mariage, mon Herman ne m'a jamais trompée, pas une seule fois. » Ce petit hochement de tête, ces cheveux gris et permanentés. Il suait comme un porc et il avait la respiration coupée, à tel point qu'il fut obligé de s'appuyer contre le mur, et de se dire : *respire, respire, pour l'amour du ciel, respire*.

Finalement il parvint à cesser de haleter. *Tout va bien, tout ce qu'il te reste à faire c'est régler ta note, et sourire, et prendre l'avion pour rentrer à Indianapolis, et personne ne pourra jamais prouver que tu étais impliqué dans cette histoire*.

Il prit sa valise écossaise et se tourna vers la porte.

Il fut glacé jusqu'aux os ; en proie à une terreur comme il n'en avait jamais éprouvé de toute sa vie.

La porte s'était bombée, prenant la forme d'un homme de petite taille et musclé. L'homme le regardait fixement et souriait, son visage strié — comme des peintures de guerre — des veinures marron et or du bois de placage.

Herman resta figé sur place et regarda l'homme dans la porte, ne sachant pas quoi faire. Il n'osait pas tendre la main vers la poignée de porte.

— Que voulez-vous ? chuchota-t-il finalement.

L'homme dans la porte continua de sourire, continua de le regarder fixement ; et il y avait quelque chose dans ce sourire qui convainquit Herman sans l'ombre d'un doute qu'il ne pourrait jamais sortir vivant de cette chambre d'hôtel.

Cela se produisit dans tout Milwaukee, et à Wauvatosa, et à Cudahy, et à Whitefish Bay. Dans Kilbourn Avenue Est, des jumeaux âgés de trois ans furent trouvés pleurant dans leur poussette, apparemment abandonnés par leur mère alors qu'elle faisait ses courses. Sur la 6e Rue Nord, un brasseur bien connu disparut de sa voiture alors qu'il attendait à un feu rouge, sans la moindre indication de ce qu'il était devenu, mais les sièges de la voiture avaient été violemment arrachés.

Juste à proximité de la serre d'horticulture du parc Mitchell, trois personnes invitées à un mariage furent attirées dans les pavés et disparurent devant une centaine de témoins horrifiés mais impuissants, alors qu'elles posaient pour le photographe.

Un architecte de trente-deux ans revenait des toilettes pour hommes du restaurant *Chez Mader* lorsqu'il disparut sans laisser la moindre trace.

Jack regarda le journal télévisé toute la journée, s'efforçant de tenir le compte exact des gens qui disparaissaient. Au milieu de l'après-midi, ils sc comptaient par douzaines, et il comprit d'après les reportages qu'un vent de panique commençait à souffler sur Milwaukee. Le gouverneur Earl avait déjà décrété l'état d'urgence dans toute la région, et la garde nationale avait été mise en état d'alerte.

« Mais, pour parler franchement, nous n'avons pas la moindre idée de ce que nous nous efforçons de combattre ici... ces disparitions sont-elles dues à une sorte de phénomène naturel, disons un genre d'activité sismique... ou bien font-elles partie d'un vaste complot criminel... »

Jack regarda Geoff Summers et Geoff Summers haussa les épaules.

— Et si on leur disait ? demanda Jack.

— Vous pensez qu'ils nous croiraient, si nous le leur disions ? répliqua Geoff.

— Pas une seule seconde.

— Alors il vaut mieux continuer de nous taire, et essayer de trouver un moyen de les arrêter, avant qu'il soit trop tard. J'ai toujours pensé qu'on devait se débrouiller tout seul. Dès l'instant où vous faites intervenir les autorités, vous êtes fichu.

Geoff leur avait trouvé un endroit où séjourner quelque temps : une petite maison située dans une rue écartée de la banlieue de Madison, avec une véranda où poussaient des courges, et un terrain vague, envahi par les mauvaises herbes et les broussailles, à côté. La maison appartenait à un professeur de physique, chargé de cours en Scandinavie pour une période de deux ans, et Geoff avait une clé parce qu'il était censé arroser les fougères. Geoff pensait qu'il était tout à fait improbable que quelqu'un découvre leur présence ici.

C'était un après-midi morne et déprimant, avec un ciel sombre et bas au-dessus de la cime des arbres, et une odeur de pluie imminente dans l'air. Ils étaient assis sur des coussins dans le salon du professeur de physique et buvaient du café dans des chopes Garfield. Jack était prêt à abandonner. Il avait laissé s'échapper une horde incontrôlable de dangereux criminels, et il était responsable de chaque vie qu'ils prenaient. Il commençait à croire que même Geoff et Karen le lui reprochaient maintenant.

— Si seulement nous avions un moyen de les dépister, dit-il. Un moyen de découvrir où ils sont, *avant* qu'ils ne surgissent et n'attrapent des gens.

Geoff feuilletait un énorme ouvrage sentant le moisi : *Rituels et magie de l'ère pré-chrétienne.*

— J'essaie de trouver le rituel que les druides utilisaient pour entrer dans le sol. Je pensais que nous pourrions peut-être les traquer de cette façon.

— Vous voulez dire, aller sous la surface du sol *nous-mêmes* ? lui demanda Jack.

— Autrement, comment ferons-nous pour les localiser ?

— Dieu seul le sait, répliqua Jack.

— Attendez... voici les infos, dit Karen.

Elle prit la télécommande du téléviseur et augmenta le son. Sur l'écran, il y avait plusieurs ouvriers d'une entreprise de service public, coiffés de casques, parlant à des policiers et à des reporters télé.

L'un des ouvriers disait : « ... creusait ici pour poser de nouveaux câbles électriques, vous comprenez? Et tout d'un coup mon pendule de sourcier s'est complètement affolé. Alors Louis a dit "merde, qu'est-ce qu'y' se passe", excusez, et brusquement il est tombé dans la chaussée, et voilà, il a disparu.

— Vous voulez dire qu'il est tombé dans la tranchée que vous creusiez? lui demanda la journaliste de la télé.

L'ouvrier secoua la tête énergiquement.

— Non, m'dame. Il était absolument pas à proximité de la tranchée. Il est tombé dans la chaussée. Il a disparu dans le macadam.

La journaliste de la télé se retourna pour faire face à la caméra.

— Ainsi donc, sur Wisconsin Avenue Est, encore une disparition inexplicable, la dix-huitième dans le secteur de Milwaukee en vingt-quatre heures exactement. Un ouvrier disparaît dans la chaussée, laissant ses camarades d'équipe désorientés. La police jusqu'à présent "réserve son opinion". Mais il y a déjà eu des appels réclamant une enquête spéciale, et des centaines d'habitants de Milwaukee quittent la ville en voiture ou par avion, jusqu'à ce que les disparitions aient été expliquées d'une façon satisfaisante, et qu'on y ait mis fin. Toutes les routes vers l'aéroport Mitchell...

Jack tendit la main et coupa le son. Il se tourna vers Geoff, le visage grave.

— Vous savez ce que ça signifie? Une hystérie collective, voilà ce qui va se passer. Il faut absolument que nous trouvions une solution, et vite!

Mais Geoff semblait pensif.

— Vous avez entendu ce qu'a dit cet ouvrier?

— Bien sûr. Son ami a disparu dans la chaussée.

— Oui, mais avant ça.

— Je ne sais pas. Juste qu'ils posaient des câbles électriques.

Geoff referma son livre et le posa à côté de lui.

— Il a dit : *Mon pendule de sourcier s'est complètement affolé.*

— Ah oui? fit Jack, toujours perplexe.

— Ecoutez..., commença Geoff. Les services publics utilisent des pendules de sourcier avant de faire des tranchées dans la chaussée, afin de localiser les conduites d'eau et de gaz, et de creuser dans le sol sans les endommager. Mais les druides utilisaient des baguettes de sourcier, eux aussi... afin de localiser les lignes-ley. En fait les druides se servaient de baguettes de coudrier... mais ils travaillaient exactement selon le même principe.

— Où voulez-vous en venir? demanda Jack.

— Eh bien... si Quintus Miller et ses petits copains affolent complètement des pendules de sourcier chaque fois qu'ils se trouvent dans les parages... nous pourrions peut-être engager quelqu'un sachant se servir d'un pendule de sourcier pour dépister ces salopards.

— Que diriez-vous de ce type à la télé... l'ouvrier? dit Karen.

— Bien pensé, approuva Geoff. Jack... et si vous appeliez la compagnie d'électricité... voir si vous ne pouvez pas découvrir qui était ce type.

— Et que ferez-vous pendant ce temps?

Geoff prit son livre à nouveau.

— Je vais essayer de trouver comment éliminer ces dingues une fois que nous les aurons débusqués.

— Je croyais qu'il fallait les plier en deux ou un truc comme ça, intervint Karen.

— C'est exact... mais nous devons le faire en observant rigoureusement le rituel druidique. Une fois qu'ils sont allés sous la surface du sol, ne l'oubliez pas, ces gens ne sont plus tout à fait des êtres humains. En fait, ils sont *plus* qu'humains. Nous devons être sûrs que lorsque nous les sacrifierons à Awen, ils resteront sacrifiés. Autrement, ils pourraient revenir sous une forme encore plus féroce, et *nous* traquer.

Karen frissonna. Jack décrocha le téléphone.

CHAPITRE X

Ils rencontrèrent Otto Schröder dans Watertower Park, au pied du château d'eau de style gothique qui conférait à cette partie du quartier est de Milwaukee une ressemblance incongrue avec Disneyland. Le ciel était d'un bleu éclatant mais le vent était pénétrant ; Otto Schröder portait un bonnet en laine tricotée rabattu sur ses oreilles et un blouson d'aviateur en cuir avec un col en laine d'agneau, et il sautillait sur place pour se réchauffer.

— Je suis très frileux, leur dit-il. J'aurais dû prendre un boulot dans un bureau, vous savez ? Mauvaise circulation du sang. Mais c'est trop tard maintenant.

— Allons prendre un café, dit Jack.

— Ça me va tout à fait. Je viens de déjeuner. En principe, je ne devrais pas vous rencontrer, les gars. Mon chef d'équipe a dit de ne pas en parler à qui que ce soit.

— Eh bien, nous ne sommes pas n'importe qui, lui dit Geoff. Il se trouve que nous savons exactement ce qui est arrivé à votre ami.

Otto Schröder renifla, et s'essuya le nez avec le dos de sa main.

— Il s'est enfoncé dans le macadam. Il a disparu, tout simplement. Je sais pas si les flics m'ont cru ou non.

— Nous vous croyons, dit Jack. De plus... nous sommes probablement en mesure de retrouver les gens qui ont fait ça.

Otto Schröder regarda Jack d'un air méfiant, fermant

un œil à cause du froid. Il était trapu et large d'épaules, au moins dix centimètres plus petit que Jack, avec des joues irritées par le vent, des yeux gris et lumineux, et le plus camus des nez germaniques.

— Personne n'a *fait* ça, m'sieur. Norman a juste disparu.

— Vous n'avez vu personne d'autre à proximité?

Otto Schröder secoua la tête.

— Non, m'sieur. Personne. Il n'y avait absolument personne à moins de trois mètres de Norman lorsque ça s'est passé.

— Est-ce que vous avez vu des mains qui le tenaient? demanda Jack.

— Que voulez-vous dire? Je viens de vous répondre. Il n'y avait absolument personne à moins de trois mètres de lui.

— Ce que Mr. Reed voudrait savoir, intervint Geoff, c'est si vous avez vu des mains sortant du béton?

Le regard d'Otto Schröder alla de Jack à Geoff puis revint se poser sur Jack.

— Hé, qu'est-ce que c'est, une sorte de blague à la con? Dites les gars, vous êtes cinglés ou quoi?

— Nous sommes tout à fait sérieux, répliqua Jack. La vérité, c'est que certaines personnes extrêmement dangereuses ont découvert un moyen pour aller et venir sous la surface du sol. Ils peuvent passer à travers des murs, à travers des portes, tout ce qu'on peut imaginer. Brique, béton, rocher. C'est exactement la même chose pour eux.

— Vous *êtes* cinglés, dit Otto Schröder.

Il fourra ses mains dans les poches de son blouson et commença à s'éloigner.

— Mr. Schröder, attendez, s'il vous plaît! le supplia Geoff.

— Vous êtes cinglés, répéta Otto Schröder. J'ai déjeuné de bonne heure, j'ai perdu presque une heure pour rien, et vous êtes cinglés.

— Mais vous avez vu ce qui s'est passé par vous-même. Vous avez vu votre ami disparaître juste sous vos yeux.

— Une illusion d'optique, lui dit Otto Schröder. Voilà ce que c'était.

Jack prit son portefeuille, en tira deux billets de cent dollars et les glissa dans la poche de poitrine d'Otto Schröder. Otto Schröder s'arrêta de marcher, sortit les billets, et les défroissa soigneusement.

— Il y en aura mille de plus, si vous nous aidez, déclara Jack. Vous pouvez continuer de penser que nous sommes cinglés. Pour vous dire la vérité, je me fous éperdument de ce que vous pensez. Ces gens ont pris votre ami et ils ont pris des dizaines d'autres personnes, et ils en prendront beaucoup d'autres. Ils ont également pris mon fils, qui a neuf ans.

Otto Schröder coula un regard vers Geoff. Geoff dit :

— C'est vrai, Mr. Schröder. C'est pour cette raison que nous voulions vous parler.

— Qu'est-ce que je peux faire ? s'enquit Otto Schröder.

— Vous savez vous servir d'un pendule de sourcier, exact ?

— Bien sûr. C'est mon grand-père qui m'a appris. Rien de spécial, si vous attrapez le coup.

— Juste avant que votre ami ne disparaisse, vous avez senti que le pendule échappait à votre contrôle, d'accord ? Vos paroles exactes étaient : « Il s'est complètement affolé. »

Otto Schröder acquiesça de la tête, toujours méfiant.

— Bon, fit Geoff. A présent... libre à vous de me croire ou non... mais la *raison* pour laquelle votre pendule s'est affolé, c'est que une ou plusieurs de ces personnes se trouvaient sous la surface du sol, et qu'elles perturbaient les courants magnétiques proches de l'endroit où vous travailliez. Que font exactement les baguettes d'un pendule ?

— Elles tournent. Enfin, disons qu'elles tournent. Celle de gauche tourne dans le sens des aiguilles d'une montre, et celle de droite tourne dans le sens inverse des aiguilles d'une montre.

— Avez-vous remarqué un quelconque changement dans le mouvement des baguettes lorsque votre ami a disparu ?

— Ouais, il me semble, acquiesça Otto Schröder. Elles ont cessé de tourner. Elles se sont complètement immobilisées. Je ne les avais jamais vues faire ça auparavant. Elles sont venues au contact l'une de l'autre, exactement comme si elles s'embrassaient, et j'ai eu la sensation très forte qu'il y avait quelque chose à cet endroit. C'est impossible d'expliquer ça à quelqu'un qui n'y connaît rien en radiesthésie. Mais c'était le même genre de sensation que vous avez lorsque vous vous trouvez à proximité de quelque chose de très important, comme une citerne souterraine, ou un tunnel.

— Otto... euh, je peux vous appeler Otto? fit Jack.

— Bien sûr.

— Otto... ces gens sont au nombre de cent trente-sept. Ce sont tous des fous furieux, des psychotiques criminels. Il faut que nous les trouvions le plus rapidement possible, avant qu'ils fassent à d'autres personnes ce qu'ils ont fait à votre ami. Pour le moment, ils ne peuvent pas sortir du sol, ou des murs... ils ne peuvent pas se déplacer à l'air libre, comme nous le faisons. Mais s'ils parviennent à tuer suffisamment de gens... eh bien, ils sortiront... et alors nous serons absolument incapables de les arrêter.

Otto s'essuya le nez à nouveau.

— Que comptez-vous leur faire, une fois que vous les aurez attrapés?

— A vrai dire, nous serons obligés de..., commença Jack, mais Geoff le coupa.

— Nous avons une méthode particulière pour les neutraliser, dit-il d'un ton doucereux et rassurant. C'est tout ce que vous avez besoin de savoir. Inutile de vous impliquer davantage dans cette partie de l'affaire. Bon, êtes-vous disposé à nous aider, oui ou non?

Otto hésita pendant un très long moment.

— C'est réglo? leur demanda-t-il.

Jack hocha la tête.

— Vous voulez plus d'argent, je double la somme. Et dites-vous la chose suivante... si ce *n'est pas* réglo, et s'il n'y a personne là-bas, qu'avez-vous à perdre?

— Rien à redire à ça, il me semble, reconnut Otto.

Geoff sourit, et donna à Otto une tape dans le dos.

— C'est formidable. Et je suis tout particulièrement ravi que ce soit vous, parce que nous avons besoin d'autre chose.

— Ah ouais? fit Otto.

— Un motocompresseur et un marteau-piqueur, dit Geoff. Cela ne dérangera pas trop votre compagnie si vous en empruntez un pour un petit moment, n'est-ce pas?

— Un motocompresseur et un marteau-piqueur? Pourquoi diable avez-vous besoin de ça?

— Pour creuser, dit Geoff laconiquement. Une fois que nous les aurons trouvés, vous comprenez? Nous allons devoir les arracher, comme des pommes de terre.

Ils trouvèrent à nouveau Otto ce soir-là, à six heures, en contrebas de la voie express Est-Ouest, après avoir reconduit Karen chez elle. Geoff gara sa Valiant poussive en face de la camionnette GMC cabossée d'Otto, et klaxonna. Otto descendit de sa cabine et traversa la rue.

— Je sais foutrement pas pourquoi je fais ça, cria-t-il en raison du vacarme de la circulation sur la voie express, tandis qu'il grimpait à l'arrière de la voiture et claquait la portière. Je dois être complètement timbré.

— Pourriez-vous ne pas claquer la portière, s'il vous plaît? lui demanda Geoff. Diana est très délicate.

— Diana? fit Otto en fronçant les sourcils.

— La voiture, lui dit Jack. Puis, pour donner plus de détails : Elle est anglaise.

— Oh! fit Otto, comme si cela expliquait tout.

— Ce camion m'a l'air sacrément délabré, fit remarquer Geoff.

— Ouais, désolé. C'est le seul que mon chef d'équipe m'ait permis d'emprunter. Je lui ai dit que je voulais me faire une piscine dans mon arrière-cour. Il a rétorqué que j'étais cinglé. J'ai été d'accord avec lui.

— Vous avez apporté votre pendule? lui demanda Geoff, sans se décontenancer.

Otto glissa sa main dans la poche intérieure de son

blouson et en tira deux baguettes en cuivre, longues de trente-cinq centimètres, munies de poignées cambrées.

— Elles sont belles, hein ? Je les ai fabriquées moi-même. Certains utilisent du fer ou du laiton, mais mon grand-père ne jurait que par le cuivre. Il disait que c'était beaucoup plus sensible que toute autre matière.

« Je vais vous dire une chose... avec ces baguettes, je peux localiser un tuyau d'un centimètre vingt-cinq de diamètre, avec moins de deux centimètres cinquante d'erreur. Et c'est quelque chose que personne ne peut faire avec une baguette de coudrier.

— Je peux les regarder ? dit Jack.

Otto les lui tendit. Jack les fit osciller dans ses mains, mais il ne sentit absolument rien.

— Vous savez comment ça marche ? demanda-t-il à Otto.

— Scientifiquement inexplicable, intervint Geoff. Et pourtant ça marche... même le plus sceptique des scientifiques est obligé de le reconnaître. Mais personne ne sait comment, ou pourquoi.

— Et vous, Otto ? demanda Jack. Des idées ?

Mais Otto secoua la tête et dit :

— Pas la moindre. C'est une question de feeling, voilà tout. Un genre de bourdonnement.

— Cela a un rapport avec le champ magnétique naturel de la terre, ajouta Geoff. J'ai lu un article à ce sujet cet après-midi. Les druides se servaient des baguettes de sourcier, faites avec des branches de saule ou de sorbier, afin de découvrir où s'étendaient les lignes-ley. Et j'ai appris une autre chose très intéressante. Jusqu'au Moyen Age, on employait des baguettes de sourcier pour retrouver la piste de meurtriers. Apparemment, les tueurs ont dans leur corps une charge magnétique naturelle beaucoup plus importante que pour nous autres, et ce de façon mesurable. Personne ne sait *pourquoi*... mais cela pourrait nous aider à débusquer Quintus Miller et toute sa bande de cinoques.

— Comment comptez-vous procéder ? demanda Otto, reprenant ses baguettes de sourcier et essuyant soigneusement les poignées avec son mouchoir.

— Nous connaissons l'endroit où s'est produite la dernière disparition signalée, dit Jack en dépliant son plan des rues de Milwaukee. Nous commencerons là-bas.. juste pour voir si vous captez des vibrations.

— Et si c'est le cas?

— Alors nous entourerons l'endroit d'un cercle d'eau bénite, et nous dirons la prière de l'exorcisme qui empêche les forces du mal de quitter un endroit précis. Cela devrait empêcher notre ami meurtrier de déguerpir.

— Et ensuite?

— Nous déterrerons ce salopard, déclara Geoff en se frottant les mains avec délectation.

— Et ensuite?

— Vous n'avez pas besoin de connaître la suite, lui fit Geoff. Vous pourrez regarder de l'autre côté.

— Hé... je veux pas être mêlé à un meurtre, protesta Otto.

— Pensez à votre ami Norman, lui rappela Geoff. Avez-vous parlé à la veuve de Norman?

— Il n'était pas marié. J'ai parlé à sa sœur.

— Eh bien, dans ce cas, pensez à sa sœur. Et pensez à toutes les autres personnes qui seront tuées de la même façon, si vous, moi et Jack ne faisons rien pour empêcher ça.

Otto se renfonça dans son siège en faisant une grimace, l'air très malheureux.

— Ma femme croit que je fais une partie de bowling. Je ne lui avais encore jamais menti. Je ferais peut-être mieux d'oublier toute cette histoire complètement dingue et d'*aller* faire une partie de bowling.

— Otto... c'est l'occasion pour vous d'être un héros.

— Je n'ai pas envie d'être un héros. Est-ce que j'ai dit que je voulais être un héros?

Jack consulta sa montre.

— Il est six heures dix. Nous ferions mieux de nous mettre en route. Le premier endroit où nous allons essayer c'est la 5e Rue Nord, à un bloc du MECCA.

Otto hésita, mais Geoff dit :

— Allons, Otto! Tentez le coup! Qui sait, cela vous amusera peut-être!

— Je vais gaspiller mon don de sourcier pour des psychopathes, murmura Otto, tandis qu'il s'extirpait de la voiture. Je rêve. Mais dites-moi que je rêve !

Geoff lança : « Ne claquez pas la... » juste comme Otto refermait violemment la portière derrière lui.

— Porte, termina Geoff, doucement.

Durant presque dix minutes ils arpentèrent le trottoir sur la 5e Rue Nord, tandit que Otto tenait ses deux baguettes de sourcier devant lui, cherchant à déceler la plus infime des oscillations qui lui indiqueraient que l'un des malades mentaux des Chênes se trouvait à proximité.

Le vent devenait plus âpre, et Jack commençait à regretter de ne pas avoir emporté un pardessus. Il commençait également à regretter d'avoir choisi un endroit aussi voyant. Ils se trouvaient juste en face du Milwaukee Exposition and Convention Center and Arena (MECCA en abrégé), et onze cars bourrés de congressistes arrivaient pour le cinquantième anniversaire de l'Association des boulangers-pâtissiers du Midwest. Plusieurs congressistes et hommes d'affaires rentrant chez eux et badauds s'arrêtaient pour observer Otto avec une fascination circonspecte, tandis que celui-ci arpentait le trottoir, ses baguettes de sourcier se balançant d'un côté et de l'autre.

— Quelque chose ? lui demanda Jack.

Otto renifla.

— Il y a un égout collecteur qui passe *ici*, et un câble du téléphone qui passe *ici*. Mais rien d'autre. Rien qui bouge. Rien de *vivant*, comme qui dirait.

— Bon, continuez, l'encouragea Jack.

— Et si je ne trouve toujours rien ?

— Alors nous essaierons ailleurs.

Un homme en complet gris, chapeau à bord baissé et lunettes à monture en corne, s'approcha de Jack et dit :

— Excusez-moi, monsieur ? (Il donnait l'impression d'arriver directement de 1962 par le train express.) Excusez-moi, monsieur, puis-je vous demander ce que fait votre ami ?

— Oh, bien sûr, répondit Jack. Il essaie sur le terrain un nouveau modèle de caddie. Enfin, juste les poignées. Le reste du caddie n'est pas encore terminé.

L'homme considéra Otto avec un intérêt grave et respectueux.

— Pas de doute, vous autres, les chercheurs, vous employez les grands moyens, déclara-t-il finalement, puis il s'en alla.

Bientôt, cependant, Otto annonça :

— Cet endroit est froid comme le marbre. Il n'y a absolument rien ici.

— Qu'en pensez-vous ? demanda Jack à Geoff. On arrête ici, et on essaie le suivant ?

— Entendu, dit Geoff à contrecœur. J'espérais seulement que nous trouverions un genre de *trace*... vous savez, même après qu'ils sont partis depuis longtemps. J'espérais qu'ils laisseraient peut-être une sorte d'empreinte de pas magnétique, pour ainsi dire... quelque chose permettant de suivre leur piste.

— Que dalle, fit Otto, catégorique.

Ils remontèrent dans leurs véhicules respectifs, et se dirigèrent vers l'est, traversant Milwaukee, puis vers le sud pour arriver devant l'imposant bâtiment blanc, orné de sculptures, du Théâtre municipal. Une actrice de vingt-sept ans, Millicent Horowitz, avait disparu au dernier étage du garage-parking juste après trois heures cet après-midi.

Ils garèrent la camionnette et la Valiant l'une à côté de l'autre, contre le parapet qui donnait sur le fleuve. Puis ils s'avancèrent sur le toit jusqu'à l'endroit où Millicent Horowitz avait disparu. La zone était toujours isolée par de larges rubans de plastique s'agitant au vent qui indiquaient CORDON DE POLICE NE PAS FRANCHIR, mais il n'y avait personne dans les parages pour empêcher Jack, Geoff et Otto de se glisser sous le ruban et de s'approcher de l'endroit précis de sa disparition, lequel était indiqué par une croix en ruban adhésif rouge.

— Je n'ai encore jamais essayé sur un *toit*, déclara Otto, en tirant à nouveau son pendule de sa poche.

— Aux informations, ils ont dit qu'elle venait par ici, avec son petit ami, dit Jack. Il s'est tourné pour regarder un bateau sur le fleuve, et lorsqu'il s'est retourné, elle n'était plus là. Complètement disparue. Au début, il a cru qu'elle s'était jetée dans le vide.

— J'ai quelque chose, dit Otto.

Geoff se tenait face au vent, les mains sur les hanches.

— Je ne sais pas... je commence à croire que ce truc du pendule n'était pas une idée aussi géniale que ça, finalement. Surtout avec quelqu'un qui est réceptif seulement aux canalisations d'égout. Nous devrions peut-être tenter de poursuivre nos cinoques sous la surface du sol.

— Plus de chance avec le rituel? demanda Jack.

— J'ai trouvé une *partie* du rituel. J'ai un ami à Harvard et il a trouvé l'ouvrage de Nestor Druggett, *Le Druidisme et la signification des mégalithes*, à la bibliothèque de Harvard. C'est l'un des textes les plus anciens et les plus complets sur le druidisme que l'on ait jamais écrits. Il m'a lu au téléphone tous les passages qui m'intéressaient directement. Apparemment, les druides traçaient un grand pentacle avec du sang sur un rocher, dressé à la verticale, puis ils récitaient le nom sacré d'Awen sous toutes ses formes, mais je n'ai pas réussi à découvrir ce qu'ils faisaient ensuite... ce qui, en fait, faisait s'ouvrir le rocher et permettait aux druides d'entrer physiquement dans le monde souterrain. Druggett écrit seulement ceci : « *Ils jouaient au roi et ainsi pénétraient dans leur royaume souterrain.* »

— J'ai quelque chose, répéta Otto, la voix rauque d'excitation. Ici... ici, je *perçois* quelque chose!

— Quoi? Qu'y a-t-il? s'exclama Jack.

Les baguettes oscillaient de façon visible. Elles étaient tournées vers le coin opposé du toit, mais comme Jack les observait, elles se mirent à osciller vers la gauche, comme si elles suivaient quelque chose qui se déplaçait.

— Que sentez-vous? voulut savoir Geoff, posant sa main sur l'épaule d'Otto.

— Je n'ai encore jamais ressenti quelque chose de semblable. On dirait que cela *décrit des cercles*, autour du toit. Que cela décrit des cercles autour de nous. Comme si cela nous observait, ou un truc comme ça. Vous savez, comme un requin qui décrit des cercles autour d'un nageur.

— Pouvez-vous dire si c'est un être humain? demanda Geoff.

Otto fit une grimace.

— Je n'en suis pas très sûr. Mais cela se déplace dans le sol. Cela fait un genre de bruit. Comme une sorte de crissement, vous voyez ce que je veux dire? Vous savez, lorsque vous avez du sable dans la bouche, à la plage, et qu'il crisse entre vos dents.

Ils regardèrent, la bouche sèche d'appréhension, tandis que les baguettes oscillaient et tournaient, décrivant un cercle complet. Il n'y avait aucun signe du moindre ondoiement dans le sol en béton du parking, mais Jack savait que l'un des maniaques était là, tournant et tournant, les observant, et attendant.

— J'ai l'impression d'être une chèvre, attachée à un piquet, pour attirer un tigre, fit remarquer Geoff.

— Cela se rapproche, dit Otto. Cela produit une vibration très basse. Comme la note la plus grave sur un orgue, vous savez? Je n'ai encore jamais senti quelque chose comme ça. C'est très profond, c'est froid, et cela produit ce crissement sablonneux.

— J'aimerais sacrément sentir ça par moi-même, dit Jack.

Geoff acquiesça, regardant fixement le béton.

— Croyez-moi, vous le regretteriez, répliqua Otto.

Les baguettes de cuivre tournoyèrent à nouveau, leurs extrémités frémissantes se rapprochent l'une de l'autre, comme si elles désignaient quelque chose qui se rapprochait un peu plus à chaque révolution.

— Vous êtes prêt à dire cette prière? demanda Jack.

— Je l'ai apprise par cœur; en fait, elle est assez courte, seulement deux lignes.

L'approche sans rémission du maniaque était perceptible à l'oreille, maintenant. Ce familier et terrifiant *ssssssshhhhh – sssssshhhhh – sssssshhhhh* qu'il avait entendu aux Chênes pour la première fois.

— Vous avez l'eau bénite? demanda Jack.

Geoff tapota les poches de côté de sa veste. Puis il tapota sa poche de poitrine... puis sa poche intérieure.

— Oh merde, je l'ai laissée dans la voiture!

— Eh bien, allez la chercher, bon Dieu! lui cria Jack. Ce cinglé va nous attaquer d'un instant à l'autre!

Geoff jeta un coup d'œil aux baguettes de cuivre. Elles se tendaient vers la droite, vers le coin opposé du parking. Immédiatement, il fonça vers le cordon de police se trouvant à gauche, se glissa en dessous, puis commença à courir vers sa voiture.

Aussitôt, les baguettes de cuivre oscillèrent vers la gauche, également, comme si le maniaque sous la dalle de béton avait été alerté par la vibration des pieds de Geoff tandis que celui-ci courait.

— Geoff! hurla Jack. Il vous poursuit! Grouillez-vous!

— Nom d'un chien! s'exclama Otto. Ça se déplace foutrement *vite*!

Geoff arriva à sa voiture. La semelle en caoutchouc de ses sneakers patina sur le sol en béton. Il ouvrit violemment la portière côté conducteur, et tendit la main pour prendre la bouteille de Perrier qu'il avait remplie d'eau bénite. Mais à cet instant, un poing transperça le siège du passager dans un boucan épouvantable, comme une grenade qui explose, et saisit son poignet.

— *Jack*! beugla Geoff, paniqué. *Jack!*

Jack se glissa sous le cordon de police, et sprinta vers la voiture de Geoff.

— Il a attrapé mon poignet! cria Geoff.

Jack contourna la voiture jusqu'à la portière côté passager, et l'ouvrit d'un geste brutal. Geoff s'arc-boutait au montant de la portière; pourtant, sa main était déjà tirée vers le bas, dans le siège, et sa peau était lacérée par les ressorts brisés. Jack hésita une seconde, puis il baissa la tête et mordit le côté du pouce du maniaque, ses dents broyant des muscles et glissant contre l'os.

La main relâcha sa prise, seulement durant une fraction de seconde, mais cela fut suffisamment long pour permettre à Geoff de retirer sa main. Jack s'éloigna de la voiture, crachant du sang.

— L'eau ! cria-t-il à Geoff. Versez l'eau tout autour de la voiture !

Geoff dévissa la capsule de la bouteille de Perrier et la secoua, versant de l'eau bénite tout autour de la voiture, son visage encore livide sous le choc. Tout en faisant le tour de la voiture, il récita les paroles de la prière d'exorcisme : « *Ab insidiis diaboli, libera nos Domine ; ut Ecclesiam tuam secura tibi facias libertate servire, te rogamus, audi nos ; ut inimicos sanctae Ecclesiae humiliare digneris, te rogamus, audi nos.* »

Le béton sous la voiture vibrait à chaque mot, comme si quelqu'un le martelait avec une masse. Mais lorsque Geoff eut fini de réciter la prière, les perturbations cessèrent, et ils n'entendirent plus que le vent sifflant à travers le parking, venant du lac Michigan, et les coups de klaxon et le vacarme de la circulation.

Otto s'approcha, tenant toujours devant lui ses baguettes de cuivre.

— Que s'est-il passé ? Vous l'avez pris au piège ?

— Je veux, mon neveu ! dit Jack avec une satisfaction farouche. Déplacez cette voiture de là, et commençons à creuser. C'est peut-être Quintus Miller en personne.

Geoff grimpa précautionneusement dans la Valiant, mit le contact, et alla se garer de l'autre côté du parking. Ils s'approchèrent et examinèrent le béton à l'endroit où la voiture s'était trouvée. Le béton avait été brisé en de gros blocs, là où la main du maniaque s'était frayé un passage vers le haut, mais il n'y avait rien d'autre pour suggérer que le maniaque était toujours au-dessous.

— C'est du béton armé, monobloc, déclara Otto. Ça va être un sacré boulot pour le perforer.

— Dans ce cas, nous ferions mieux de commencer tout de suite, dit Geoff.

— Et si quelqu'un nous demande ce que nous faisons ? s'enquit Otto. Comme les flics, par exemple.

— Entretien urgent, répondit Geoff. Ceci est une camionnette officielle appartenant à une entreprise de service public, d'accord ? Et vous êtes un employé officiel de cette même entreprise de service public.

— Bon Dieu, j'espère que ça en vaut la peine, grommela Otto.

Il se dirigea vers l'arrière de la camionnette et prit le marteau-piqueur. Puis il mit en marche le motocompresseur, se mit des protège-tympan, et commença à percer la dalle de béton.

Le boucan était assourdissant, et les vibrations brouillaient la vue de Jack. Mais Otto progressait plus rapidement que Jack ne s'y était attendu. Le marteau-piqueur à large lame s'enfonçait dans le béton et le brisait en de gros blocs, que Jack et Geoff enlevaient avec leurs mains et entassaient contre le parapet. En moins d'un quart d'heure, Otto avait découpé un ovale qui suivait approximativement le périmètre que Geoff avait aspergé d'eau bénite. En moins de trente minutes, il avait dégagé les contours de l'ovale, et après une heure de travail il commença à perforer vers le centre même de l'ovale.

Etant donné le boucan infernal qu'ils faisaient, et le tintamarre du marteau-piqueur que répercutaient les murs en béton blancs du Théâtre municipal, il était tout à fait surprenant que personne ne s'approche pour leur demander ce qu'ils faisaient. Des dizaines de personnes venaient garer leurs voitures sur le toit du parking — les Ballets de Milwaukee donnaient une représentation ce soir, *Le Lac des cygnes* — mais personne ne fit attention à eux. Quelqu'un défonçant le sol d'un parking aussi bruyamment et d'une façon aussi voyante avait certainement une autorisation officielle.

Pourtant, alors qu'ils approchaient du centre de leur ovale approximatif, Otto arrêta le marteau-piqueur, ôta ses protège-tympan, et dit :

— Je veux bien être pendu s'il y a quelque chose ici. Nous creusons ce trou pour des prunes.

Geoff coula un regard vers Jack et demanda :

— Qu'en pensez-vous ? Vous pensez que nous l'avons loupé ?

Mais Jack donna un coup de pied au dernier îlot de béton devant eux et dit :

— Ceci est assez gros pour qu'un homme puisse se cacher dedans, en se pelotonnant. Allons, il nous reste encore une chance, ne baissons pas les bras.

— C'est vous le patron, soupira Otto, et il remit ses protège-tympan.

Le marteau-piqueur disloquait le béton, morceau après morceau, et puis, brusquement, Jack sentit sur sa peau des fourmillements de peur et d'excitation. Dépassant de l'un des côtés de l'îlot de béton, il y avait la partie postérieure du talon nu d'un homme. Il sauta au fond du trou, tira sur le bras d'Otto, et lui montra du doigt le talon, avec jubilation.

— Nous l'avons eu ! hurla-t-il pour couvrir le grondement du motocompresseur. Nous avons baisé ce salopard !

Otto fit deux ou trois pas en arrière.

— Sainte Mère de Dieu ! grimaça-t-il.

— Allez, dégagez-le ! le pressa Jack. Grouillez-vous, Otto, avant qu'il fasse nuit !

Mais Otto secoua la tête.

— Si vous tenez à le dégager, faites-le vous-même. Bon Dieu, je n'ai jamais vu un truc comme ça, jamais.

Il posa par terre le marteau-piqueur, ôta ses protège-tympan et se hissa hors du trou.

— Voyons, Otto, dit Geoff. Soyez raisonnable. Vous étiez d'accord jusqu'ici.

— Bien sûr que j'étais d'accord, rétorqua Otto. Et c'est moi qui ai pris tous les risques. Empruntant ce camion, faisant un trou dans un parking municipal. Et qui va combler ce trou, hein ? Vous pouvez me le dire ? Et qui va se faire taper sur les doigts pour l'avoir creusé ? Vous ? Ça m'étonnerait fort ! Mais maintenant, terminé !

— Bon, ça va, pour l'amour du ciel, je vais le faire, dit Jack.

Il mit les protège-tympan, souleva le marteau-piqueur et le mit en marche. Avec un *brrr-brrrr-brrrr-brrrrrrpp !* fracassant, le marteau-piqueur fit un bond de côté, échappant presque à la prise de Jack, et tomba de côté sur le sol.

Jack se penchait pour le ramasser lorsqu'il entendit Geoff crier.

— *Jack !*

Il leva les yeux. Emergeant de la surface de l'îlot de

béton, dans un grincement sourd, une tête couleur de béton apparut, suivie d'épaules couleur de béton. La tête pivota et le fixa, le regard vide, et il le reconnut presque aussitôt. Lester... qui avait demandé à Jack au tout début de lui amener le Père Bell.

Ordure, cracha Lester. *Quintus vous tuera pour ça.*

Otto regardait la tête de Lester avec une totale incrédulité.

— C'est une tête, dit-il finalement, déglutissant avec difficulté. (Il tira sur la manche de Geoff.) Hé, vous voyez ça ? C'est une *tête* !

— Tout va bien, Otto, fit Geoff. Ne paniquez pas. C'est pour ça que nous sommes venus ici.

Néanmoins, c'était la première fois que Geoff voyait de ses propres yeux l'un des aliénés des Chênes, et lui aussi était crispé par l'appréhension.

Libérez-moi, exigea Lester. *Libérez-moi, sinon Quintus tuera votre fils.*

— Vous voulez dire qu'il est encore en vie ? demanda Jack.

Bien sûr qu'il est encore en vie. Votre fils est très précieux ! Il est notre ultime sacrifice, l'être innocent que réclament les dieux antiques ! Celui dont la vie nous rendra tous libres !

Jack se redressa, tenant le marteau-piqueur à deux mains.

— Vous ne retrouverez pas la liberté, Lester. Vous pouvez me menacer autant que vous voudrez. Mais je ne vous laisserai pas partir. Je vais réduire en miettes votre tête d'abruti avec ce marteau-piqueur.

Lester dit, avec emportement : *Vous pouvez détruire mon corps, mon ami, mais pas mon âme ! Quintus me ramènera à la vie ! Attendez un peu pour voir ! Tant que ma poussière demeurera sur cette terre, Quintus a le pouvoir de me ramener à la vie ! Et Quintus réduira votre fils en bouillie, croyez-moi ! Quintus écrasera votre fils comme un oisillon est écrasé dans son nid !*

A ce moment, Geoff appela : « Jack ? » Puis il se tourna vers Otto et dit : — Arrêtez le motocompresseur, Otto. Nous n'avons plus besoin du marteau-piqueur.

Le motocompresseur se tut dans un halètement, et soudainement le parking sur le toit parut très silencieux. Le vent soufflait, doux et frais, comme il avait jadis soufflé sur Stonehenge, l'île de Pâques et les alignements de Carnac. La plupart des emplacements de parking étaient occupés, mais il n'y avait personne à proximité. La représentation du *Lac des cygnes* avait sans doute déjà commencé.

— Jack, il faut que vous me fassiez confiance maintenant, dit Geoff. Quintus Miller ne touchera pas à votre fils, pas pour le moment — il n'oserait pas — si Randy a déjà été choisi pour l'ultime sacrifice. Ces maniaques ne peuvent pas être définitivement libres tant qu'ils n'ont pas fait ce sacrifice, c'est ce qui est écrit dans l'ouvrage de Druggett, en tout cas. Et une fois qu'ils ont choisi un enfant, ils doivent s'en tenir à cet enfant, impossible de se raviser. Cet enfant est protégé, jusqu'au jour du sacrifice. Randy ne court aucun danger, pour le moment, en tout cas.

Si jamais vous me touchez, ordure, Quintus se vengera sur vous, grogna Lester. *Vous regretterez le jour où votre mère a écarté les jambes pour vous laisser sortir.*

— Je n'en suis pas aussi sûr, mon vieux, répliqua Geoff. A en juger par la façon dont ce Quintus Miller vous en a imposé, je dirais qu'il est un schizophrène typique. De toute évidence, il se prend pour Awen, le dieu des druides. Awen était un dieu cruel ; et un dieu dénué de toute pitié. Je ne pense pas que Awen se soucie outre mesure de votre sort.

Je suis immortel, chuchota Lester. *Quoi que vous me fassiez, vous ne pourrez jamais me détruire.*

— Eh bien... j'espère avec confiance que vous vous trompez, là aussi, dit Geoff.

Il s'essuya les mains nerveusement sur ses jeans, puis se tourna vers sa Valiant et ouvrit le coffre.

— Venez me donner un coup de main, Jack, demanda-t-il.

Jack se rendit compte que Geoff était loin d'être aussi confiant qu'il s'efforçait de le paraître.

De l'arrière de sa voiture délabrée, il sortit avec peine

un cadre en bois de forme triangulaire, trois pièces de bois de un mètre soixante-dix de long chacune, en chêne, grossièrement sciées et clouées ensemble. Jack l'aida à le déposer sur le sol. Cela pesait presque trois cents livres.

— Qu'est-ce que c'est que ce *truc?* s'enquit Otto d'un air méfiant.

— Le menuisier de l'université l'a fabriqué à mon intention, sourit Geoff. Cela ne lui a pas pris beaucoup de temps. C'est la reproduction exacte d'un chevalet sacrificiel druidique. Aussi exacte que cela nous a été possible, en tout cas :

— C'est un *quoi*?

— Un chevalet sacrificiel. Les druides courbaient leurs victimes en arrière sur l'un des côtés du triangle, ici, vous voyez? et attachaient ensemble leurs poignets et leurs chevilles. Ensuite ils tendaient les liens à l'aide de tourniquets, serrant de plus en plus fort, et la victime était ployée en arrière jusqu'à ce que sa colonne vertébrale se brise. Alors les druides prononçaient les mots sacrificiels ; et cela garantissait que l'âme de leur victime était anéantie, comme si elle n'avait jamais existé.

Jack se tourna pour regarder la tête de Lester, dépassant du béton morcelé. Lester les observait attentivement.

— Cela a été difficile de trouver les mots sacrificiels, dit Geoff. Mais ils étaient dans l'ouvrage de Druggett sur les druides. On les a découverts sur une pierre sacrificatoire au pays de Galles.

« Caimich mi a nochd
Eadar uir agus eare,
Eadar run do reachd,
Agus dearc mo dhoille. »

Aussitôt que Geoff eut fini de réciter l'incantation, Lester se mit brusquement à crier. Son cri n'était pas perceptible à l'oreille, pourtant il leur transperça le crâne, comme une lame de couteau que l'on passe sur une ardoise.

— Vous voyez? fit Geoff, triomphalement. Nous les

tenons ! Nous les avons épinglés ! Nous avons attrapé ces salopards !

La tête de Lester s'enfonça dans le béton. Mais Geoff sauta au fond du trou, et martela le béton avec ses poings, et cria :

— Tu m'entends ! Nous te tenons maintenant ! *A Righ nan reula runach !*

Presque immédiatement, le visage de Lester réapparut, criant vers eux d'une façon encore plus stridente.

— Tu es foutu ! lui cria Geoff en retour, presque hystérique en raison de la magie, de l'étrangeté et de la terreur de ce qu'ils faisaient. Tu es foutu, saloperie de meurtrier ! *A Dhe mheinnich nan dula !*

Lester, au visage de béton, balbutia : *Arrêtez, ne faites pas ça ! Réduisez-moi en morceaux si vous voulez ! Mais soixante ans ! Attendre soixante ans ! Je veux sortir, je veux être libre !*

— Oh, tu peux être libre d'une seule façon, mon pote, lui dit Geoff. Et c'est en nous racontant tout sur Quintus Miller, et sur tes amis les timbrés. Parce que si tu refuses, c'est le chevalet qui t'attend, et l'anéantissement total, avec la gracieuse permission de Awen, le nom sacré, et de Bel, le dieu-soleil, à tout jamais, amen !

Vous pouvez les avoir ! Vous pouvez les avoir ! Je peux vous dire comment !

— Alors fais vite ! exigea Geoff. Je ne suis pas d'une humeur très patiente, ce soir, et j'ai foutrement envie de faire disparaître des débiles mentaux comme toi.

Tout était dans les livres... dans la bibliothèque de Krüger... et il y avait aussi des journaux intimes. Krüger avait fait des recherches sur les druides toute sa vie. Quintus s'est introduit dans la bibliothèque et les a volés... et il nous a dit que nous pourrions tous nous évader. Nous avons préparé notre évasion pendant des mois. Le plus dur a été de trouver une flûte, la flûte qui convenait. Mais nous avons dit que nous voulions former un groupe de musique traditionnelle.... et finalement Mr. Estergomy nous en a acheté une...

— Une flûte ? Mais qu'est-ce que tu racontes ? lui demanda Geoff

Pour jouer la musique rituelle, pour ouvrir le pentacle... afin que nous puissions tous nous échapper. Et nous nous sommes échappés... Quintus est parti le premier, et ensuite il est passé à travers les murs et a joué la musique, et nous nous sommes échappés à notre tour. Un qui jouait et les autres qui le suivaient, c'était le rituel. Et nous avons réussi ! Nous sommes entrés dans les murs !

Geoff se tenait tout à fait immobile, le vent du début de la soirée ébouriffait ses cheveux.

— Un qui jouait et les autres qui le suivaient, dit-il doucement. Puis il récita :

« Cependant il se dirigea du Sud vers l'Ouest
Et vers la montagne de Koppelberg ses pas l'amenèrent,
Et après lui, les enfants se pressaient....
Ensuite, alors qu'ils arrivaient devant le flanc de la montagne,
Un merveilleux portail s'ouvrit largement,
Comme si une caverne s'était creusée soudainement ;
Et le Joueur de flûte s'avança et les enfants les suivirent. »

Même Otto savait quel était ce poème.

— *Le Joueur de flûte d'Hamelin*, dit-il d'une voix rauque. Bon sang, ce putain de truc était vrai ; et je le vois ici de mes propres yeux.

— Oui, fit Geoff. Ce putain de truc, comme vous dites, était vrai, et cela s'est produit maintes et maintes fois au cours de notre histoire. Les fantômes, poltergeists et autres démons n'ont jamais existé ; il s'agissait de ceux qui marchent sous la surface du sol, et de ceux qui traversent les murs... les gens qui vivent dans le monde souterrain réel.

Libérez-moi, insista Lester. *Je vous ai dit tout ce que je savais. Libérez-moi.*

— Jack ? Qu'en pensez-vous ? dit Geoff.

Jack regarda le visage de Lester dans le béton, et pensa à Randy, et au Père Bell, et à Essie Estergomy et à Daniel Bufo et à Joseph Lovelittle. Il se sentait capable de faire voler en morceaux le visage de Lester à l'aide du marteau-piqueur. En fait, il l'aurait fait, excepté que cela n'aurait pas garanti l'anéantissement de l'âme dérangée de Lester.

— Je propose que nous le sacrifiions, dit-il. Montrons à Quintus Miller que nous ne plaisantons pas.

Vous aviez donné votre parole! protesta Lester.

— Et le Père Bell est mort dans les plus atroces souffrances que l'on puisse imaginer, rétorqua Jack sèchement.

Il n'aurait pas cédé! Il refusait de nous laisser partir! Ce n'était pas de ma faute!

— Comment allons-nous faire pour le dégager du béton? demanda Jack.

Geoff montra l'eau bénite.

— De l'eau exorcisée mélangée avec du sel exorcisé. C'est de cette façon que les premiers chrétiens ont finalement triomphé des druides. La victoire de l'esprit sur la chair.

Non! cria Lester. *Non, ne prenez pas mon âme!*

Geoff dévissa la capsule de la bouteille de Perrier et brandit la bouteille.

Non! glapit Lester. *Je vais vous dire comment les trouver! Je vais vous dire comment les trouver!*

Jack s'avança jusqu'au bloc de béton et regarda Lester bien en face.

— Jack... ne vous approchez pas trop, l'avertit Geoff, mais Jack était trop furieux pour l'écouter.

— Bon, c'est d'accord, Lester, dit-il. Tu nous dis comment les trouver et nous te laisserons partir. Mais je te préviens, mon pote. Si tu nous racontes des craques... je te retrouverai et je m'occuperai de toi personnellement, je te briserai les reins sur ce chevalet, et je prendrai tout mon temps, tu peux me croire.

Ecoutez-moi, je vous en prie, je vous dis la vérité... Il faut que vous retourniez à la porte... à l'endroit où Quintus est entré dans le mur pour la première fois... Il faut que vous jouiez la musique... la musique les fera tous revenir. Ils sont obligés d'obéir à la musique, ils n'ont pas le choix. Vous la connaissez, c'est la musique appelant les fidèles pour Grian-stad...

— *Grian-stad?* demanda Jack. Qu'est-ce que c'est, *Grian-stad*?

— C'est le mot celtique pour la nuit du solstice d'été, intervint Geoff. J'ignore si notre ami nous dit la vérité, mais il connaît les rites druidiques. La nuit du solstice d'été, les druides jouaient une musique pour convoquer tout le monde sur les lieux sacrés.

— Alors nous n'aurons pas à les traquer un par un, dit Jack. Nous pouvons les appeler et les faire revenir aux Chênes, et une fois qu'ils seront tous là, nous pourrons nous occuper d'eux.

Il ne savait absolument pas comment Geoff et lui pourraient « s'occuper » de cent trente-six maniaques criminels, mais l'ouvrage de Druggett sur le druidisme leur fournirait peut-être une aide précieuse. Même s'ils ne pouvaient pas les détruire — même s'ils ne pouvaient pas faire plus que les emprisonner de nouveau dans les murs de l'établissement, comme ils avaient été emprisonnés auparavant — ce serait toujours mieux que de les savoir parcourant la ville, s'emparant d'innocents et les entraînant sous terre.

— Cette musique? demanda Geoff. Quel genre de musique est-ce? S'agit-il d'un air spécial?

Une musique pour flûte, dit Lester. *Une musique pour flûte, que l'on joue en un long sifflement. Cela fait comme...*

— Ça va, j'ai compris, fit Geoff. C'est une musique pour flûte, mais à quoi ressemble l'air?

A cet instant, Lester cria encore plus fort qu'il ne l'avait fait auparavant. Un cri strident, rauque et grinçant, de terreur et de désespoir total. Deux mains épaisses jaillirent du béton, de chaque côté de sa tête, et l'entraînèrent dans le sol. Ils virent l'une des mains de Lester se tendre désespérément hors du béton, un moment, et griffer l'air. Puis elle fut attirée vers le bas, également, et Lester disparut.

— Que s'est-il passé? dit Jack, abasourdi. Où est-il allé?

— Otto! Les baguettes! cria Geoff.

— Qu'y a-t-il? demanda Jack.

— Sortez de ce trou en vitesse! lui ordonna Geoff. Je vous parie que c'est Quintus Miller!

Ils se hissèrent hors du trou, et reculèrent jusqu'à la camionnette. Otto se démenait avec ses baguettes, essayant de les maintenir parallèles. « Rien que des putains d'ennuis. Merde, pourquoi suis-je venu ici ? » Jack parcourut rapidement le parking du regard, cherchant désespérément à repérer le moindre sillon dans le béton, des bras émergeant du sol comme des ailerons de requins.

— Elles sont dingues ! s'exclama Otto. Elles deviennent complètement dingues !

Les baguettes tournoyaient et tournoyaient et tournoyaient, comme des boussoles affolées au-dessus du pôle Nord. Otto essayait de les immobiliser, mais sans y parvenir.

— C'est trop puissant ! C'est partout ! Je suis incapable de les empêcher de tournoyer.

Brusquement, les baguettes cessèrent de tournoyer, et entrèrent en contact l'une de l'autre. Il y eut le crépitement fort et aigu d'une décharge électrique, et Otto fut violemment projeté contre le flanc de sa camionnette, se cognant la tête dans un craquement sourd comme un écureuil écrasé par une voiture. Il tomba par terre, frissonnant, tremblant et marmonnant.

Jack s'agenouilla près de lui. Son bonnet de laine était poissé de sang, et ses yeux étaient révulsés.

— Ne le touchez pas, le prévint Geoff. Il a été foudroyé par un magnétisme naturel... et une sacrée dose, croyez-moi. Vous recevriez probablement une forte décharge, vous aussi, si vous le touchiez.

— Vous avez emporté cette eau bénite ? lui demanda Jack.

Il scrutait le parking, regardant d'un côté et de l'autre. Son cœur cognait contre sa cage thoracique avec la même férocité que Lester avait frappé contre sa tombe de ciment.

— Je l'ai emportée, bien sûr... mais je me demande jusqu'à quel point elle nous sera *utile*, répliqua Geoff. Celui qui a entraîné Lester dans le sol... il a forcément traversé le cercle.

— Vous n'êtes pas prêtre, souvenez-vous, dit Jack. Il

y a peut-être un rapport. Peut-être n'avez-vous pas suffisamment de pouvoir.

— D'accord, je ne suis pas prêtre, reconnut Geoff, très fâché. Mais, nom de Dieu, je n'ai rien d'un pécheur endurci, non plus !

— Nous ferions peut-être mieux de foutre le camp, proposa Jack.

— Je pense que vous avez sans doute raison. De temps en temps, une lâcheté totale doit être fortement conseillée.

Ils se relevèrent et reculèrent prudemment vers la Valiant de Geoff. Presque aussitôt, cependant, ils furent assourdis par une violente explosion. L'îlot de béton dans lequel ils avaient pris Lester au piège fut pulvérisé, dans un ouragan de sable, de gravier et de poussière aveuglante. De gros morceaux de béton furent projetés contre les automobiles garées tout autour d'eux, brisant des vitres et bosselant des carrosseries.

Se protégeant les yeux de la poussière, Jack regarda vers le trou qu'ils avaient creusé. L'îlot central de béton avait été complètement soufflé, mais à la place, il y avait un homme nu, écorché vif, luisant et écarlate et palpitant de réseaux de veines en forme d'éventail.

Dans la lumière moribonde du jour, il semblait presque beau, telle une sculpture surréaliste. Muscles, nerfs, tendons et artères se tordaient sur son corps comme des serpents. Bien que son visage fût à vif, Jack le reconnut immédiatement : c'était Lester.

Lester essayait de bouger, essayait de crier, mais les souffrances qu'il endurait étaient trop intenses. Il émit une seule plainte étranglée qui faisait plus penser à un animal égorgé qu'à un homme. Puis une main surgit du béton sous ses pieds, saisit ses chevilles et l'entraîna dans le sol, dans une horrible détonation de sang et de chair.

— Dieu tout-puissant, chuchota Jack.

— Jack, la voiture ! l'exhorta Geoff, d'une voix tellement choquée qu'elle était presque transparente. Foutons le camp d'ici en vitesse !

Ils coururent vers la Valiant, garée quelques mètres plus loin, ouvrirent frénétiquement les portières et grimpèrent dans la voiture. Geoff tira ses clés de sa poche, mais les laissa tomber sur le plancher.

— Merde ! paniqua-t-il, tendant la main et cherchant maladroitement à les récupérer.

A ce moment, Jack entendit un fracas retentissant et tourna la tête à droite. La voiture tout au bout de la rangée dans laquelle ils étaient garés était soulevée du sol, jusqu'à une hauteur d'un mètre environ. Puis elle retomba brusquement. Puis la voiture suivante fut soulevée à son tour, heurtant bruyamment la voiture garée à côté d'elle, et la voiture suivante et la suivante. Cela donnait l'impression que quelque chose d'énorme et de puissant se frayait un chemin dans leur direction, sous le sol — une lame de fond en béton armé — soulevant chaque voiture comme elle s'approchait, et la laissant retomber.

— Geoff, faites démarrer ce tas de ferraille et foutons le camp ! lui cria Jack.

Geoff récupéra enfin ses clés, et inséra sa clé de contact d'un coup sec. Au même moment, ils sentirent quelque chose secouer violemment la Valiant, et briser du métal sous le plancher. L'esprit obnubilé par la pensée de Daniel Bufo, Jack ouvrit sa portière d'un coup de pied et bondit hors de la voiture. Geoff l'imita.

La voiture cessa de remuer presque aussitôt. Ils reculèrent encore de deux ou trois pas, puis hésitèrent.

— Celui-là est costaud, dit Geoff, s'essuyant le front du dos de la main. C'est Quintus Miller, sans l'ombre d'un doute.

Sous leurs yeux, le pare-brise de la Valiant commença à se gauchir et à se déformer. Un visage apparut, moulé dans le verre ; visible uniquement parce que les lumières provenant du MECCA se reflétaient sur ses joues, sur son nez et sur ses lèvres. C'était un visage robuste et cruel, exactement le visage que le Père Bell avait décrit à Jack, là-bas à Green Bay. *Un visage ferme comme un roc. Des yeux au regard dur, des yeux comme des têtes de clou, dénués de toute expression, dénués de toute compassion.*

— Quintus Miller, chuchota Jack.

C'est exact, dit une voix rauque, raffinée, à l'accent du Midwest. *Quintus Miller en personne. Ravi de faire votre connaissance.*

— Je veux mon fils, lui dit Jack. Vous entendez? Je veux mon fils! Rendez-moi mon fils ici et tout de suite, autrement, putain de merde, je ferai de votre vie un enfer que les gens ne soupçonnent même pas, sauf dans leurs cauchemars!

Votre fils est très important pour moi, Mr. Reed. Pas seulement important pour moi personnellement, comprenez-moi, mais pour ma foi. Votre fils va entrer dans l'histoire comme le sacrifice le plus mémorable de la religion païenne depuis deux mille ans. L'histoire, Mr. Reed! Très peu de jeunes garçons ont la chance de faire l'histoire. Surtout lorsqu'ils sont aussi jeunes. Et aussi tendres.

— Je veux le voir, exigea Jack.

Vous pouvez le voir, si vous le désirez.

Le pare-brise commença à gonfler, comme s'il était façonné par un souffleur de verre expert. La tête et les épaules d'un homme puissamment bâti apparurent, modelées dans le verre. En travers des épaules de l'homme, les mains apparemment liées ou menottées, était recroquevillé un jeune garçon en verre qui ressemblait exactement à Randy. Ses yeux semblaient être fermés, mais comme Jack s'approchait lentement de la Valiant, il vit que le garçon respirait. Il devait dormir d'un sommeil profond, épuisé.

— Randy? dit-il. Randy?

— Jack, surtout ne vous approchez pas! l'avertit Geoff. Il veut vous tuer... il veut nous tuer tous les deux!

Jack s'arrêta, hésita, se mordillant la lèvre. Les lèvres en verre de Quintus Miller s'incurvaient en un sourire luisant.

Venez plus près si vous le désirez, Mr. Reed ; ou puis-je vous appeler Jack? Cela ne fait aucune différence, maintenant ou plus tard, je vais vous tuer, et vous pouvez en être sûr. De la même façon que Lester est mort, alors qu'il essayait de vous révéler nos secrets les plus sacrés. Personne ne trahit Quintus Miller, Jack. Personne ne se met en travers de son chemin. On m'a donné le nom de la Quintessence, et c'est ce que je suis. Ai tué mes frères, tous les quatre, leur ai crevé les yeux avec un tisonnier chauffé à blanc, qu'avez-vous à me regarder ainsi, personne ne regarde un dieu, pas de cette façon ! *c'est ce que je leur ai dit. Et pendant qu'ils dormaient... l'un après l'autre. Le cuir à rasoir de mon père coincé entre leurs dents pour les empêcher de faire le moindre bruit... ensuite le tisonnier chauffé à blanc transperçant la paupière et crevant l'œil. Grésiller ? Et comment qu'ils ont grésillé ! Avez-vous déjà entendu de l'humeur vitrée en train de frire, Jack ? C'est ce que j'ai entendu ! Huit fois ! Chacun de mes frères, les yeux crevés, mort et aveugle ; et ensuite ma mère, elle aussi, je l'ai cautérisée, avec le même tisonnier chauffé à blanc, je l'ai cautérisée là où elle m'avait mis au monde, scellée et purifiée, ainsi aucune femme ne pourrait jamais se vanter que j'étais son chiard.*

Jack coula un regard vers le sol. L'un des morceaux de béton qui avaient volé de la tombe de Lester se trouvait juste à côté de son pied. Son regard se posa à nouveau sur Quintus Miller, sur l'homme de verre se dressant depuis le pare-brise de la Valiant, et il calcula qu'il pouvait ramasser le bloc de béton, le balancer et fracasser la tête de Quintus Miller, avant qu'il ait le temps de l'en empêcher.

Une seconde. Moins d'une seconde. Ramasser, balancer, fracasser.

Mon père n'était pas là... ce fut mon erreur. J'avais l'intention de le purifier, lui aussi. Mais il était absent cette nuit-là, sans que je le sache... sans que ma mère le sache, non plus. Il faisait l'amour avec une autre femme, à l'autre bout de la ville. Avait dit qu'il promenait le chien, mais je n'étais pas si bête ! Il était en train de copuler, voilà ce qu'il faisait ! Il était fort, mon père... aussi fort qu'un taureau, comme moi. Il avait une grosse queue, je me souviendrai toujours de sa queue. Elle me terrifiait lorsque j'étais gosse. Je voulais exorciser cette queue, exorciser ce souvenir une fois pour toutes... Mais il n'était pas là...

Jack ramassa le morceau de béton. Le balança. Fracassa.

... a ouvert la porte et... ce chien...

La tête de Quintus Miller explosa comme une ampoule électrique brisée. Des débris de verre étincelant tombèrent sur le siège du conducteur.

Mais, à la grande horreur de Jack, le visage fracassé continua de sourire, et une main en verre se tendit brusquement depuis le pare-brise pour empoigner ses cheveux sur l'arrière de sa tête. Il grogna, secoua la tête et s'arc-bouta au pare-chocs de la Valiant, mais la prise de Quintus Miller était trop brutale et trop ferme. Graduellement, il fut attiré de plus en plus près du pare-brise fracassé, jusqu'à ce qu'il soit face à face avec une bouche en verre et une tête craquelée.

Oh, voyons, Jack... vous me décevez énormément. Je voulais une chasse. Je voulais me mesurer à vous avec mon intelligence, et non avec ma force physique. Il me suffit simplement d'appuyer votre gorge contre ce verre, et vous *serez fichu... et ne croyez pas que je ne vais pas le faire, parce que j'en ai bien l'intention. Je ne suis pas stupide au point de préférer la chasse à la capture. Je vous ai attrapé, Jack, et maintenant je vais vous tuer.*

Jack rejetait sa tête en arrière aussi loin qu'il le pouvait. Mais, bien que sa main fût en verre, Quintus était incroyablement fort, et Jack se retrouva de plus en plus près de l'arête vive juste au-dessus des lèvres de Quintus.

Vous avez déjà vu quelqu'un avec la gorge tranchée, d'une oreille à l'autre? C'est arrivé aux Chênes une fois, l'un des dingues a brisé une tasse à café, il s'est ouvert la gorge juste devant Mr. Estergomy... il n'y a rien de plus tranchant que de la porcelaine brisée, cela coupe comme un rasoir, cela fait une entaille bien droite... mais le verre est très bien, lui aussi, sauf qu'il ne fait pas une entaille régulière...

« Hon », grogna Jack, redoublant d'efforts pour éloigner sa tête. Mais le poing en verre tenait ses cheveux avec une telle force qu'il était incapable de se dégager, et la bouche en verre lui souriait sereinement, heureuse de le regarder mourir.

La gorge de Jack se trouvait à moins de dix centimètres de la tête craquelée de Quintus Miller lorsque Jack entendit quelque chose se briser avec fracas, et la prise de Quintus se relâcha. Il s'affaissa, tomba à genoux, roula à demi sur le dos vers le sol, et se retrouva allongé par terre, sa joue contre le béton, à côté des fragments arrondis du bras en verre brisé de Quintus. Geoff se penchait sur lui, tenant un bloc de béton dans sa main. Il devait avoir fracassé le bras de Quintus à la hauteur du coude.

— Foutons le camp d'ici ! dit Geoff, en l'aidant à se remettre debout.

Le pare-brise éclaté de la Valiant s'affaissa brusquement en des milliers d'éclats de verre, un monceau de diamants artificiels recouvrant les sièges. Ensemble, Jack et Geoff descendirent en courant la rampe de sortie, jetant un bref regard derrière eux de temps en temps pour s'assurer que le béton ne se creusait pas de sillons, et que Quintus Miller ne se lançait pas à leur poursuite.

Ils remontèrent en courant Kilbourn Avenue Est, suffoquant et soufflant. Finalement, Jack dit :

— Dois m'arrêter, Geoff. Désolé. Suis pas en forme.

Geoff acquiesça, et se pencha en avant pour toucher ses orteils.

— Vous et moi. A fumer toutes ces pipes. Aurais pas dû arrêter le squash.

— Bon sang, fit Jack, je boirais bien quelque chose.

Ils clopinèrent lentement, côte à côte, s'avançant sur le trottoir, toujours transpirant et haletant.

— Vous pensez que Otto est mort ? demanda Jack.

Geoff acquiesça de la tête.

— Il m'en avait tout l'air.

— Toute cette putain d'affaire est de ma faute, dit Jack. Tous ces gens qui se font massacrer.

Geoff serra l'épaule de Jack, d'un geste rassurant.

— Ecoutez... c'est toute l'histoire de la race humaine, depuis le commencement jusqu'à la fin... vous vouliez bien faire.

— Je voulais bien faire ? Merde alors !

Ils traversèrent Kilbourn Avenue Est, toujours veillant au grain, prêts à déceler la moindre fissure dans le trottoir.

— Il va faire tout son possible pour nous tuer, vous le savez.

— Vous voulez rire ? Si vous ne lui aviez pas brisé le bras tout à l'heure, il m'aurait coupé en tranches, comme du bacon.

— Au moins nous sommes sûrs que Randy est toujours en vie.

— Oui, Dieu merci, dit Jack. Et je veux le récupérer.

Ils haletaient toujours et parlaient et boitillaient lorsqu'une voiture de police surgit brusquement et vint se ranger contre le trottoir à côté d'eux, ses gyrophares allumés. Deux flics en uniforme s'extirpèrent de la voiture et bondirent sur le trottoir.

— Police ! Les mains en l'air ! Levez les mains bien en l'air, que nous puissions les voir !

Jack et Geoff levèrent lentement les mains. L'un des officiers de police les tint en respect, tandis que l'autre s'approchait d'eux prudemment.

— Vous êtes Jack Reed, exact ? demanda-t-il à Jack. (Il était jeune et boutonneux, et portait une petite moustache noire.)

— Je suis Jack Reed, en effet. Qu'est-ce que cela signifie ?

— Vous êtes en état d'arrestation, pour avoir contrevenu à un jugement du tribunal d'instance. Je dois vous lire vos droits.

— Mais qu'est-ce que vous racontez ? Jamais de la vie !

— Quelque chose à voir avec votre fils. Randolph Reed ?

Jack prit une longue et profonde inspiration.

— Dites, est-ce que je peux baisser les mains ? Il ne s'agit pas d'un délit commis avec une arme, d'accord ? Et... vous savez... (il jeta un regard à la foule se pressant sur le trottoir)... des gens nous regardent.

— Je préfère que vous les laissiez en l'air, monsieur. Vous avez le droit de garder le silence, vous avez le droit...

Jack lança un regard désespéré à Geoff. Si la police l'arrêtait maintenant, alors il devrait fournir des explications à propos de ce qu'il avait fait de Randy. Et que diable pourrait-il leur dire ? Que Randy avait été kidnappé par un maniaque qui se baladait dans les murs ? Que les druides l'avaient pris ? Qu'il savait que Randy était sain et sauf, parce qu'il avait vu, façonné dans le pare-brise d'une voiture, un petit garçon fait de verre ?

— ... pourra être utilisé contre vous.

CHAPITRE XI

Peu après une heure, le lendemain matin, Geoff fut autorisé à quitter le commissariat central de Milwaukee, au 749 West State Street, et à rentrer à Madison. Jack fut conduit dans une cellule au premier étage, à côté d'un ivrogne qui n'arrêtait pas de chanter, encore et encore : « *Oh baby, baby, c'est un monde impeccable...* »

Jack mastiquait un chewing-gum qui avait perdu toute sa saveur une heure plus tôt, et il arpentait sa cellule. Il était physiquement et psychiquement sur le point de s'effondrer, mais il ne pouvait pas se permettre de capituler. Il n'était pas un homme intelligent, ou instruit, il ne disposait pas de réserves intellectuelles où il aurait pu puiser. Il était incapable de bâtir des théories sur la signification morale de ce qu'il avait fait ; ou sur la signification religieuse du druidisme. Il n'était même pas capable de réciter *Hiawatha*[1] pour s'occuper l'esprit.

Mais il possédait la force vitale propre aux habitants du Wisconsin ; une énergie brute qui résultait des hivers rudes du lac Michigan, et de votre acharnement à monter votre propre affaire et à vous battre pour votre propre survie.

Il tiendrait jusqu'au bout. Il allait se sortir de toute cette merde. Il ne croyait pas à des gens qui traversaient les murs. Du moins, il ne croyait pas que quiconque

1. Poème épique de Longfellow, très connu aux Etats-Unis. *(N.d.T.)*

devrait traverser des murs. C'était une magie des temps anciens, quelque chose qui aurait dû être mort et enterré depuis des siècles. On était au vingtième siècle, non, presque au vingt et unième.

Et surtout, il ne croyait pas que des gens devraient avoir la possibilité de voler les enfants d'autres personnes et de leur faire passer des putains de mauvais quarts d'heure.

— *Oh baby, baby, c'est un monde impeccable...*

— Ce n'est pas « un monde impeccable », mais « un monde implacable » ! lui cria Jack.

— Quoi ? fit la voix pâteuse.

— « Un monde implacable ! » *Implacable !*

Long silence... puis la réponse enjouée :

— Hé, t'as foutrement raison, mon pote !

Jack s'assit sur le rebord de sa couchette. Sa plus grande peur dans l'immédiat était que Quintus ne découvre qu'il était ici, et qu'il pénètre dans le commissariat de police, pour l'entraîner dans le sol en béton armé de sa cellule. Il redoutait également que, après leur confrontation sur le parking, Quintus n'éprouve un désir sanguinaire d'autant plus fort, et ne massacre les huit cents personnes dont il avait besoin pour revenir dans le monde réel ; alors, Randy serait immolé, comme son ultime offrande à Awen.

Il se frotta les yeux. Il avait appelé son avocat, Maurice Lederman, mais il était absent (parti à Miami pour pêcher, et merde !) et sa femme ne pourrait pas le joindre avant le début de la matinée. Entre-temps, Jack avait été officiellement inculpé — pour non-respect du jugement du tribunal relatif au droit de visite de Maggie — et il resterait en prison jusqu'à ce que l'on ait établi où se trouvait Randy.

Vers les trois heures du matin, la porte de sa cellule fut ouverte, et un homme aux cheveux noirs et à la mise soignée, avec une barbe du soir, ou plutôt de trois heures du matin, et un complet gris aux larges épaules entra dans la cellule, une planchette porte-papiers sous le bras et tenant dans ses mains deux gobelets en plastique de café noir.

— Comment allez-vous, Mr. Reed ? Je suis le sergent Charles Schiller. J'ai pensé que vous aimeriez peut-être boire un café.

— Si vous avez l'intention de me poser des questions, rétorqua Jack, vous devrez attendre jusqu'à demain. Mon avocat est en train de pêcher le makaire au large de Miami.

— Oui, Mr. Reed, je sais, dit le sergent Schiller.

Il y avait une dureté dans la voix du sergent Schiller qui fit lever les yeux à Jack. Le sergent Schiller le considérait avec une expression attentive et froide qui confinait au mépris.

— Quelque chose ne va pas? lui demanda Jack.

— Quelque chose *ne va pas*? répliqua le sergent Schiller. Bon... laissez-moi vous dire la chose suivante : j'ai vécu à Milwaukee toute ma vie et je suis fier de Milwaukee. Milwaukee, c'est la chaleur et l'amitié, si vous voyez ce que je veux dire. La *Gemütlichkeit*, comme disait mon père. Et jusqu'à maintenant, Milwaukee avait l'un des taux de criminalité les plus bas dans ce pays.

Il marqua un temps, remuant son café avec une cuillère en plastique. Puis il poursuivit :

— Nous en avons vu de dures cette semaine, avec ces gens disparaissant à droite, à gauche et au milieu. Les gens commencent à dire que Milwaukee n'est plus une ville sûre. Ils sont paniqués, agressifs et méfiants. Ceci n'est pas la *Gemütlichkeit*, Mr. Reed. C'est un comportement gravement antisocial. Et je n'aime pas beaucoup les gens qui se livrent à un comportement antisocial.

Jack dit avec lassitude :

— Ecoutez, on m'accuse d'avoir contrevenu au jugement du tribunal concernant le droit de visite de ma femme à mon fils de neuf ans. Cela ne fait pas de moi un nouveau Al Capone, d'accord?

— Pouvez-vous me dire où est votre fils en ce moment?

— Seulement lorsque j'aurai parlé à mon avocat.

— Votre fils est-il vivant?

— Bien sûr qu'il est vivant. Quelle question !

— Et Mlle Olive Estergomy, de Sun Prairie. Est-elle toujours en vie ?

Jack déglutit avec difficulté. Il avait redouté ça. Apparemment les événements horribles qui avaient eu lieu aux Chênes avaient fini par le rattraper.

— *Connaissez-vous* Mlle Olive Estergomy ?

— Je veux d'abord parler à mon avocat, lui dit Jack.

— Mais est-ce que vous la *connaissez* ?

— Oui, je la connais, répondit Jack.

— Savez-vous où elle est en ce moment ?

Jack secoua la tête.

— Est-elle toujours en vie ?

— Je dois parler à mon avocat.

Le sergent Schiller sirota son café et compulsa les feuilles sur sa planchette.

— Bon, d'accord, dit-il, un moment plus tard. Et Mr. Daniel Bufo, de Madison ? Est-il toujours en vie ?

— Je ne peux pas répondre à cela, répliqua Jack.

— Savez-vous où il se trouve ? Nous serions vraiment très contents de savoir où il est.

— Je ne peux pas vous aider, je suis désolé.

— Bon, bon... et Mr. William Bell, de la maison de retraite de Bay Park, à Green Bay ? Est-il toujours en vie ?

— Auriez-vous l'obligeance de m'expliquer ce que tout cela signifie ?

Le sergent Schiller posa sa planchette.

— Certainement. Le fait est que votre fils Randy, Mlle Olive Estergomy, Mr. Daniel Bufo et Mr. William Bell ont tous deux choses en commun. La première, c'est qu'ils ont tous disparu. La deuxième, c'est la dernière personne connue à les avoir vus : vous !

— Qu'est-ce que cela prouve ? demanda Jack.

— Cela ne prouve rien du tout, dit le sergent Schiller. Mais cela suggère que toute investigation concernant leur mystérieuse disparition devrait commencer par vous ; et peut-être se terminer par vous, également.

— Vous allez m'inculper ?

— Pas encore. Nous attendons des officiers de police de Madison ; ils se présenteront ici demain matin ; et je veux parler à votre avocat, moi aussi, et aux services du district attorney. Mais j'aimerais vous faire comprendre une chose dès à présent, Mr. Reed : si vous savez où se trouvent ces gens, plus tôt vous me le direz, mieux ce sera pour vous.

— Est-ce que je peux téléphoner? dit Jack.

— Vous voulez téléphoner *maintenant*?

Un policier en uniforme accompagna Jack dans le couloir jusqu'à l'une des salles d'interrogatoire. Jack composa le numéro de Geoff et attendit pendant que le téléphone sonnait. Le policier en uniforme se tenait près de la porte et bâillait. Finalement, Geoff décrocha et demanda d'une voix ensommeillée :

— Allô? Qui est-ce, bon sang?

— Geoff, ici Jack.

— Oh, mon Dieu! Comment ça va, Jack? Ils n'ont pas encore commencé à vous taper dessus avec des matraques en caoutchouc, j'espère?

— Presque. La situation est devenue foutrement pire. Ils m'ont posé des questions à propos d'Olive Estergomy, de Daniel Bufo et du Père Bell.

— Jack..., le prévint Geoff. Faites attention à ce que vous dites. Ils enregistrent certainement cet appel.

— Je m'en fous complètement. Il faut que vous m'aidiez, Geoff. Ils vont me garder ici pendant des jours, au train où vont les choses. Il pourrait être trop tard alors. Et cela va certainement devenir encore pire dans les rues. Geoff... allons, je dois agir. Il faut absolument que je sorte d'ici, pour combattre ça.

— Et votre avocat, il ne vous a pas fait sortir? lui demanda Geoff.

— Mon avocat n'est pas encore rentré de Miami. De plus, je ne pense pas qu'il pourra me faire relâcher sous caution. Il faudrait d'abord que je puisse amener Randy au tribunal, et prouver au juge qu'il est sain et sauf. Et si la police m'inculpe, pour avoir enlevé tous ces gens... enfin, peut-être pas tous.

— Jack, je ne vois pas ce que je pourrais faire de plus,

dit Geoff. Demain, je vais essayer de trouver tout ce que je peux concernant les rituels... mais, vous savez, tout cela s'est passé il y a plus de deux mille ans. Ce sont des légendes, en grande partie, et la plupart sont complètement incompréhensibles.

— Entendu, répondit Jack. (Il ressentit un flot soudain de nausée et de lassitude.) Je vous parlerai demain, si on me le permet. Pour le moment, ils semblent penser que je suis un mélange du Fils de Sam et de Bruno Hauptmann.

Le policier en uniforme reconduisit Jack jusqu'à sa cellule. En entrant, il constata que le sergent Schiller était toujours là, l'attendant.

— Vous avez envie de bavarder un peu avant de vous coucher ? demanda le sergent Schiller.

Jack secoua la tête.

— Mon avocat sera là dans la matinée. Jusqu'à son arrivée, rien.

Le sergent Schiller lui adressa un petit sourire pincé, comme la marque d'un ciseau de menuisier très acéré dans un pin fraîchement raboté.

— Je vais vous faire une promesse, Mr. Reed. J'ai l'intime conviction que vous avez pris une part active à la disparition de tous ces gens, y compris votre fils. Je suis également persuadé qu'ils sont tous morts, et que vous les avez tués. Et voici ma promesse : je vous mettrai les tripes à l'air, Mr. Reed.

Il alla jusqu'à la porte de la cellule et l'ouvrit.

— Vous resterez derrière les barreaux pour toujours, Mr. Reed.

— Bonne nuit, sergent, dit Jack. J'espère que je vous verrai dans la matinée.

— Oh, ne vous inquiétez pas, répondit le sergent Schiller. Vous pouvez compter là-dessus.

Jack dormit un peu plus de deux heures, et se réveilla à cinq heures quinze. Il resta allongé sur sa couchette, écoutant les bruits divers du commissariat de police, les cris déformés, les portes qui claquaient constamment, les sifflements, les brusques éclats de rire.

Dans le lointain, il entendait les sirènes d'ambulances et de voitures de police, et il répugnait à penser à la raison pour laquelle on les avait appelées de toute urgence. D'autres innocents, des gens attirés dans les trottoirs et disparaissant ; ou réduits en bouillie contre des murs. D'autres âmes sacrifiées, pour la sinistre et glorieuse résurrection de Quintus Miller.

Il s'extirpa de sa couchette et s'aspergea le visage d'eau froide au minuscule lavabo de sa cellule. Dans le miroir en plastique, il semblait blafard et déformé, avec un gros nez : un fantôme qui avait été jadis Jack Reed.

Si seulement il pouvait sortir d'ici, en traversant les murs, de la même façon que Quintus le faisait.

Il s'assit de nouveau sur la couchette. Supposons qu'il *puisse* passer à travers les murs. Supposons que Geoff parvienne à découvrir le rituel complet des druides. Quintus Miller avait réussi à le faire, après tout, et Quintus Miller était un dingue. *Il faut que vous jouiez la musique*, c'est ce que Lester avait dit. *Vous devez jouer l'air rituel.*

C'était un puzzle, un puzzle avec des pièces. Certaines des pièces s'emboîtaient parfaitement — la façon dont Quintus s'était documenté sur le druidisme, par exemple, et l'histoire du Joueur de flûte. Mais il y avait tellement de questions demeurant sans réponse. Tellement de pièces qui *donnaient l'impression* de pouvoir s'emboîter, mais qui ne le faisaient pas.

Jack s'allongea sur le dos et essaya de dresser la liste de toutes les pièces importantes du puzzle qu'il ne parvenait pas à comprendre.

Ils connaissaient la plus grande partie du rituel qui permettait de pénétrer dans un rocher. Mais ils ne savaient toujours pas quel était l'air sacré ; l'air que le Joueur de flûte avait probablement joué aux enfants d'Hamelin, alors qu'ils entraient dans le flanc de la montagne de Koppelberg.

Chose curieuse, Lester avait semblé considérer que lui et Geoff savaient déjà quel était l'air sacré. *Vous le connaissez*, avait-il dit. Mais comment pouvaient-ils le connaître, alors qu'ils ne l'avaient jamais entendu...

jamais vu couché par écrit ? Et puis, Jack songea soudain à une autre pièce du puzzle, à un autre fragment inexpliqué.

L'ami de Geoff à Harvard lui avait lu des passages de l'ouvrage de Druggett sur le druidisme, et qu'avait-il dit au sujet du moment culminant du rituel, lorsque les druides entraient dans des murs ? *Il jouaient au roi.*

Mais Geoff avait *entendu* ce passage, au téléphone ; il ne l'avait pas lu par lui-même. Peut-être avait-il mal compris. Et si les druides n'avaient pas joué *au roi* — à être des personnages royaux — comme le rituel en donnait l'impression. Et si ils avaient joué *Le Roi.* Un air appelé *Le Roi.*

Et où, récemment, Jack avait-il entendu un air où il était question d'un roi ?

Il s'en souvint brusquement, et frissonna. La voix résonnant au loin qu'il savait maintenant être celle de Quintus Miller... dans les couloirs abandonnés des Chênes. Cette chanson enfantine, naïve, qu'il avait fredonnée maintes et maintes fois, à tel point que Jack n'avait plus été capable de l'entendre sans un profond sentiment de terreur.

> « *La lavande est bleue, lala-lala*
> *La lavande est verte.*
> *Ici je suis le roi, lala-lala*
> *Tu seras la reine.* »

Jack se redressa lentement et se mit sur son séant. Autant qu'il s'en souvienne, Quintus n'avait pas chanté l'air tout à fait correctement. Enfin... pas comme on chantait cette comptine à la maternelle. Une ou deux notes avaient été différentes... dissonantes, plus dures.

C'était l'air, il en avait la certitude. Autrement, pourquoi Lester aurait-il supposé qu'ils le connaissaient ? Autrement, pourquoi Quintus l'aurait-il chanté aussi souvent ?

Parce qu'il est fou à lier, souffla à Jack une petite voix dissidente, dans son esprit. *Les fous ne font jamais rien pour les mêmes raisons que nous ; et ils ne se comportent jamais comme on s'y attendrait.*

Cependant, Jack ne disposait pas d'autres pistes. Il pouvait toujours essayer celle-là, à tout le moins. Tout ce qu'il lui fallait, c'était une flûte, même un chalumeau, et une lame de rasoir pour s'entailler le doigt, afin de pouvoir tracer sur le mur le pentacle rituel de sang frais, ainsi qu'une liste fournie par Geoff de tous les noms sacrés qu'il était censé réciter.

Seigneur, si ça marchait, le sergent Schiller pourrait se mettre ses soupçons là où le soleil ne brillait jamais.

Il alla jusqu'à la porte de sa cellule et appela :

— Gardien ! Gardien !

La porte tout au fond du couloir fut bruyamment déverrouillée, suscitant gémissements et plaintes d'ivrognes dans les cellules voisines. Un jeune officier de police dont les chaussures à semelles de crêpe crissaient sur le parquet ciré remonta le couloir.

— Quelque chose qui cloche ? voulut-il savoir.

— Il faut que je téléphone, dit Jack.

— Je dois prévenir le sergent Schiller dès que vous êtes réveillé.

— Ecoutez, j'ai seulement besoin de passer un coup de fil, pas plus de deux minutes.

— Je dois prévenir le sergent Schiller, monsieur.

Vingt minutes s'écoulèrent avant que le sergent Schiller n'apparaisse. Il s'était rasé, lavé, avait changé de chemise, et il sentait la pâte dentifrice et l'after-shave Grey Flannel, mais ses yeux étaient toujours gonflés comme des prunes blettes, et son visage était gris de fatigue.

— Bien dormi ? demanda-t-il d'un ton acerbe.

— Qu'est-ce que vous croyez ? répliqua Jack. Je voudrais téléphoner, si vous n'y voyez pas d'inconvénient. J'ai besoin de parler à mon ami de Madison pendant deux minutes.

— Votre ami Geoffrey Summers, le professeur d'université, c'est de lui qu'il s'agit ? dit le sergent Schiller.

— Geoff Summers, c'est exact.

Le sergent Schiller baissa les yeux vers sa planchette porte-papiers.

— Geoffrey Summers n'est pas chez lui actuellement.

Geoffrey Summers est recherché par nos services afin d'être interrogé à propos de la mort d'un certain Otto Schröder, survenue sur le parking adjacent au Théâtre municipal, hier soir vers les sept heures. (Il leva les yeux. Aussi calculateurs qu'un niveau à bulle.) Selon quatre témoins, Otto Schröder était en compagnie de deux hommes hier soir ; l'un d'eux a été formellement identifié d'après les photos de la police, à savoir *vous*, Mr. Reed. L'autre homme était grand et barbu. Un véhicule trouvé endommagé et abandonné sur le parking du toit appartenait à Mr. Geoffrey Summers, l'ami à qui vous désirez téléphoner ce matin. Mr. Geoffrey Summers, comme vous le savez probablement, est grand et barbu.

Jack ne dit rien et attendit ce qui, il le savait, allait suivre.

— Mr. Reed... vous êtes inculpé d'homicide volontaire sur la personne d'Otto Cornelius Schröder. On vous a déjà lu vos droits, relativement à votre inculpation pour non-respect d'un jugement du tribunal concernant le droit de visite de votre femme, mais relativement à ce chef d'accusation, j'aimerais vous rappeler que vous avez le droit de garder le silence...

Jack ferma les yeux tandis que le sergent Schiller lui récitait ses droits. Il avait le sentiment de mériter ce châtiment, ou presque, à cause de tous ces gens qui étaient morts depuis qu'il avait trouvé son chemin vers Les Chênes, la toute première fois. Mais personne ne pouvait arrêter Quintus Miller et sa bande de maniaques ; personne excepté lui.

Le sergent Schiller termina :

— Votre avocat devrait arriver à l'aéroport Mitchell à huit heures cinq. Ensuite vous et moi pourrons commencer à parler, d'accord ?

Jack ne dit rien, mais se passa la main dans les cheveux et regarda le mur.

Il dormait profondément, rêvant de pluie, lorsque quelqu'un le secoua par l'épaule et dit :

— Hé... votre sœur est venue vous voir.

— Ma sœur ? dit-il, fronçant les sourcils et en clignant des yeux.

Un officier de police rouquin le regardait, à moins de dix centimètres de son visage. Jack pouvait dénombrer toutes les taches de rousseur sur son nez.

— Bien sûr. Edna-Mae ? Elle vous attend dans la salle d'interrogatoire. Le sergent Schiller a dit cinq minutes seulement.

Jack s'extirpa de sa couchette. Sa sœur ? Il n'avait pas de sœur. Néanmoins, il ne dit rien et laissa l'officier de police lui mettre les menottes, puis le conduire jusqu'à la salle d'interrogatoire au fond du couloir.

Lorsque l'officier de police le fit entrer, il aperçut Karen assise derrière la table, nerveuse et mal à l'aise, portant un sweater turquoise moulant et une minijupe blanche, ainsi qu'une perruque blonde bouffante dont la fausseté frisait l'absurde. Lorsque Jack se fut assis, elle jeta des regards à la ronde, comme un écureuil apeuré, puis elle dit :

— Ils ont téléphoné à Mike Karpasian. Ils lui ont dit que tu avais été arrêté pour meurtre. Je suis venue immédiatement. Oh, Jack !

— Tu n'aurais pas dû venir, lui chuchota-t-il avec emportement. Ils vont te rechercher, toi aussi, s'ils n'ont pas déjà commencé.

— Je leur ai dit que je m'appelais Edna-Mae Schultz. A l'école, j'avais une amie qui s'appelait Edna-Mae Schultz.

— J'adore ces cheveux postiches, dit Jack. (Il ne put s'empêcher de sourire.) Tu ressembles plus que jamais à Dolly Parton.

— Geoff m'a téléphoné, lui dit Karen, toujours sérieuse.

— Qu'est-ce qu'il a dit ? La police pense que Geoff et moi avons tué ce pauvre bougre, Otto Schröder.

— Je sais. Geoff... (Elle regarda autour d'elle à nouveau, puis elle chuchota d'une voix rauque :)... Geoff m'a téléphoné. Il se cache quelque part. Je ne te dis pas où, au cas où ils écouteraient. Mais ils ne le trouveront pas.

— Et toi, ça va? lui demanda Jack.

Elle n'était pas jolie aujourd'hui, et ce n'était pas juste à cause de la perruque. Elle avait exactement l'air de ce qu'elle était, l'ex-femme d'un camionneur aux seins énormes et aux jolies jambes, avec toute la lassitude et le cynisme qui finissent par gagner une femme qui doit vivre dans une maison préfabriquée sans étage, située dans la banlieue de Milwaukee, élevant une fille gâtée et délaissée, regardant la télévision pendant des heures, et sachant que ses rêves d'adolescente ne deviendront jamais réalité.

Sois lucide, c'est le prix à payer!

Pourtant, décida Jack, dans la lumière blafarde de cette salle d'interrogatoire terne, il préférait passer le restant de ses jours avec une femme comme Karen plutôt qu'avec toutes les Maggie que l'on pouvait réunir dans le théâtre Pabst. Elle était sexy, sympathique, enjouée, dévouée, totalement indépendante, et c'était ce qui la rendait aussi féminine. Et, plus que toute autre chose, elle avait pris la peine de venir le voir, alors qu'il avait des ennuis.

— Est-ce que ça va? lui demanda Jack.

— Bien sûr que ça va.

— Et Sherry?

— Sherry est okay.

Jack se pencha en avant, aussi près qu'il l'osait. Il voyait que l'officier de police rouquin le surveillait attentivement, pour être sûr que Karen ne lui passait pas quelque chose sur le plateau de la table.

— Je pense que je sais comment entrer dans les murs, dit-il à Karen.

— Quoi? fit-elle en fronçant les sourcils.

— Je pense que je sais comment entrer dans les murs... de la même façon que tous ces dingues l'ont fait. Je crois que j'ai découvert le secret.

— A quoi cela t'avancera-t-il? demanda Karen, naïvement. Tu es enfermé ici.

— Karen, *réfléchis* un peu. Si je peux *entrer* dans les murs, alors je peux *sortir* d'ici.

Karen comprit brusquement. Elle porta sa main à sa bouche rouge vif.

— Tu vas vraiment le *faire* ?

— Mon avocat est venu tout à l'heure. Il a dit que j'avais à peu près autant de chances d'être libéré sous caution que lui d'être élu pape. L'optimiste de l'année, hein ? Le problème, c'est que Otto Schröder a été tué par une énorme charge d'énergie naturelle — tu sais, comme une très forte décharge électrique — surgie tout d'un coup. C'est certainement Quintus Miller qui a fait ça, Dieu sait comment. Lorsqu'il est tombé, Otto a heurté le sol de la tête. Geoff et moi n'étions même pas *à côté de* lui. Enfin, nous nous trouvions à peu près aussi loin de lui que de ce flic planté devant la porte. Mais pour la police, nous l'avons frappé avec un bloc de béton, et il est mort d'une fracture du crâne. (Il marqua un temps et s'appuya sur le dossier de sa chaise.) A part ça, ils pensent que j'ai tué toutes ces autres personnes... le Père Bell, Olive Estergomy, Daniel Bufo. Et je ne leur ai pas encore dit ce qui était arrivé à Randy. Je ne *peux* pas encore leur dire ce qui est arrivé à Randy. C'est pourquoi je n'ai pas le choix. Ou bien je reste ici, ou bien j'essaie d'entrer dans le mur.

— Je *sais* que tu n'as pas kidnappé Randy, et je *sais* que tu n'as pas tué Daniel Bufo. J'étais là, je peux le leur dire.

— Je sais que tu le peux, mais ne le fais pas. Cela ne servirait à rien, et ils t'arrêteraient, toi aussi, pour complicité. Je pense qu'il ne faut pas que tu reviennes ici, en tout cas. Trouve un endroit où te cacher pendant quelque temps.

— Oh, Jack..., dit Karen. Si jamais il t'arrivait quelque chose... si quelque chose tournait mal. Je veux dire, supposons que tu entres dans le mur et que tu ne puisses plus en *ressortir* ?

— Que puis-je faire d'autre ? Je ne peux tout de même pas rester ici bien tranquillement et laisser Quintus Miller entraîner sous terre cent mille personnes ! Et tu as pensé à Randy ? Karen... j'ai *vu* Randy, il était attaché sur le dos de Quintus Miller, et il était toujours en vie !

— Alors, que vas-tu faire ? demanda Karen.

— Je ne peux rien faire sans ton aide. Je sais que cela va te paraître bizarre, mais j'ai besoin d'une flûte... le genre de flûte dont se servaient probablement les druides. Interroge Geoff à ce sujet. Il me faut également une liste de noms. Les nom du dieu des druides, Awen.

— Jack..., commença Karen.

Il savait ce qu'elle pensait... qu'il avait fini par craquer à la suite du stress et du choc de ces derniers jours ; qu'il était épuisé au point de perdre la raison ; qu'il était presque aussi dingue que Quintus Miller.

— Karen, lui dit-il. Tu as été courageuse et tu as été très gentille. Je t'aime, tu le sais? Je t'aime vraiment. Je ne sais foutrement pas ce qui va m'arriver. Je suis terrifié. Mais je dois essayer toutes les solutions possibles. Est-ce que tu comprends ce que je dis? Tous les moyens de sortir de là, même si cela semble complètement louftingue.

« La flûte, Karen, je t'en prie ; et la liste de noms. Remets-les à mon avocat, Maurice Lederman, son cabinet se trouve au huitième étage du First Wisconsin Center. Lederman, Pfister & Lederman. Dis-lui qu'il doit me les apporter de toute urgence.

Karen déglutit, comme si sa bouche était complètement sèche.

— Entendu, acquiesça-t-elle. Je vais essayer de faire ça aujourd'hui. (Elle se pencha au-dessus de la table et l'embrassa.) Je t'aime, Jack.

— Hé, interdiction de s'embrasser! aboya le jeune officier de police rouquin.

Karen repoussa sa chaise bruyamment et se dirigea vers la porte avec sa démarche habituelle qui donnait l'impression que son corps rebondissait dans cinq directions différentes à la fois. Elle toisa le jeune flic et dit :

— Monsieur, vous ne saurez jamais ce qu'est un baiser, même si deux éléphants survenaient et vous suçaient le cul.

Elle s'éloigna dans le couloir, ses talons hauts faisant *clic-clac*. Le jeune officier de police rouquin la regarda partir, puis il posa sur Jack un regard stupéfait.

— Qu'a-t-elle voulu dire par là? demanda-t-il.

— Qui sait ? fit Jack. Mais une chose est sûre : elle *vous* a cloué le bec, non ?

Il passa une longue matinée à ne rien faire, sinon réfléchir. Maurice Lederman, son avocat, vint le voir à nouveau, à trois heures de l'après-midi, et lui parla pendant plus d'une heure, principalement des audiences préliminaires et de la nécessité de trouver un bon avocat de la défense. Maurice n'essaya pas de dissimuler sa contrariété d'avoir été obligé d'interrompre ses vacances et sa partie de pêche. C'était la première fois depuis presque neuf ans qu'il avait réussi à prendre quelques jours de congé sans son épouse, Sheldra. Il haïssait Sheldra. Il l'appelait la Rebbitsin, ce qui voulait dire la femme du rabbi, parce qu'elle passait beaucoup trop de temps à la synagogue, à tourner autour du rabbi.

Maurice était irrémédiablement trop gros, avec des cheveux grisonnants et ondulés, un front coupé de rides profondes, et des yeux enfoncés et rapprochés qui rappelaient toujours à Jack des yeux de crevette rose. « L'effet crevette rose » était d'autant plus accentué par son hâle à demi terminé et ses coups de soleil. Des petits bouts de peau tombaient continuellement sur son calepin, et de temps en temps il était obligé de les ôter d'une chiquenaude.

— Le fait de vous taire ne vous avance à rien, Jack, se plaignit-il. Si vous acceptiez de coopérer avec la police, nous serions en mesure de trouver une sorte d'arrangement. Et cela ne ferait de tort à personne si vous acceptiez de coopérer avec *moi*.

— Maurice, je n'ai touché à aucune de ces personnes, et la police n'a pas la moindre preuve du contraire. C'est tout ce que je suis disposé à dire.

Maurice tira un inhalateur Dristan de sa poche de chemise et le pressa fortement dans chacune de ses narines.

— Ils ont un témoin, Mrs. Yvonne Cropper, une infirmière de la maison de retraite de Bay Park, qui déclarera sous serment que vous avez emmené Mr. William Bell dîner en ville le dernier soir où il a été vu vivant. Vous avez également été vu par le personnel du restaurant *Le Fanal du navire*, à Green Bay, en compagnie de Mr. Bell, parlant et discutant avec animation.

— Animation ? Qu'est-ce que c'est ? Des dessins animés ?

Maurice fixa sur lui ses yeux de crevette d'un noir terne.

— Bon sang, Jack, ceci est très sérieux. Vous êtes accusé d'enlèvement, de kidnapping, et de nombreux meurtres.

— Maurice, je suis innocent. Je n'ai fait aucune de ces choses. J'ai emmené un vieux monsieur au restaurant. Cela ne prouve absolument rien.

Maurice prit une inspiration profonde et sifflante, hésita, puis poursuivit.

— Ils ont également un témoin, Mlle Helena Manfield, qui dit vous avoir présenté à Mlle Olive Estergomy sur votre demande instante. Mlle Manfield dit que vous avez manifesté un intérêt inhabituel et même morbide pour la famille Estergomy qui dirigeait Les Chênes lorsque c'était un établissement pour malades mentaux. Elle dit que, la nuit où Mlle Estergomy a été vue en vie pour la dernière fois, Mlle Estergomy lui a téléphoné et dit qu'elle essayait de vous joindre, et qu'elle avait appris que vous étiez probablement allé aux Chênes. On a retrouvé la voiture de Mlle Estergomy, abandonnée, à proximité.

« Ils ont un témoin, Mr. Ned Pretty de l'agence immobilière Capitol, qui dit que, le lendemain, Mr. Daniel Bufo est allé aux Chênes pour examiner les lieux, afin de procéder à la réévaluation de l'assurance. Il espérait également vous rencontrer là-bas parce qu'il était préoccupé par la lenteur des tractations et que, en fait, il en était arrivé à la conclusion que vous ne songiez plus sérieusement à acheter la propriété. Mr. Daniel Bufo n'est jamais revenu de ce rendez-vous et plus tard *sa* voiture a été retrouvée, abandonnée, à proximité des Chênes, avec des dégâts importants à l'intérieur, et on a trouvé des lambeaux de peau et de vêtements lui appartenant dans le véhicule.

« Votre propre station-wagon a également été retrouvée à proximité des Chênes, sérieusement endommagée d'une façon identique.

Maurice marqua un temps, comme s'il s'attendait à ce que Jack dise quelque chose, mais ce dernier put seulement hausser les épaules.

— Jack, dit Maurice, ne pouvez-vous donc pas vous mettre dans le crâne que c'est une affaire extrêmement grave, une question de vie ou de mort. Ils peuvent vous mettre sous les verrous jusqu'au Jugement dernier.

— Maurice, répondit Jack, j'ai rencontré ces personnes, bien sûr. Je ne le nie pas. Mais je ne leur ai absolument rien fait. Et je n'ai rien fait à Otto Schröder non plus. Aucun juge au monde ne va me mettre en taule uniquement parce que je les ai *rencontrées*.

— C'est là où vous vous trompez, Jack, répliqua Maurice. Allons, nous ne sommes pas dans un épisode de *Magnum* ou de *La loi de Los Angeles*. La police a des témoins qui vous ont vus, vous et Geoffrey Summers, en compagnie d'Otto Schröder quelques *minutes* avant qu'il ne soit tué par un coup à la tête. Ils possèdent suffisamment de preuves indirectes pour vous impliquer de façon concluante dans chacune de ces autres disparitions. Jack, ils n'ont pas besoin de témoins oculaires pour prouver qu'il y a eu homicide. Ils n'ont pas besoin de pistolets encore fumants ou de blocs de béton ensanglantés ou de ce dont vous vous êtes servi pour les tuer. Ils n'ont même pas besoin de cadavres.

— Et que faites-vous de tous ces autres meurtres et disparitions ? rétorqua Jack. Ils se sont produits dans tout Milwaukee ! Ils *continuent* de se produire ! La police n'a donc pas envisagé qu'il y avait peut-être un rapport ?

Maurice renifla sèchement.

— A votre place, je n'insisterais pas trop *là-dessus*. Ils pourraient décider que le rapport entre tous ces meurtres et ces disparitions c'est *vous*. De toute façon, avez-vous la moindre preuve qu'ils sont étroitement liés ? Avez-vous la moindre preuve que vous n'avez tué aucune de ces personnes ? Qu'avez-vous fait de Randy ?

Allons, Jack, je connais Randy depuis le jour de sa naissance. S'il est toujours en vie, où est-il en ce moment ?

Jack garda le silence, et baissa la tête.

— Vous allez m'aider, oui ou non ? demanda Maurice.

— Je ne peux pas, Maurice, pas encore.

— Pas encore ? Ils vous ont troussé comme une dinde de Thanksgiving, prête à rôtir, et vous me dites « pas encore » ?

— Je suis désolé, Maurice, mais c'est comme ça. Je ne peux rien vous dire de plus. Vous ne me croiriez pas, de toute façon.

Maurice ôta d'une chiquenaude d'autres bouts de peau.

— Bon, alors, avant que nous entreprenions quoi que ce soit d'autre, nous allons devoir vous trouver un avocat de la défense de premier ordre. Je veux en parler à Gerry Pfister, au cabinet. Je pensais à Saul Jacob, si nous pouvons l'avoir.

Jack leva les yeux, surpris.

— Saul Jacob ? Saul Jacob a défendu ce type... comment s'appelait-il ?... le type qui a mitraillé tous ces gens dans ce Burger King. Le Vengeur noir, ou un nom comme ça.

— Bien sûr, et il a obtenu son acquittement, également.

— Son acquittement ? Merde, Maurice, il a plaidé la folie ! Le type a été envoyé dans un asile de dingues !

Maurice fit une moue, tambourina des doigts sur son calepin et évita de le regarder en face. Jack le regardait fixement, un coude posé sur la table, un poids sur l'estomac. *Saul Jacob ?* Saul Jacob s'était spécialisé dans les affaires criminelles désespérées ; dans les recours en cassation et les sursis de dernière minute pour les condamnés à mort. Saul Jacob avait évité la chaise électrique à « Mad » Frank Maharis pendant presque six ans ; et avait sauvé la vie de Don Castigliani. Maurice envisagerait de demander à Saul Jacob de le défendre uniquement s'il avait l'intime conviction que Jack était coupable... qu'il *avait* tué Essie Estergomy et le Père

Bell, et Daniel Bufo et Otto Schröder... et qu'il avait probablement tué Randy, également, pour faire bonne mesure.

— Vous pensez que je l'ai fait, dit-il à Maurice. Fils de pute. Vous pensez que je l'ai fait.

Maurice ne le regardait toujours pas.

— Ce que je pense n'a aucune importance. C'est ce que le jury pourra être amené à penser.

— Bon Dieu, Maurice, vous pensez que je l'ai fait. Alors que vous me connaissez depuis toutes ces années.

— Ma foi, chacun de nous a ses côtés cachés. J'ai découvert seulement la semaine dernière que Gerry Pfister était homosexuel.

— Je suppose que cela fait une énorme différence ?

— J'ai fait changer la cafetière électrique ; j'en ai pris une avec des gobelets jetables. A part ça, le fait qu'il soit pédé, tout le monde s'en fout !

— Je vais vous dire une chose, Maurice, vous êtes un *shmo*. Et c'est la chose la plus gentille qui me vienne à l'esprit vous concernant.

Jack se sentait — de manière inattendue — pris au piège. Sa seule consolation était que si Karen réussissait à lui apporter la flûte, et les noms du dieu des druides, et si le rituel permettant de disparaître dans les murs marchait réellement, alors ce que croyait Maurice n'aurait aucune importance, et ce que le sergent Schiller croyait n'aurait aucune importance non plus. Il se serait volatilisé, échappant à l'emprisonnement, et se soustrayant à la loi.

— Très bien, accepta-t-il. Allez parler à Gerry Pfister ; faites ce que vous pensez être le mieux.

— Je reviendrai plus tard, dit Maurice. Peut-être serez-vous d'une humeur plus expansive. Je ne peux pas vous aider, Jack, si vous ne me dites pas ce qui s'est réellement passé.

— Vous voulez que j'avoue tous ces crimes ?

— N'importe quoi... du moment que vous me dites *quelque chose*.

Jack se passa les mains sur le visage.

— Entendu, Maurice, comme vous voudrez. Au

fait... quelqu'un doit passer à votre cabinet pour y laisser un paquet à mon intention, sans doute dans la journée. Vous serait-il possible de l'apporter ici aussitôt que vous l'aurez reçu ?

— Tout dépend de ce qu'il contient. Mais il s'agit de drogue, d'alcool ou de nourriture, on ne me laissera pas vous le remettre.

— Une flûte, Maurice, c'est tout. Quelque chose pour me distraire, pour passer le temps.

Maurice le regarda d'un air incrédule.

— Vous voulez jouer de la *flûte* ?

— Je jouais du saxo ténor au lycée.

Maurice secoua lentement la tête, puis il alla jusqu'à la porte et frappa pour que le gardien le laisse sortir.

— Au revoir, Maurice, dit Jack.

Mais Maurice sortit de la pièce en toute hâte sans même se retourner pour le regarder.

A cinq heures et quart, Maggie fut autorisée à le voir. Elle avait le yeux rouges à force d'avoir pleuré, elle tremblait et était très affligée, et Jack fut convaincu que le sergent Schiller l'avait fait venir pour lui faire honte et pour qu'il avoue qu'il avait assassiné Randy.

— Bonjour, Margaret-Ann, la salua-t-il.

Elle s'assit, tordant entre ses doigts un mouchoir qui avait l'air humide. Elle portait l'ensemble orange à épaulettes qu'il exécrait tout particulièrement. Il lui donnait toujours un teint terreux et un air souffreteux, même lorsque ce n'était pas le cas. Ce qui était pire, elle était persuadée que dans cet ensemble elle ressemblait à Krystle, dans *Dynastie*, et cela la faisait aussi se comporter de la même façon. Un air de sainte, les yeux brillant de larmes, et faisant preuve d'un sens pratique tout à fait exaspérant.

— Bonjour, Jack, chuchota-t-elle, puis brusquement elle s'éclaircit la voix.

— Comment vas-tu ? lui demanda-t-il.

— Je suis bouleversée, ça t'étonne ?

— Et comment va sainte Velma ?

— J'aimerais beaucoup que tu ne l'appelles pas comme ça.

— Entendu, comment va la simple et ordinaire Velma ?

— Elle va très bien, je te remercie, dit-elle avec toute la politesse de la haine véritable.

— Herman aussi ?

— Il va très bien.

Jack acquiesça de façon exagérée.

— C'est parfait. Herman et Velma, un mariage digne du paradis. Hum, de Manitowoc, en tout cas ; et je suppose que cela revient au même.

Maggie déglutit, puis elle se lança brusquement dans une tirade débitée d'une voix monotone, sifflante et posée :

— Jack, je sais que tu ne m'aimes plus, je suis tout à fait prête à accepter cela, je *peux* accepter cela, j'ai ma sœur et mes cours de prise de conscience et un tas d'amies qui sont un soutien pour moi, mais j'ai autant droit à Randy que toi et j'ai besoin de savoir où il *est*.

— Je ne peux pas te dire où il est, dit Jack.

— Mais pourquoi ? J'ai le droit de savoir ! Randy est mon fils ! Je l'aime !

Jack répéta :

— Je ne peux absolument pas te dire où il est, c'est tout. Je suis désolé.

Il *était* désolé. Indépendamment de ce qu'il pensait de Maggie, il savait qu'elle éprouvait les mêmes peurs et la même incertitude concernant le sort de Randy que lui ; et c'était une angoisse qu'il n'aurait souhaitée à personne.

— Est-il sain et sauf ? demanda Maggie.

Jack acquiesça.

— Je le crois.

— Que veux-tu dire par « je le crois » ? Tu n'en es pas sûr ?

— Non, dit Jack. Si tu veux la vérité, je n'en suis pas sûr. Mais je fais tout mon possible, crois-moi.

— Enfermé ici ? Que peux-tu faire, alors que tu es enfermé ici ?

— Je n'en suis pas très sûr. Mais j'ai deux ou trois idées que je suis en train de mettre au point.

— Jack ! Ecoute-moi ! Je te *l'ordonne* ! Il faut que tu me dises où il est !

— Je regrette, Margaret-Ann, répliqua Jack.

Maggie demeura silencieuse un moment, tire-bouchonnant son mouchoir et se mordillant les lèvres. Puis elle se jeta brusquement sur lui, le giflant et agrippant sa chemise.

— *Je te hais !* hurla-t-elle. *Je te hais ! Je te hais !*

Aussitôt la porte de la salle d'interrogatoire fut ouverte à la volée, et une femme-agent en uniforme saisit Maggie par le bras. Maggie s'écarta de Jack, son visage ruisselant de larmes.

— Si jamais tu as fait du mal à notre fils, sanglota-t-elle, je te tuerai !

Jack lui tourna le dos. C'était la seule chose qu'il pouvait faire. Il l'entendit sangloter encore quelques instants, puis sortir de la pièce, tandis que la femme-agent la réconfortait.

Lorsqu'elle fut partie, le sergent Schiller fit son entrée. Il se tint à côté de Jack un moment, puis il lui présenta quelque chose qu'il avait gardé derrière son dos. Une flûte en bois ordinaire, et plusieurs feuilles de papier manuscrites. Jack entrevit le nom *Awen*.

— Vous voulez bien me parler de ceci ? demanda-t-il. La secrétaire de votre avocat vient de les apporter.

— Folk-music, dit Jack.

— Folk-music ? Vous êtes accusé de kidnapping et de meurtre, et vous voulez jouer de la *folk-music* ?

— Qu'est-ce que ça peut vous foutre ?

Jack avait du mal à jouer les durs à cuire, mais il savait que s'il disait au sergent Schiller la moindre chose il compromettrait ses chances d'arrêter Quintus Miller et de sauver Randy. Le sergent Schiller ne croirait jamais que des êtres humains pouvaient traverser des murs et aller et venir sous la surface du sol... ou alors lorsqu'il serait trop tard. Et il ne laisserait jamais Jack se lancer à la poursuite de Quintus Miller.

— Et si vous me disiez où vous avez caché votre gamin ? s'obstina le sergent Schiller. Alors vous aurez la flûte.

— Vous pouvez vous la garder, cette putain de flûte, lui dit Jack, essayant de se comporter comme s'il s'en fichait éperdument.

— Tôt ou tard, vous serez bien obligé de me le dire, l'avertit le sergent Schiller.

— Je ne peux pas vous dire quelque chose que je ne sais pas.

— Vous l'avez tué, hein? Allons, c'est compréhensible. Vous étiez stressé. Votre mariage était en ruine. Vous ne supportiez plus d'avoir à vous occuper de lui, il vous rappelait tellement votre femme, alors vous avez choisi la solution de facilité, et vous l'avez tué.

Jack se tourna et regarda le sergent Schiller au fond des yeux.

— Foutaises, dit-il.

Le sergent Schiller soutint son regard un moment, puis il lui tendit la flûte.

— J'ai retourné pas mal de pierres au cours de ces onze dernières années, Mr. Reed, et j'ai découvert toutes sortes de créatures foutrement répugnantes. Mais quelqu'un d'aussi répugnant que vous, jamais!

Sur ce, il fit claquer ses doigts à l'adresse du gardien posté près de la porte, pour lui ordonner de reconduire Jack dans sa cellule.

Cette nuit-là, la soif de sang sacrificielle de Quintus Miller et de ses maniaques fit rage dans tout Milwaukee et Madison, et le long des lignes-ley qui s'étendaient entre les deux villes.

Le tonnerre grondait et mugissait; des éclairs d'une violence exceptionnelle zébraient le ciel et s'avançaient rapidement le long des lignes-ley; et il y avait dans l'air la tension d'une catastrophe imminente.

Près de Dousman, une jeune fermière de quinze ans, Sarah Lee Kodiak, fut attirée dans les profondeurs d'un champ de choux vert foncé. Elle poussa d'horribles cris stridents tandis qu'elle était traînée sur le champ sur plus de soixante-dix mètres, de plus en plus profondément, jusqu'aux cuisses, jusqu'à mi-corps, jusqu'au cou, jusqu'à ce qu'elle soit avalée par la terre noire et grasse, alors que son père et son frère couraient encore désespérément vers l'endroit où elle avait disparu.

A la lueur des phares de leur tracteur, la pluie leur plaquant les cheveux sur le visage, son père et son frère retournèrent la terre avec des bêches et des pioches pendant plus de deux heures, sanglotant de chagrin et d'épuisement, mais ils ne parvinrent pas à la retrouver. De la terre noire, des taches rouge foncé, mais pas de Sarah Lee.

Un banquier de cinquante-cinq ans, Lincoln, Winter, fut attiré dans le trottoir alors qu'il sortait d'un taxi dans une avenue, à Milwaukee. Il ouvrit la portière, posa le pied sur le trottoir, et à ce moment son pied fut brutalement tiré à travers le béton. Il poussa un cri, mais personne ne vit ce qui se passait, et lorsque le chauffeur de taxi perplexe descendit de son véhicule pour réclamer le prix de sa course, Lincoln Winter avait disparu. Le chauffeur de taxi ne baissa pas les yeux... autrement il aurait aperçu quatre extrémités de doigts aux ongles parfaitement manucurés cherchant désespérément à s'agripper au trottoir, telles quatre chrysalides rose pâle se tortillant ; ils parvinrent seulement à effleurer un carton de MacDonald's jeté par terre, puis ils disparurent également.

Heidi Feldman, une serveuse aux cheveux teints auburn travaillant au restaurant *Chez Karl Ratzsch*, à Milwaukee, fut attrapée par les maniaques alors qu'elle se trouvait dans l'ascenseur montant vers son appartement situé au quatrième étage, dans West Allis. Elle se penchait vers la glace sur la paroi du fond de la cabine pour arracher un cil superflu, lorsque deux puissantes mains firent voler la glace en éclats et l'attirèrent la tête la première dans le mur de brique de la cage de l'ascenseur, tandis que celui-ci continuait de s'élever en gémissant.

Durant les derniers instants de sa vie, Heidi Feldman eut l'impression que sa tête était broyée comme du grain entre deux énormes meules. Son mari ouvrit la porte de l'ascenseur au quatrième étage, avec un sourire et un double martini, et constata que la cabine était déchiquetée et vide.

Un technicien de la télévision de trente-cinq ans, Roy Truesho, dormait à côté de sa femme dans sa maison de Monona, au sud-est de Madison, lorsqu'une main luisante émergea de la tête de lit en contre-plaqué et se tendit en frémissant, semblable à une mante religieuse, vers son poignet. Roy fut tiré, peu à peu, dans la tête de lit, avec un léger bruit de bois se fendillant et bouillonnant. Il ne cria pas. Sa femme ouvrit les yeux, juste à temps pour voir son pied gauche disparaître dans le bois, ses doigts de pied raidis par la douleur.

Ensuite elle fut seule, devenue veuve, avec deux enfants en bas âge dormant dans leur chambre de l'autre côté du palier.

La pluie tombait comme du sang chaud, déferlant d'un bout à l'autre des comtés de Green, de Dane et de Jefferson.

Dans sa cellule, au commissariat central de Milwaukee, Jack était assis en tailleur sur sa couchette, attendant anxieusement que minuit soit passé, et la lune à son apogée, bien qu'elle fût cachée par les nuages de pluie. *Vers une heure du matin*, avait écrit Geoff, *lignes-ley seront magnétisées deux fois leur maximum – plus facile pour vous d'entrer, j'espère.*

La note se terminait par : *Vous retrouve au pentacle, chambre de Q., dès que possible.*

Jack ferma les yeux et respira selon un rythme régulier et profond, mais il savait que toute tentative pour dormir était vaine. Le problème, tout bien considéré, c'est qu'il ne croyait pas un seul instant qu'il allait être capable d'entrer dans le mur, encore moins de se rendre aux Chênes et d'émerger du pentacle de Quintus Miller, aussi facilement qu'un homme sortant d'un passage souterrain. Il avait joué d'innombrables fois la version dissonante de Quintus Miller de *La lavande est bleue* (à la grande fureur d'un punk vociférant et planant à 2 000 qui se trouvait deux cellules plus loin) ; il avait récité les paroles rituelles et les noms. Tout cela semblait plus délirant que jamais. S'il n'avait pas vu de ses propres yeux les maniaques surgir du sol, s'il n'avait pas vu les doigts du Père Bell brûler et Essie Estergomy attirée dans le gravier de l'allée, il n'aurait même pas essayé.

Juste avant minuit, il avait pris la flûte à nouveau, pour jouer encore une fois un reprise de :

> *« La lavande est bleue, lala-lala...*
> *La lavande est verte... »*

lorsque le sergent Schiller entra et se tint sur le pas de la porte, les mains dans les poches, le contemplant.

— Fin de mes heures de service, dit finalement le sergent Schiller. Je rentre chez moi maintenant. Je me demandais si vous aviez envie de me dire quelque chose qui m'aiderait peut-être à dormir paisiblement.

Jack le regarda un long moment sans rien dire.

— Bon, comme vous voudrez, dit le sergent Schiller, tournant les talons pour s'en aller.

— Sergent ! appela Jack.

— Qu'y a-t-il ?

— Je voulais juste vous dire que dans très peu de temps je ne vous ennuierai plus. C'est promis.

— Qu'est-ce que c'est que cette promesse ?

— Vous verrez. Enfin, je l'espère.

— Vous êtes un malade à cent pour cent, Mr. Reed ! Vous feriez mieux de dormir.

A une heure et quart, lorsque le commissariat fut relativement calme — seulement des échos, des bruits de pas, des poivrots et des camés gémissant dans leur sommeil —, Jack redressa la tête, jeta un regard à la ronde et tendit l'oreille. Au bout de deux ou trois minutes, il se leva sans bruit de sa couchette et s'avança à pas feutrés, sans chaussures, vers le mur du fond de sa cellule. Il pleuvait toujours dehors. La pluie crépitait doucement et de façon suggestive contre la fenêtre.

Jack pensa : *Le moment est venu, enfin. C'est maintenant que je fais confiance à l'histoire et à la magie des temps anciens. Oh Seigneur, j'espère que ça va marcher. Oh Seigneur, j'espère que ça ne marchera pas.*

Faisant la grimace, il prit le minuscule morceau de lame de rasoir que Geoff avait dissimulé derrière l'anche de sa flûte, et le passa sur la partie charnue de son pouce. Du sang coula ; il l'entendit dégoutter glutineusement sur le carrelage de céramique. *Flic, flac, flic, flac.* Il s'approcha du mur, se tenant le poignet, le sang suintant toujours de son pouce. Il tremblait devant l'énormité de ce qu'il s'apprêtait à faire. Ou peut-être en raison de la folie de son geste.

Ça ne marchera pas, ça ne marchera pas. Il est beaucoup trop tard.

Il hésita, renifla... puis traça avec son sang deux grands triangles, l'un pointé vers le haut et l'autre vers le bas, le pentacle de Salomon. La Terre et l'Eau, l'Air et le Feu... et à l'endroit où ils se rencontraient, la Quintessence, le cinquième élément.

Il se tint devant eux et toucha le mur ; de l'autre côté de la fenêtre de sa cellule, les éclairs scintillèrent et le tonnerre fendit le ciel, comme un millier de morceaux déchiquetés de popeline, et la pluie tambourina violemment sur les toits de Milwaukee comme si Dieu avait décidé de noyer la ville et de la livrer au lac.

Il leva les feuilles de papier griffonnées que Geoff lui avait fait parvenir, et commença à réciter les phrases rituelles des druides. *Elles sont inexactes*, pensa-t-il. *C'était il y a beaucoup trop longtemps. Comment ce rituel aurait-il pu être transmis pendant deux mille ans ?*

Mais Quintus Miller l'avait fait, non ? Quintus Miller et toute sa bande de timbrés. Et si Quintus Miller l'avait fait, il pouvait le faire, lui aussi.

« *Dia dha mo chaim,*
Dia da mo chuairt,
Dia dha mo chainn,
Dia dha mon smuain ! »

Il se sentait stupide. Il se sentait parfaitement stupide. Sa prononciation était certainement épouvantable. Même si les dieux celtiques *existaient* vraiment... même s'il y avait *réellement* des pouvoirs druidiques... ils ne seraient probablement pas capables de le comprendre, de toute façon.

Pourtant il lut tout ce que Geoff avait écrit à son intention ; exactement ; jusqu'au tout dernier mot. Puis il lut la liste des cinquante noms d'Awen — Da et Yoghan, Mabo et Mabona, Lu et Lew, mab-Moi et Mabinos...

Il hésita, s'humecta les lèvres, puis il prit sa flûte et joua l'air qui ressemblait tellement à « *La lavande est bleue, lala-lala* »... et prononça les dernières paroles du rituel qui était censé le conduire dans le mur.

« Caimich mi a nochd
Eadaer uir agus earc,
Eadaer run do reachd,
Agus dearc mo dhoille. »

« Enterre-moi de nuit,
Parmi les pâturages et les troupeaux,
Au sein du mystère de tes lois,
Mes yeux ne voient pas. »

Tandis qu'il récitait ces paroles, les feuilles de papier tremblant dans sa main, il s'approcha du pentacle tracé sur le mur de sa cellule, de plus en plus près, jusqu'à ce que son visage soit appuyé contre les briques d'un gris délavé. *Enterre-moi de nuit*, chuchota-t-il. *Enterre-moi de nuit.*

Il entendit un bruit de pas dans le couloir à l'extérieur de sa cellule. Le gardien venait. Il entendit le tintement des clés et l'un des poivrots appeler : « *Maman ! Maman ! Viens me chercher, maman !* »

Il ferma les yeux. Ô Toi, Etre-des-Lois-et-des-Etoiles, aide-moi. Enterre-moi de nuit, au sein du mystère de tes lois.

La porte de sa cellule fut ouverte. Le gardien dit :

— Tu as encore joué de ce nom de Dieu de putain de sifflet, tu rends tout le monde complètement dingue.

Jack pénétra dans le mur.

CHAPITRE XII

Il eut l'impression que du sable mou et sec se déversait sur lui. Il ne pouvait pas ouvrir les yeux, parce que la brique se déversait sur son visage ; mais il s'aperçut qu'il n'avait pas besoin de les ouvrir. Il pouvait visualiser dans sa tête où il allait, presque aussi distinctement que s'il voyait effectivement où il se trouvait. Les murs du commissariat de police ressemblaient aux allées sombres et étroites d'un labyrinthe, et il pouvait les suivre, rapidement et sans à-coups ; ses molécules passaient à travers celles des briques en produisant un *ssssshhhhhh* étouffé.

Il remonta le couloir du quartier des cellules à travers le mur. Chaque fois qu'il atteignait l'une des portes métalliques, la sensation de passer au travers était nettement différente. C'était presque comme d'être surpris par un tourniquet de jardinier ; une soudaine gifle d'eau glacée. Il arriva aux escaliers, puis il réalisa qu'il n'avait probablement pas besoin de les emprunter. Les maniaques avaient *nagé* dans leur environnement terrestre ; ils ne marchaient pas. Jack s'efforça d'imaginer qu'il nageait ; et dans le même temps il se laissa couler à travers l'obscurité des murs, descendant jusqu'au niveau de la rue, puis *au-dessous* du niveau de la rue.

Avec la grâce maladroite d'un plongeur muni d'un scaphandre autonome, encore inexpérimenté, il s'avança rapidement à travers le béton, la brique et la pierre. De temps à autre, il passait à travers un égout ou une conduite de gaz ou un câble électrique. Il n'avait aucun moyen de le savoir, mais lorsqu'il passait à travers des câbles du téléphone, cela provoquait un soudain grésillement que les gens parlant sur la ligne pouvaient entendre.

Lorsqu'il leva la tête, il fut fasciné de constater qu'il pouvait voir ou au moins *visualiser* chaque chose se trouvant au-dessus de la surface des trottoirs, de la même façon qu'un nageur peut voir au-dessus de la surface d'une piscine. Il voyait le dessous des automobiles ; il voyait les semelles des chaussures des passants. Leurs images étaient déformées, de la même façon que les images aperçues au-dessus de l'eau sont déformées ; mais lorsqu'il réfléchit qu'il regardait depuis un milieu très dense vers un milieu qui l'était beaucoup moins... ma foi, ses cours de physique au lycée étaient de l'histoire ancienne, mais il supposa que c'était logique scientifiquement.

Il perçut la vibration produite par les dizaines d'horloges publiques de Milwaukee sonnant deux heures moins le quart. Il allait devoir se trouver une ligne-ley ; l'une des principales lignes de communication qui lui permettrait de retourner aux Chênes, une « voie express » druidique. Il sentait le magnétisme des lignes-ley tout autour de lui, de la même façon qu'il sentait habituellement un orage imminent. C'était une sensation étrange, produisant des picotements, comme de l'électricité statique ; cela lui donnait des fourmillements dans la nuque, et les nerfs des paumes de ses mains le démangeaient.

Il s'avança au-dessous du lit du Milwaukee, glissant à travers le limon, se dirigeant vers l'est. Il faisait beaucoup plus sombre et plus froid à cette profondeur, et il percevait le poids de la terre l'enveloppant. Curieusement, cependant, il ne se sentait pas emprisonné ou claustrophobe, alors que, d'ordinaire, il paniquait dans des endroits confinés. Il se sentait calme et résolu, et de plus en plus capable de faire son chemin à travers le sol.

Au moins il s'était soustrait à la police. Le sergent Schiller serait fou furieux ! Jack se demanda si le gardien l'avait vu disparaître dans le mur. Même s'il l'avait vu, Jack ne pensait pas que le pauvre bougre croirait à ce dont il avait été témoin — ou, même s'il y croyait, qu'il aurait le courage de le dire au sergent Schiller.

Jack approchait du soubassement de la voie express Est-Ouest. Il passa à travers les piliers en béton qui supportaient la chaussée dans un *ssshhh! ssshhh! ssshhh!* plus vif, comme quelqu'un enfonçant une pelle dans du ciment frais. Il sentait qu'il était tout près d'une ligne-ley maintenant. Il avait l'impression d'être *tiré* à travers la terre, tout son système nerveux en effervescence du fait du magnétisme naturel. Vers le sud-ouest, sous la voie express, dans la direction approximative du parc des expositions du Wisconsin.

Il était impressionné par les forces immenses qui existaient sous la surface du sol. Il avait toujours su, bien sûr, que les marées étaient provoquées par l'attraction de la lune. Mais les réseaux de vibrations qui parcouraient le sol étaient tout aussi puissants, sinon plus. Ces forces pouvaient changer un homme de chair et d'os en un homme de terre ondoyant ; elles étaient capables de l'entraîner avec toute la violence d'un fleuve impétueux.

Jack comprenait maintenant pourquoi un si grand nombre de légendes affirmaient que l'homme avait été façonné avec de la terre. Lorsqu'il était gosse, il avait lu dans l'un de ses livres racontant les exploits de Buffalo Bill que Gitche Manitou, le grand dieu des nations indiennes, avait cuit les premiers hommes modelés dans de l'argile — le premier fut trop cuit et devint un homme noir ; le second ne le fut pas assez et devint un homme blanc ; mais le troisième était parfait et devint un Peau-Rouge.

Même la Bible disait : *Dieu forma l'homme du limon de la terre*. Et c'était vrai, cela s'était réellement passé ainsi. Les druides l'avaient compris, ainsi que des douzaines d'autres cultures antiques. Cette nuit, Jack avait seulement inversé le processus — non pas le limon devenant un homme, mais un homme devenant limon.

C'était une transformation aussi ancienne que le

monde lui-même ; une transformation qui déterminait le lien entre l'homme et Dieu et la terre que Dieu avait créée. Dieu et l'homme étaient une seule et même substance — Terre, Air, Feu et Eau, et tout ce que ces éléments comprenaient et impliquaient, se fondant dans la mystique et omniprésente Quintessence.

Jack savait que même s'il survivait à cette transformation — même s'il trouvait et détruisait Quintus Miller — il ne pourrait jamais plus être le même homme. Il avait compris le sens de la Genèse ; il avait compris ce qu'avait été Adam. Il avait compris quelle était sa propre substance.

Cela lui donnait une sensation de peur terrifiante, mais également une sensation de pouvoir illimité. L'homme n'avait plus foi en la terre sur laquelle il vivait. Mais des hommes comme Adolf Krüger avaient redécouvert cette foi ; ainsi que Quintus Miller. Ce n'était guère étonnant que les premiers chrétiens aient redouté les druides. Ce n'était guère étonnant qu'ils les aient combattus avec un tel acharnement pour les exterminer.

Jack s'avançait rapidement, se rapprochant de plus en plus de la ligne-ley ; et finalement il l'atteignit. Il la sentait tout autour de lui, un fleuve qui chantait et résonnait dans la terre. Ses yeux étaient toujours fermés, mais il percevait que la ligne-ley s'étendait devant lui, droite sans rémission, traversant tout le Wisconsin, se poursuivant jusqu'aux régions nordiques, jusqu'à la glace polaire. C'était *ainsi* que les Celtes avaient parcouru le monde, apportant leur culture druidique en Amérique du Nord, dans la nuit des temps. Et non par bateau, à bord de *coracles*[1] ; et ils n'avaient pas franchi à pied les détroits septentrionaux.

Il suffisait à Jack de suivre la ligne-ley, et il arriverait aux Chênes. Très certainement, c'était là où Quintus Miller allait accomplir les dernières cérémonies sacrificielles qui les libéreraient, lui et ses acolytes, de la terre, et qui leur permettraient de vivre de nouveau.

Il progressa le long de la ligne-ley, courant, comme un

1. Bateau de pêche du pays de Galles. *(N.d.T.)*

homme court dans un rêve. La terre et les rochers s'écoulaient autour de lui, s'écoulaient *à travers* lui, comme s'il n'avait pas la moindre substance physique. Pourtant il sentait le pouvoir de son corps, et il sentait le pouvoir de son esprit. Il était retourné à l'élément à partir duquel l'homme avait acquis sa forme originelle, ainsi que sa force originelle.

Il n'aurait su dire à quelle vitesse il courait, mais c'était incroyablement rapide, en comparaison de la vitesse à laquelle un homme pourrait normalement courir lorsqu'il ne se trouve pas dans son élément. Il leva ses yeux fermés vers le ciel, les nuages orageux de la nuit passaient rapidement au-dessus de lui, comme les nuages orageux en accéléré dans *Rencontres du troisième type*.

Tout ce qu'il entendait, c'était le bruit étouffé et impétueux de la terre, *sssshhhhh – ssssshhh – ssssshhh*, et le halètement régulier de sa propre respiration.

Il passa à proximité d'Okauchee, de Waterloo, de De Forest et de Morrisonville. Il se trouvait à moins de trente kilomètres des Chênes lorsqu'il prit conscience d'un autre bruit. Un bruit de pas, résonnant derrière lui. Quelqu'un d'autre, courant très vite à travers la terre. Quelqu'un qui était rapide, robuste et résolu à le rattraper.

Il tourna la tête. A moins de quinze cents mètres de là, il visualisa un homme courant après lui. Deux hommes... trois. Ils baissaient la tête et couraient avec un acharnement terrifiant. *Nous allons nous occuper de toi, fils de pute. Nous allons te mettre en morceaux.*

Jack reconnut la voix. Gordon Holman, le maniaque qui avait cloué la langue de sa femme à une table, et son propre pénis à un arbre, et qui avait mis le feu aux mains du Père Bell. Gordon Holman était lancé à sa poursuite, et il était presque aussi fou que Quintus Miller.

Jack inspira profondément et accéléra son allure, courant aussi vite qu'il le pouvait. Le fait de pouvoir respirer ne lui semblait pas étrange ; après tout, les poissons respiraient dans l'eau, et il utilisait l'air dans le sol quasiment de la même façon. Il sentait la terre se déverser sur son visage. Il courait si vite maintenant que, de temps à autre, des rochers et des cailloux le heurtaient et le cinglaient presque aussi violemment que si quelqu'un les avait jetés sur lui.

Mais Gordon Holman et ses deux compagnons gagnaient du terrain sur lui. Ils avaient vécu dans la terre plus longtemps que lui ; leurs corps étaient imprégnés d'une plus grande quantité d'énergie naturelle. Jack commença à sentir les vibrations de leur course dans la plante de ses pieds. Ils le poursuivaient, et ils étaient décidés à le terrasser.

C'est notre *jour!* rugit Gordon Holman vers lui, à travers l'épaisseur de la terre. *C'est* notre *jour!*

Jack percevait qu'il approchait des Chênes. Le courant de la ligne-ley s'écoulait plus rapidement, comme une rivière à proximité d'une chute d'eau à pic. Le sol défilait impétueusement, le ciel défilait impétueusement, le monde défilait impétueusement. Jack commença à sentir qu'il était emporté irrésistiblement, dévalant le flanc d'une montagne, incapable de s'arrêter.

Notre jour, fils de pute! Notre jour! Notre jour!

Aux Chênes, les lignes-ley s'entrecroisaient, venant de l'ouest, de l'est, du sud-ouest, du nord. Le site sur lequel Les Chênes avaient été bâtis attirait du pouvoir des quatre parties de l'Amérique, mais il *irradiait* du pouvoir, également. C'était comme un soleil, sous terre, avec une énorme force d'attraction, et émettant pourtant de l'énergie dans toutes les directions.

Jack perçut que Les Chênes étaient tout proches. Il courait à travers des bois. Les racines des arbres se tordaient et s'enfonçaient dans le sol, tels des tentacules de méduse flottant dans l'océan. Il *entendait* Les Chênes bourdonner — un son grave et puissant — comme un générateur. Mais dans le même temps il sentait Gordon Holman à moins de dix mètres derrière lui. Il pensa : *Retourne-toi... affronte-le... cogne-le... tu es aussi fort que lui maintenant, tu te bats dans le même élément.*

Mais, comme il se retournait et s'arrêtait, quelque chose lui sauta sur le dos, quelque chose de lourd et de doux ; puis quelqu'un s'agrippa à ses bras, et quelqu'un s'agrippa à ses jambes ; et avant même de s'en rendre compte il fut tiré vers le bas et tomba à genoux. Il tordit la tête de côté, se débattant désespérément, et il les visualisa. Des femmes, dix ou onze femmes, le visage hagard et les cheveux emmêlés ; certaines étaient vêtues de blouses d'hôpital, d'autres portaient des jupes de coton, mais étaient nues jusqu'à la taille ; d'autres encore étaient entièrement nues.

Elles l'obligèrent à baisser la tête jusqu'à ce que son visage soit pressé entre ses genoux, et ses bras furent tirés vers le haut et derrière son dos. Il essaya de s'enfoncer plus profondément dans la terre pour leur échapper, grognant sous l'effort, mais l'une des femmes se glissa sous lui... une grosse femme, entièrement nue, aux épaules dodues, aux seins énormes, avec des cloques entre les jambes là où elle avait mis le feu à ses poils pubiens.

Viens, mon chéri ! lui sourit-elle, d'un sourire édenté et baveux. *Viens, si tu en as envie !*

Jack se débattit, essaya de se redresser, mais ne parvint pas à se dégager. Puis Gordon Holman arriva et se pencha vers lui. Il était nu, à l'exception d'une camisole de force nouée autour des reins comme un kilt d'un blanc cassé. Ses deux lieutenants se tenaient légèrement en retrait ; l'un d'eux hochait la tête constamment, et l'autre était immobile, une couronne d'épines lui ceignant le front, souriant à personne en particulier, un sourire béat et stupide. Saint Case-Vide. Mais le plus étrange dans tout ça, c'est que cette confrontation avait lieu à sept mètres sous la surface des bois, dans l'obscurité de la terre sillonnée de racines tordues, quelque part entre Lodi et Okee, pas très loin du lac Wisconsin.

Quintus a dit que tu voulais empêcher notre sacrifice, dit Gordon Holman. *Quintus a dit que tu voulais que nous restions enfermés dans la terre pour toujours.*

Quintus est fou à lier, répondit Jack. *Ce soi-disant sacrifice, c'est mon fils.*

Quintus a dit qu'il te voulait mort. Mort, c'est ce qu'il a dit, et étendu à sécher ! Apportez-moi la peau de cet homme, c'est ce qu'il a dit! Apportez-moi le foie de cet homme!

La grosse femme se tortilla lascivement sous lui, et lui lécha les paupières et les lèvres. Il détourna la tête avec dégoût.

Je veux te faire l'amour pendant que tu mourras, chuchota-t-elle. *Je veux t'avoir en moi pendant qu'ils te tueront.*

Une femme éclata de rire, puis poussa un cri aigu et appela : *Pandora! Pandora! Pandora!* maintes et maintes fois, jusqu'à ce qu'une autre femme la tire violemment par les cheveux.

Lâchez-le, ordonna Gordon Holman.

Les femmes hésitèrent tout d'abord, mais lorsque Gordon Holman fit un pas menaçant dans leur direction, elles lâchèrent les bras de Jack, reculèrent lentement et le laissèrent, accroupi, là où il était. Seule la grosse femme au-dessous de lui resta, pour l'empêcher de plonger et de s'enfuir sous le substrat du sol.

Tu veux dire une prière? demanda Gordon Holman.

Jack resta où il était, accroupi, réfléchissant désespérément. Quelles étaient les paroles rituelles? Les paroles de la transformation et du sacrifice? Lorsque Geoff les avait récitées à Lester, sur le parking, Lester avait crié comme un enragé.

Caimich mi a nochd
Eadar uir quelque chose,
Eadar run do reachd,
Quelque chose quelque chose quelque chose

Il était stupéfait de se rappeler tout cela. D'habitude, sa mémoire était épouvantable. Des gens lui téléphonaient, et il promettait de les rappeler dans deux ou trois minutes, et rideau... il les oubliait complètement, sur-le-champ. Alors comment pouvait-il se souvenir de mots en gaélique... surtout de mots en gaélique qu'il avait entendu prononcer seulement une fois, et lus seulement deux fois, et dans la plus stressante des circonstances?

Caimich mi a nochd
Eadar uir agus eare,
Eadar run do reachd,
Agus dearc mo dhoille

Un silence accablant régna dans les profondeurs du sol. Jack demeura accroupi, la tête penchée en avant. Au début, il crut que Gordon Holman attendait simplement le moment opportun pour le tuer. Puis il perçut un frémissement à travers le sol gras et il redressa la tête prudemment ; il vit Gordon Holman, tremblant de tous ses membres, pétrifié par ce qui semblait être une terreur absolue.

Il se retourna. La plupart des femmes étaient tombées à genoux, et elles tremblaient, elles aussi. Saint Case-Vide fronçait les sourcils maintenant, au lieu de sourire ; et le hocheur de tête hochait la tête si violemment que Jack pensa qu'il risquait peut-être de la faire tomber de ses épaules.

Le sacrifice, la transformation. La fin d'une vie, le commencement d'une autre. Voilà ce qui terrifiait tellement ces fous pathétiques. Ces mots annonçaient la mort, et le changement, et l'insécurité ; la supériorité de la magie sur la volonté humaine. Les druides avaient prononcé ces mots en présence de leurs fidèles à Stonehenge, à Carnac et à Mystery Hill, lorsque la magie régnait sur le monde entier.

Jack lui-même sentait l'efficacité de ce qu'il venait de dire. Il sentait l'énergie de la ligne-ley s'accumuler autour de lui, en prévision du rituel qu'il avait déjà amorcé.

Et maintenant? pensa Jack. *Je m'enfuis à toutes jambes? Est-ce qu'ils vont me poursuivre? Les effets de la prière disparaîtront-ils dès que je ferai un mouvement?*

Lentement, prudemment, il se releva. Tremblant toujours violemment, les yeux toujours fermés, Gordon Holman le surveillait, mais il ne fit rien pour l'arrêter.

Ce n'est pas encore le moment, dit Gordon Holman.

Ce n'est pas encore le moment? Que veux-tu dire?

Je n'ai pas pris tous mes huit cents. A peine plus de cinquante! Ce n'est pas le moment! *Ce ne peut pas être le moment!*

Jack leva la tête et visualisa les éclairs crépitant parmi les arbres. Il pleuvait à verse. Il sentait l'eau glacée dégoutter des branches et filtrer à travers les racines noires et velues des chênes.

En outre, dit Gordon Holman avec plus d'optimisme, *Quintus ne nous a pas encore appelés. Quintus ne nous a pas rappelés. Quintus saura lorsque ce sera le moment! Quintus saura lorsque chacun de nous aura pris ses huit cents.*

Gordon Holman rit, et les femmes rirent également, bien que toujours apeurées, et avec moins de conviction. Jack avait prononcé les premières paroles du sacrifice. Ce ne serait pas facile d'arrêter ce qui avait été mis en train ; pas sans un sacrifice, pas sans la mort de quelqu'un. Le rituel sacrificiel que Geoff avait amorcé sur le parking avait été achevé seulement par la mort de Lester, massacré par Quintus Miller. Du sang était exigé, de l'argile humaine.

Mais Gordon Holman renifla et aboya comme un chien. *Ne vous inquiétez pas! Ne vous inquiétez pas!* cria-t-il aux autres déments. *Quintus nous appellera lorsque le moment sera venu! Quintus jouera sa musique, et alors nous saurons! Quintus nous appellera avec sa flûte! L'appel! L'appel! Nous n'avons pas encore entendu l'appel! Si nous avions entendu l'appel, nous n'aurions pas eu le choix! Nous aurions été* obligés *d'y aller! Mais le moment n'est pas encore venu! Ne vous inquiétez pas! Le moment n'est pas venu!*

Jack pensa : *Mais de quoi parle-t-il, l'appel? Quintus doit les appeler en jouant de la flûte, lorsque le moment du sacrifice sera venu?*

Il leva sa propre flûte. Un chalumeau, une simple tige percée de trous. La musique était peut-être la réponse. Elle était peut-être d'une importance primordiale. Elle avait été une partie décisive du rituel qui lui avait permis de pénétrer dans le mur. Peut-être était-elle également une partie décisive du rituel sacrificiel.

Quintus jouerait un air avec sa flûte lorsque le moment serait venu pour les maniaques de se rassembler à l'endroit sacré... et ils le suivraient. D'après ce que

Gordon Holman venait de dire, ils seraient *obligés* de le suivre, qu'ils en aient envie ou non. De la même façon que les enfants d'Hamelin avaient suivi le Joueur de flûte jusque dans le flanc de la montagne. Parce que, si Jack comprenait bien, l'air que l'on jouait avec une flûte était beaucoup plus qu'une musique... beaucoup plus qu'un simple signal. C'était un appel impérieux de l'Etre-des-Lois-et-des-Etoiles, Dieu la Quintessence ; un appel qui agissait sur le corps tout aussi fortement qu'il exigeait le sens de la dévotion.

Jack pensa : *Tu ne vas pas refuser une invitation de Dieu la Quintessence, même si cela veut dire que toute ta vie va être complètement détruite, et que tous ceux que tu connais vont être torturés sur des chevalets, et courbés en deux, afin qu'ils perdent leur âme éternelle pour toujours.*

Tu le fais... parce que tu n'as pas le choix.

D'un geste hésitant, Jack approcha la flûte de ses lèvres. Il ne savait pas si elle produirait des sons dans les profondeurs de la terre, mais il souffla dans le chalumeau, et l'air circula à travers le tuyau ; quelque chose qui était moins une note musicale qu'une vibration musicale en sortit en frémissant et se propagea dans le sol. *La lavande est bleue, lala-lala... la lavande est verte... ici je suis le roi, lala-lala...*

L'effet sur Gordon Holman et les autres maniaques fut immédiat et terrifiant. Ils se mirent debout et se pressèrent autour de Jack, tendant les mains en une supplication aveugle. Ils ne parlaient pas, mais leurs mains implorantes produisirent un bruissement, comme les pigeons se perchant sur le toit des Chênes, et leurs corps se frayèrent un chemin à travers la terre en faisant ce *sssssshhhhhh* terriblement familier.

Jack s'éloigna, suivant la ligne-ley, se dirigeant vers Les Chênes. Il se retourna. Les maniaques ne le suivaient pas. Ils se tenaient à la même place, les mains tendues, les yeux fermés, leurs visages exprimant un désir ardent.

Que peut-on désirer aussi ardemment? pensa Jack. *Qu'est-ce qui a plus de prix pour eux que n'importe quoi d'autre?*

Il s'avança à nouveau, puis s'arrêta. Les maniaques restaient toujours là où ils étaient. Il hésita, puis approcha la flûte de ses lèvres à nouveau et commença à jouer le même air, d'innombrables fois.

Cette fois, ils le suivirent. Ils semblaient aveugles, comme s'ils avaient perdu cette faculté de visualiser si vive qui permettait à Jack de trouver son chemin à travers l'obscurité des profondeurs de la terre. Ils avançaient en traînant les pieds, pâles, inquiets et fous, tels des lépreux du Moyen Age. Jack savait qu'ils ne lui feraient probablement aucun mal, pourtant ils paraissaient tellement décomposés, dépourvus de raison et étranges, qu'il marcha à reculons, de plus en plus vite, jouant toujours de la flûte, mais veillant à ce qu'ils ne le rattrapent pas.

La lavande est bleue, lala-lala... la musique pénétrait la terre et s'écoulait le long des lignes-ley ; et à l'endroit où une ligne-ley en croisait une autre, la musique s'écoulait à nouveau, aussi douce et brillante que du vif-argent.

La musique parvint aux Chênes et se répandit rapidement dans toutes les directions, aussi claire et vibrante que le chant chanté par une toile d'araignée qu'effleure le vent. Vers Janesville et Watertown et Mineral Point ; vers Monona et Waukesha.

Dans tout le sud-est du Wisconsin, profondément sous le sol, profondément sous les trottoirs en béton, dissimulés dans des murs, des plafonds et des meubles, les dizaines d'autres maniaques levèrent la tête, écoutèrent attentivement et froncèrent les sourcils.

L'appel. Mais l'appel était beaucoup trop prématuré. Des milliers d'autres vies devaient encore être prises, huit cents chacun. C'était la loi; c'était le prix à payer pour l'évasion.

Mais peu importaient les doutes que les maniaques pouvaient avoir concernant cet appel prématuré ; il n'était pas question de lui résister. *L'appel.* Ce même air de flûte plaintif, joué encore et encore. *La lavande est bleue, lala-lala...* Le plus ancien des hymnes sacrés en l'honneur de l'Etre-des-Lois-et-des-Etoiles, Awen, le grand créateur.

L'air était un agencement mystique de notes, de la même façon que le pentacle était un agencement mystique de symboles. Ceux qui l'entendaient étaient physiquement attirés à travers le sol, le long des lignes-ley, exactement comme les blocs de pierre de Stonehenge avaient été physiquement attirés depuis le pays de Galles vers la plaine de Salisbury. Ils venaient parce qu'ils n'avaient pas d'autre alternative. Ils venaient parce qu'ils en avaient reçu l'ordre.

Ils venaient parce qu'on les *appelait*.

Ils étaient cent trente-six, attirés de nouveau vers Les Chênes. Certains laissèrent de profonds sillons en traversant des champs et des grandes routes ; certains traversèrent, invisibles mais perceptibles à l'oreille, des magasins, des murs et des immeubles d'habitation. Ils ne dansaient pas, ils ne jacassaient pas, comme les enfants d'Hamelin étaient censés l'avoir fait, tandis qu'ils suivaient le Joueur de flûte. Mais ils couraient, les yeux fermés ; ils couraient comme si leur vie en dépendait.

Le temps qu'il atteigne les fondations des Chênes, Jack s'était rendu compte de ce qui se passait : il les avait tous appelés. Il pouvait les visualiser tout autour de lui, comme s'il se trouvait sur un tertre dans le sol, et ils approchaient à travers la nuit, venant de toutes les directions... ils couraient, le visage grave. Il avait acquis suffisamment de confiance au cours des derniers kilomètres pour tourner le dos à Gordon Holman et à ses amis horrifiants, et pour marcher à sa propre allure, regardant devant lui et cherchant Quintus Miller.

Au-dessus de la surface du sol, le tonnerre grondait dans le ciel, et la pluie tombait sans répit sur Les Chênes ; ses gouttières éclatées vomissaient de l'eau, et la piscine avait débordé, déversant ses immondices sombres et nauséabondes sur les courts de tennis inondés.

Au-dessous du sol de la cave, Jack se tint finalement au centre d'un cercle silencieux que formaient les derniers pensionnaires des Chênes — tous étaient là, à l'exception de Quintus Miller.

Tu as appelé et nous sommes venus, dit un homme de grande taille, atteint d'hydrocéphalie. *Où est le sacrifice?*

Je vous ai appelés parce que nous devons rendre hommage à Awen cette nuit, improvisa Jack, s'efforçant frénétiquement de sentir où Quintus Miller pouvait bien se trouver.

Est-ce que cela veut dire un sacrifice? demanda un homme de race noire au front dramatiquement fuyant. *Cela signifie-t-il que quelqu'un doit mourir?*

Eh bien... hum... c'est exact! dit Jack. *Quelqu'un doit mourir. L'un d'entre vous... pour montrer à Awen que vous n'avez pas peur de renoncer à tout pour lui... y compris votre vie, d'accord? Y compris votre âme.*

Des cris de terreur s'élevèrent de l'assemblée des maniaques. C'étaient des cris effroyables, comme ceux de passagers d'un avion de ligne sur le point de se crasher. Ils n'avaient pas peur de sacrifier leur vie physique. Ils étaient, après tout, dans leur condition présente, de l'argile, rien de plus que de la terre ; et tout comme l'argile, leur forme physique pouvait être reconstituée... à condition que leur âme ait survécu. Mais si leur âme était annihilée, ce serait le néant, et pire que le néant. Ce serait la *conscience* éternelle du néant...

Jack dit : *Mon ami sait tout sur les traditions sacrées du druidisme... et mon ami a dit que, selon la tradition sacrée, votre chef devait être sacrifié. Si vous ne le faites pas, vous ne saurez jamais plus ce que c'est que de marcher à l'air libre, jamais plus. Et vous ne recevrez jamais la bénédiction d'Awen pour vous échapper du sol. Vous entendez? Votre chef vous représente tous... si vous le sacrifiez, alors Awen aura la certitude que vous le vénérez tous... que vous lui êtes tous entièrement dévoués.*

Il respirait profondément. L'air émanant de la terre était aigre et humide, et il sentait cette odeur de vinaigre qui imprégnait Les Chênes. Cent trente-cinq visages disparates l'observaient, leurs yeux fermés, ne voyant rien, mais percevant. Certains de ces visages étaient d'une beauté insupportable. D'autres étaient grotesques comme des gargouilles. D'autres encore présentaient la banalité d'un esprit détraqué ; ils paraissaient tellement ordinaires que Jack savait qu'ils étaient dangereux.

Très bien..., dit-il en levant les bras. *Maintenant il faut que nous localisions Quintus Miller. Vous avez compris ? Et une fois que vous l'aurez localisé, vous devrez le sacrifier. Autrement, vous n'avez pas l'ombre d'une chance. Vous resterez prisonniers dans le sol pour toujours.*

L'homme à l'énorme tête demanda : *Et les huit cents vies que nous étions censés prendre ? J'en ai pris seulement six jusqu'à présent. Les gens au-dessus de la surface du sol ne sont pas faciles à attraper.*

Ne pensez plus aux huit cents vies. C'est Quintus Miller que vous devez trouver en premier.

Une femme s'avança. Ses longs cheveux blond cendré traînaient à travers la terre comme les cheveux de l'Aphrodite de Botticelli ; si ce n'est qu'elle était une enfant de la terre, plutôt que de la mer. Elle semblait avoir tout juste la trentaine ; en fait, elle approchait des quatre-vingt-dix ans. Elle tendit les bras et chuchota : *Comment pouvons-nous te faire confiance ? Nous avons toujours fait confiance à Quintus. Tu veux que nous sacrifiions Quintus, mais est-ce parce que Quintus a l'intention de sacrifier ton fils ? Quelle garantie avons-nous que tu n'es pas en train de nous tromper... que nous ne risquons pas de ne jamais nous évader ?*

Jack dit : *Vous avez fait confiance à Quintus, et qu'est-il arrivé ? Vous avez passé soixante ans prisonniers dans les murs. Quintus réussira à se sauver, croyez-moi. Quintus se fiche complètement de vous. Quintus veut sortir, et en ce qui le concerne c'est tout ce qui compte.*

La jeune femme aux cheveux blond cendré dit : *Il est ici.*

Comment cela, il est ici ? Je ne le vois pas.

Il est ici, dans la maison. Il est ici, aux Chênes. En haut. Je perçois sa présence.

Jack éprouva des picotements sur la peau. Ainsi Quintus était déjà ici. Mais pourquoi ? Jack avait pensé que Quintus serait plutôt en train de parcourir les rues, pour tuer d'autres gens, encore et encore, afin de pouvoir regagner le monde réel. Il regarda à travers le principal mur de soutènement au-dessus de sa tête, mais il ne vit rien excepté l'obscurité.

Attendez ici, dit-il à l'assemblée des maniaques. *Tenez-vous prêts pour un grand sacrifice en l'honneur d'Awen. Priez. Pensez aux jours où vous alliez et veniez dans le monde réel, d'accord? Ces temps vont revenir. Mais ne vous éloignez pas, compris? J'ai besoin que vous soyez ici pour m'aider.*

Où vas-tu, joueur de flûte? demanda Gordon. Sa voix était étrangement monotone et absente, comme s'il était toujours sous l'influence de la musique.

En haut, répondit Jack. *Je vais en haut.*

D'une détente puissante, il fit son chemin à travers le briquetage gris foncé des murs, tel un plongeur remontant à la surface d'un étang. Ses mains jointes en forme de coupe le tiraient à travers le ciment froid et humide — *sssssshhhhh — sssssshhhhh — sssssshhhhh*. De temps en temps, il ressentait le picotement d'une écharde de pin se brisant comme il pénétrait dans une porte en bois.

Il se dirigeait vers la chambre de Quintus Miller, où le pentacle était dessiné sur le mur. Il avait le sentiment que si Quintus se trouvait dans la maison il serait là-bas, cherchant un moyen de s'échapper.

Les murs des Chênes étaient compliqués dans leur construction, trompeurs. Chaque fois que Jack se dirigeait rapidement vers le premier étage, il se retrouvait apparemment enfermé dans des murs qui s'incurvaient en des voûtes, et qui le ramenaient à nouveau vers le rez-de-chaussée. Chaque fois qu'il allait dans la direction de la chambre de Quintus Miller, les murs l'emmenaient aussitôt dans la direction tout à fait opposée.

Il s'arrêta au fond du couloir du premier étage, s'efforçant de sentir la maison, de percevoir son symbolisme, d'appréhender sa totalité. *Le Labyrinthe*, l'avait appelée Adolph Krüger ; et *c'était* un labyrinthe.

Jack se dit : *Tu es un homme d'affaires, tu diriges une entreprise qui marche très fort. Alors mets à profit ton expérience des affaires. Sers-toi de ton astuce. Ces druides vivaient il y a des milliers d'années, ils n'ont pas pu penser à quelque chose que ce bon vieux sens du commerce américain ne soit pas capable de trouver.*

Il essaya de *s'éloigner* de la chambre de Quintus, de la même façon qu'Alice partait dans la direction opposée lorsqu'elle essayait de trouver son chemin dans le jardin du Monde du Miroir. Mais il se retrouva dans la partie opposée des Chênes, dans l'un des recoins les plus ternes de la maison, à côté du placard à balais.

Non, décida-t-il, le truc était plus compliqué que ça. Il essaya de foncer tout droit vers la chambre de Quintus, mais à nouveau il se retrouva bien au-delà de la chambre. Il avait l'impression de faire un pas en avant et deux en arrière.

Peut-être était-ce ça. Un pas en avant et deux en arrière. Il essaya, et à sa grande surprise il parvint à arriver à l'angle du couloir du premier étage. Il essaya à nouveau, mais cette fois il se retrouva plus éloigné de la chambre que jamais. Peut-être était-ce progressif. Un pas en avant et deux pas en arrière. Puis deux pas en avant et trois pas en arrière. Puis trois pas en avant et *quatre* pas en arrière.

Quatre ou cinq minutes plus tard, il pigea brusquement le truc. Un pas en avant, deux pas en arrière. Deux pas en avant, un pas en arrière. Il répéta la même combinaison maintes et maintes fois, tournant à gauche et à droite tandis qu'il s'avançait, jusqu'à ce que, subitement, il arrive dans le mur de la chambre de Quintus Miller, à l'opposé du pentacle.

Il ne put s'empêcher de laisser échapper un grognement étouffé de saisissement.

Quintus Miller était déjà là, ainsi que Randy.

Quintus Miller était accroupi à l'intérieur du mur, dans le coin opposé de la pièce, ne regardant pas dans la direction de Jack, et trop absorbé pour arrêter ce qu'il était en train de faire.

Jack resta où il était, tendu et terrifié, s'efforçant de

ne pas respirer trop fort. Quintus n'avait pas encore perçu sa présence — ou bien, s'il l'avait perçue, il méprisait tellement Jack, estimant qu'il était incapable de l'arrêter, que cela lui était parfaitement égal.

Jack avait trouvé Quintus suffisamment déconcertant lorsqu'il était apparu dans le verre du pare-brise de Geoff. Mais ici, dans le mur, son aspect était encore plus impressionnant. De petite taille, il avait une tête massive, un cou de taureau, des cheveux gominés et plaqués en arrière, et un visage aussi froid qu'un masque en acier peint. Il portait un pantalon de flanelle grise maculé de taches, et un baudrier épais où étaient suspendus des marteaux et des pinces. Le dos de Quintus était recouvert d'une toison de poils grisonnants et crépus, et ses coudes étaient à vif du fait d'un eczéma rose et blanc.

Ce qu'il faisait était encore plus terrifiant. Il avait obligé Randy à se tenir debout, nu, dans le mur, derrière le pentacle tracé à l'aide de sang, ses bras et ses jambes écartés de manière à correspondre exactement à l'étoile, symbole de la Terre et de l'Eau, de l'Air et du Feu. Il avait attaché les poignets et les chevilles de Randy en les faisant passer de force à travers le mur, vers le monde réel à l'extérieur, de petites mains et de petits pieds dépassant du plâtre.

La tête de Randy était penchée en avant, reposant contre le côté intérieur du mur. Il semblait crasseux, hirsute et exténué. Si Jack n'avait pas su à quel point Quintus Miller pouvait être dangereux, il se serait élancé, séance tenante, pour prendre Randy dans ses bras.

Mais il y avait autre chose : Jack n'avait toujours pas compris comment Quintus et les autres maniaques pouvaient tendre leurs mains hors des murs et des sols, alors que le Père Bell et Randy avaient été manifestement pris au piège lorsque leurs mains passaient de force d'un élément dans un autre. Et Jack avait vu par lui-même ce qui était arrivé aux gens que les maniaques avaient attirés dans le sol.

Quintus et ses fidèles avaient peut-être assimilé une plus grande quantité d'énergie naturelle de la terre, après toutes ces années passées dans les murs des Chênes. Peut-être étaient-ils entrés dans les murs en observant un autre rituel. Geoff lui avait dit qu'il y avait une quantité de rituels druidiques permettant de passer d'un élément dans un autre, dont la plupart avaient été perdus. Quintus avait peut-être découvert l'un de ces rituels dans les livres d'Adolph Krüger, ces livres qui étaient à présent réduits en cendres.

Jack ne bougea pas. Il ne savait pas du tout ce qu'il allait faire maintenant. Il se demanda si c'était possible d'attirer Quintus vers le sol au-dessous des fondations de la maison, où les autres maniaques étaient réunis, prêts à célébrer un sacrifice. L'ennui avec cette idée, c'est qu'il n'avait pas la certitude d'être à même de retrouver son chemin dans le labyrinthe des murs, et alors Quintus le rattraperait, inévitablement. Même s'il *parvenait* à attirer Quintus vers le sous-sol, Jack n'avait aucune garantie que lorsqu'ils le verraient ses fidèles ne se souviendraient pas de leur attachement de longue date à leur chef, et ne l'aideraient pas à mettre Jack en pièces.

Sa seule protection était sa flûte, et il ignorait combien de temps l'influence de *La lavande est bleue* pouvait durer... d'autant plus qu'il ne connaissait aucune autre musique druidique, ni d'autres rituels.

Il se tenait toujours parfaitement immobile, dans l'encoignure de la pièce, lorsque Quintus se pencha en avant, de façon à toucher le plancher de la tête, et commença à psalmodier une longue litanie étouffée. Jack pouvait saisir seulement quelques mots, mais c'était incontestablement du gaélique.

« Failt ort fein, a gheallach ur,
Ailleagan iuil nan neul! »

Randy se mit à geindre, et remua mollement la tête d'un côté et de l'autre ; ses yeux étaient fermés, comme ceux de Jack et ceux de Quintus.

« Failt ort fein, a gheallach ur... »

Ohhhh..., gémit Randy.

« Ailleagan iuil nan neul! »

Tandis que Quintus récitait son incantation, Jack entendit du bruit dans le couloir à l'extérieur de la chambre. Pas dans les murs, mais dans le couloir lui-même. Un bruit de pas, des voix. Il regarda à nouveau vers Quintus, visualisant sa forme accroupie, mais il était trop absorbé par son chant rituel pour avoir entendu.

Soudain, Jack reconnut les voix et le *clic-clac* de chaussures à talons hauts. C'étaient Geoff et Karen, enfin, Dieu merci !

Geoff disait :

— ... aucun moyen de savoir s'il a réussi à s'évader. Je ne peux tout de même pas appeler le sergent Schiller et le lui demander de but en blanc.

— Il viendra ici, affirma Karen. S'il existe un quelconque moyen pour qu'il puisse le faire, il viendra ici. Jack est comme ça.

— Bien, en tout cas, allons jeter un coup d'œil, proposa Geoff, comme ils arrivaient devant la porte de la chambre de Quintus. Le pentacle est l'entrée et la sortie du labyrinthe. S'il doit sortir quelque part, ce sera ici.

— Mais comment *Jack* pourrait-il sortir, alors que Quintus Miller ne le peut pas. Du moins, tant qu'il n'aura pas tué tous ces gens ?

Geoff ouvrit la porte, s'avança dans la pièce et promena rapidement sa torche électrique tout autour.

— Je n'ai aucune certitude, pour vous dire la vérité. Mais le livre de Druggett dit que la règle était la suivante : un sacrifice pour chaque mois lunaire passé dans la terre. Awen l'exige. Une sorte de compensation, je suppose, pour tout le pouvoir et l'énergie qu'une personne tire du sol lorsqu'elle vit dedans. Le magnétisme de la terre doit être rechargé, de la même façon que le font ses minéraux. Awen est le protecteur de la terre, et en ce qui concerne Awen, la terre est plus précieuse que des vies humaines.

— Vous me donnez des frissons, dit Karen.

Jack leva la main et, l'appuyant contre le côté intérieur du mur, essaya de la faire *sortir*, afin d'attirer l'attention de Geoff. Mais le mur était trop dur ; Jack n'était encore suffisamment fort pour se frayer un chemin à travers le ménisque mystique qui séparait le monde de la Terre du monde de l'Air.

Il hésita. Quintus continuait de chanter doucement, balançant la tête d'avant en arrière et d'arrière en avant, comme s'il entrait peu à peu en transe. Si Jack appelait Geoff, Quintus ne l'entendrait peut-être pas.

Randy gémit, et rejeta sa tête en arrière ; dans le même temps, il agita ses mains et ses pieds, et Geoff braqua sa torche sur le pentacle.

Parce que Jack avait été en mesure de visualiser tout ce qui l'entourait, les yeux fermés, il avait presque oublié que la pièce était plongée dans l'obscurité, et que Geoff avait besoin d'une torche électrique pour voir ce qui se passait. Le faisceau lumineux balaya le mur devant le visage de Jack et l'aveugla momentanément — pas la lumière elle-même, parce que la lumière ne pouvait pas pénétrer le mur, mais les particules ionisées qui s'écoulaient de la torche électrique.

— *Karen !* s'écria Geoff. Regardez ! Des mains, et des pieds, à chaque pointe du pentacle ! Les mains et les pieds d'un enfant !

Geoff! dit Jack d'une voix sifflante. *Geoff, pour l'amour du ciel !*

Mais Geoff ne l'entendit pas. Il s'agenouilla devant le pentacle, saisit l'un des pieds nus de Randy et dit :

— C'est Randy ! C'est forcément Randy ! Il n'y avait pas d'enfants parmi les patients des Chênes !

— Mais pourquoi ses mains et ses pieds dépassent-ils du mur? demanda Karen. (Jack perçut le luisant du nylon blond de la perruque qu'elle avait achetée afin de se faire passer pour sa sœur.) Est-il *dedans* ?

— Oui, il est dans le mur, répondit Geoff d'un ton inquiet. Et la raison pour laquelle on l'a mis ainsi, c'est parce qu'il va être sacrifié. Ceci est le dernier sacrifice d'un enfant qui permet à un « marcheur sous terre » d'émerger du mur.

— Mais ils n'ont pas tué suffisamment de gens, dit Karen. Aux informations, ils ont dit deux cent seize, c'est tout. Ce n'est même pas assez pour qu'*un seul* dingue puisse sortir du mur !

Geoff! appela Jack, plus fort cette fois.

Quintus Miller avait cessé de chanter à la moitié de

son rituel, et il se relevait lentement. Son visage était inexpressif, son regard fixe, mais Jack se rendait compte qu'il était fou de rage d'avoir été ainsi interrompu. Les muscles sur ses épaules et son dos étaient noués et tressautaient du fait des artères gonflées, et les tendons de son énorme cou étaient aussi tendus que des câbles d'acier torsadés.

— Est-ce que vous pouvez faire *sortir* Randy? demandait Karen à Geoff.

Geoff! cria Jack. *Quintus Miller est là! Eloignez-vous de ce mu...!*

Sans la moindre hésitation, Quintus tendit brusquement son bras hors des briques et empoigna la barbe de Geoff, attirant violemment son visage contre le mur.

Geoff poussa un hurlement de douleur. Karen cria. Immédiatement, Jack fit le tour des murs de la chambre en courant et attrapa Quintus Miller par les épaules, le secouant de toutes ses forces.

Quintus lâcha Geoff, et celui-ci partit à la renverse, le visage ensanglanté. Quintus se tourna vers Jack, et cette fois ses yeux étaient ouverts, ils luisaient comme des clous de métal. Sa poitrine se soulevait et s'abaissait avec fureur; et à présent qu'il lui faisait face, Jack pouvait voir toute l'horreur du tatouage sur son ventre.

Deux mains tatouées semblaient faire le tour de la taille de Quintus, et écarter sa peau et sa chair, de telle sorte que tous ses organes internes étaient mis à nu. L'auteur, quel qu'il fût, de ce sinistre *trompe-l'œil* avait certainement été un pervers mais aussi un tatoueur passé maître dans son art, parce que Jack fut obligé de regarder attentivement pour être sûr que Quintus n'avait pas été réellement éviscéré.

Le foie mauve foncé, le pancréas d'un beige luisant, les anses pâles du gros intestin... tout avait été représenté dans le moindre détail avec un soin méticuleux.

Quintus dit, d'une voix tendue : *Je t'avais prévenu. Espèce d'emmerdeur, sale fils de pute. Je t'avais prévenu.*

Je veux mon fils, exigea Jack.

Quintus se rapprocha, et Jack recula. *Ton fils m'appartient, maintenant. Ton fils est mon passeport.*

Je ne te laisserai pas le prendre, Quintus. Tu devras d'abord me tuer.

Avec plaisir, grimaça Quintus, et il s'avança rapidement.

Jack pensa : *Merde, c'est parti*, et raidit ses forces. Mais Quintus était encore plus robuste qu'il ne s'y était attendu. Quintus arriva sur lui avec la force imparable d'un camion fonçant à toute allure, saisit ses deux poignets et lui donna un coup de boule si violent qu'il fut momentanément sonné. Puis il le frappa deux fois à l'estomac, et une fois à la poitrine. Il entendit une côte craquer, mais l'air avait été expulsé de ses poumons, et il ne put même pas crier.

Quintus le saisit à bras-le-corps, et l'envoya valdinguer sur toute la longueur du mur, de telle sorte qu'il retomba sur son épaule, juste à côté de Randy.

Maintenant je vais t'arracher les bras, promit Quintus. *Je vais t'arracher les bras et te les enfoncer dans la gorge.* Il vint vers Jack, les deux mains levées, avec une expression de folie calculatrice qui changea la colonne vertébrale de Jack en eau glacée.

Quintus attrapa le bras droit de Jack ; mais, comme il l'empoignait, il sursauta et se retourna avec fureur. Puis il sursauta à nouveau, et se donna une tape sur l'épaule comme si quelque chose l'avait piqué, et il lâcha Jack.

Groggy, le souffle coupé, Jack regarda vers la pièce et vit que Geoff se tenait au milieu de celle-ci ; il brandissait sa bouteille de Perrier contenant l'eau exorcisée et aspergeait les murs.

— *Ab insidiis diaboli, libera nos Domine!* vociférait-il, malgré ses lèvres enflées et ensanglantées. *Audi nos!*

Quintus poussa un beuglement de rage ; un son rauque et guttural qui fit tressaillir Jack.

Les prêtres chrétiens avaient employé les puissants rituels de la Sainte Eglise pour supplanter les druides ; et maintenant Geoff utilisait les mêmes rituels pour repousser Quintus Miller.

Chaque goutte d'eau exorcisée grésillait sur la chair de Quintus Miller comme de l'acide. Les poils sur son dos se recroquevillaient et brûlaient. Pourtant il s'avança vers Jack à nouveau, continuant de pousser ce rugissement terrifiant. *Des miettes! Va te faire foutre! Des miettes! C'est tout ce que l'on retrouvera de toi! Des miettes!*

La silhouette de Quintus devait saillir sur la surface du mur, parce que maintenant Geoff l'aspergeait directement d'eau exorcisée, une averse d'eau bénite. Le visage de Quintus se couvrit de cloques, le lobe de son oreille grésilla, la peau se ratatina et roussit sur le côté de son bras.

« *Ut inimicos sanctae Ecclesiae humiliare digneris, te rogamus, audi nos!* »

Quintus agrippa les bras de Jack ; ses doigts frissonnaient de force et de douleur. Il regarda Jack bien en face et Jack fut persuadé en cet instant qu'il allait être tué. Puis l'eau exorcisée le cingla à nouveau, un chat à neuf queues fouaillant son dos, et Quintus repoussa Jack avec un horrible cri perçant.

Jack partit à la renverse, déséquilibré, mais parvint à s'agripper au bras de Randy, juste comme il allait tomber.

Tous deux jaillirent brusquement du pentacle sur le mur et roulèrent sur le sol, bras et jambes enchevêtrés.

Derrière eux, la silhouette en bas-relief gris plâtre de Quintus Miller, toujours emprisonné, hurlait de frustration et tempêtait contre eux. Geoff s'avança vers lui, l'aspergeant d'eau maintes et maintes fois bénite, tout en faisant le signe de la croix, jusqu'à ce qu'il disparaisse soudainement.

Karen, s'agenouillant, serra Jack dans ses bras ; elle frissonnait de terreur et de soulagement. Jack laissa son bras autour de la taille de Randy, le couvrant de sa chemise maculée de poussière. Son visage et ses cheveux étaient couverts de plâtre sec, et il y avait de la terre noire sous ses ongles.

— Tu as réussi, je n'en crois pas mes yeux ! sanglotait Karen. Tu as traversé les murs et tu as réussi !

Jack leva les yeux vers Geoff. Geoff pressait un mouchoir taché de sang contre le côté de son visage, mais il souriait.

— Grâce à vous, mon vieux, lui dit Jack.

— Vous avez eu le cran de le faire, mon pote, répliqua Geoff. Et vous avez également sauvé votre fils.

— Ça fait mal ? demanda Jack, tandis que Geoff se tamponnait la joue.

Geoff secoua la tête.

— Bah, une simple égratignure !

— Randy ? fit Jack. Est-ce que ça va ? Tu n'as rien ?

Randy toussa, se frotta les yeux et posa un regard hébété sur son père. Il n'avait pas encore réalisé qu'il était libre.

— Est-ce que tu as un Coca ? demanda-t-il.

Karen l'étreignit sur son cœur.

— Désolée, trésor, j'en boirais bien un, moi aussi. Mais nous réussirons bien à te trouver un peu d'eau.

Jack se remit debout péniblement.

— J'ai l'impression que ce fils de pute m'a brisé une côte. Mais j'ai eu de la veine, il aurait pu me tuer !

— Je pense que nous devrions partir d'ici aussi vite que possible, dit Geoff. Quintus a besoin d'un dernier sacrifice pour sortir des murs, Randy de préférence, mais Karen ferait un pis-aller très acceptable, et il se servirait de l'un de nous deux, à la rigueur... aussi n'allez pas croire qu'il nous laissera partir aussi facilement.

— Je croyais qu'il devait tuer huit cents personnes avant de pouvoir sortir des murs, dit Jack.

— Eh bien, c'est ce que je pensais, moi aussi, reconnut Geoff. C'est ce que Lester a dit, et c'est ce que l'ouvrage de Druggett disait également. Mais il semblerait qu'il soit prêt dès maintenant. Et, croyez-moi, rien ne l'arrêtera. J'ai lu une partie de son dossier médical. Je me terrais ici, aux Chênes, depuis que la police a commencé à me chercher. J'ai fouillé les archives d'Elmer Estergomy, et j'ai trouvé pas mal de notes concernant Quintus Miller. Son dossier personnel avait disparu... la police l'a certainement détruit à l'époque, lorsque les patients se sont volatilisés. Mais Estergomy avait rédigé un tas de notes annexes, et il tenait également un journal, qui est tout à fait révélateur.

Geoff aida Randy à se relever. Puis il s'extirpa de son chandail marron dépenaillé et aida Randy à l'enfiler.

— Et voilà! C'est mieux, non? Comme ça, tu ne prendras pas froid, le temps que nous allions à la voiture.

Ils sortirent de la chambre de Quintus Miller et commencèrent à remonter le couloir obscur, suivant la torche électrique que Geoff braquait devant lui. Jack avait passé un bras autour de la taille de Karen, et l'autre autour des épaules de Randy. Il était résolu à ne perdre ni l'un ni l'autre... et surtout à ne pas les abandonner à Quintus Miller.

Tout en marchant, il raconta à Geoff aussi précisément que possible son voyage surréaliste le long des lignes-ley, et de quelle façon il avait obligé les maniaques à revenir aux Chênes.

— Ils sont en bas en ce moment, autant que je sache, à m'attendre.

— Dans ce cas, dit Geoff, nous allons faire comme le Père Bell, et entourer la maison d'un cercle d'eau bénite, en espérant qu'ils ne s'échapperont pas une seconde fois.

— C'est Quintus Miller que nous devons mettre hors d'état de nuire, insista Jack.

— Oui, répondit Geoff. (Ils approchaient du palier maintenant.) Les notes d'Elmer Estergomy le concernant étaient fascinantes. Quintus est un paranoïaque typique qui en est arrivé à croire, après avoir lu les ouvrages d'Adolph Krüger sur le druidisme, qu'il était le seul vrai fils d'Awen, le dieu des druides. Il avait la folie des grandeurs, mais il était également persuadé que tout le monde le persécutait. C'est pourquoi il s'est vengé sur les membres de sa famille en leur crevant les yeux et en les massacrant.

« Il avait également, d'après Elmer Estergomy, un très grand charisme, même si, bien sûr, celui-ci n'employait pas le terme... Quintus forçait l'attention du personnel médical et de ses compagnons d'infortune ; et son charisme de temps en temps allait bien au-delà de ça. Des infirmiers ont affirmé l'avoir vu faire rouler des crayons sur une table par le seul pouvoir de son esprit ; et une fois il aurait même déchiré les pages d'un journal simplement en les regardant fixement. Etrange, non? Elmer Estergomy a écrit maintes et maintes fois dans son journal que Quintus était probablement le patient le plus dangereux à qui il ait jamais eu affaire.

Jack fit une grimace, et appuya sa main contre ses côtes.

— Je suis tout à fait de son avis. Mais ses faiblesses ? Il doit bien avoir des points faibles ? Karen suggérait que nous cherchions ce dont il a peur, s'il a peur de quelque chose, afin de jouer là-dessus.

Ils étaient presque arrivés au palier, et Geoff, prudemment, promena le faisceau de sa torche d'un côté du couloir à l'autre.

— D'après ce que j'ai pu lire dans les notes d'Elmer Estergomy, Quintus Miller a une peur maladive des chiens. Il arrachait toutes les photos de chiens qu'il trouvait dans les revues et les déchirait en lambeaux, et si quelqu'un parlait de chiens en sa présence, il piquait une crise. Elmer Estergomy supposait que cela avait un rapport avec la nuit où il a tué ses frères et sa mère. Son père est rentré à la maison, l'a trouvé et a lâché leur chien de garde sur lui... Apparemment il a failli être tué. Il s'est tatoué lui-même afin de dissimuler les cicatrices, et aussi pour rappeler avec mépris à son père qu'il avait failli être éventré. Mais c'est la seule phobie explicite qu'Estergomy mentionnait.

— C'est probablement ce qui a permis à Joseph Lovelittle de vivre aussi longtemps, dit Jack à Karen. Quintus Miller ne se serait jamais approché de lui, à cause de son doberman.

Ils arrivèrent sur le palier. Jack aperçut les pâles statues aveugles et la lanterne squelettique, et le miroitement terne du sol de marbre. Seigneur, comme il haïssait cet endroit ; et comme il le craignait, également. Il n'avait jamais haï une maison comme il haïssait Les Chênes. Quelque part, il entendait la pluie crépiter à travers le plafond et tomber sur le sol ; et le grondement lointain du tonnerre.

Ils s'apprêtaient à descendre l'escalier lorsqu'une torche électrique les éblouit, braquée sur eux depuis le vestibule en contrebas, et une voix de femme demanda vivement :

— Qui est là ?
Jack plissa les yeux, cherchant à scruter l'obscurité.
— Geoff, dit-il, donnez-moi la torche électrique.
La voix de femme répéta :
— Qui est là ? Jack ? C'est toi ?
— Nom de Dieu ! s'exclama Jack. C'est Maggie.

CHAPITRE XIII

Maggie traversa rapidement le vestibule jusqu'à ce qu'elle arrive au bas de l'escalier. Elle dirigea le faisceau lumineux de sa torche vers les marches du haut, éclairant d'abord le visage de Jack, puis le visage de Karen, puis celui de Randy.

— Randy! s'écria-t-elle. Dieu merci, tu es sain et sauf!

Elle monta les marches en courant, ses chaussures de tennis crissant sur le marbre, s'agenouilla et le serra sur son cœur. Randy fondit en larmes.

— Qu'est-ce que vous lui avez *fait*? demanda Maggie d'un ton cassant. Qu'avez-vous fait de ses vêtements? (Elle jeta un regard enflammé à Karen et dit :) J'aurais dû me douter que *vous* seriez ici!

Jack rétorqua :

— Ce que j'aimerais savoir, c'est ce que *toi* tu fais ici. Quelle heure est-il? Il ne fait même pas encore jour!

— Le sergent Schiller m'a téléphoné, à vrai dire, pour m'avertir que tu t'étais évadé, et que tu pouvais être dangereux.

— Merci tout de même! Je viens de sauver Randy, lui évitant d'être immolé, et maintenant je suis soi-disant dangereux.

— Je n'ai jamais cru que tu l'avais tué, répondit Maggie. Il se peut que je ne t'aime plus, Jack. En fait, je pense que je te hais, très probablement. Mais je te connais trop bien. Tout à l'heure, il m'est venu à l'esprit que tu avais peut-être *caché* Randy quelque part, et que, si tu t'étais évadé, tu irais le chercher, afin de l'emmener avec toi. Le seul endroit auquel j'ai pu penser, celui où tu aurais eu la possibilité de le cacher, c'était ici. Je savais que je devais faire vite, aussi suis-je venue directement.

— Mrs. Reed..., intervint Geoff. Cette maison est extrêmement dangereuse. Il faut que nous partions, tout de suite !

— Qui est ce type ? demanda Maggie. Je vous préviens... je vais appeler la police !

— En ce moment, Mrs Reed, la police est le moindre de mes soucis. Partons, vous voulez bien ?

— Si tu crois que je vais te laisser t'enfuir comme ça, tu te mets le doigt dans l'œil jusqu'au coude ! dit Maggie à Jack. A cause de toi, ma vie est devenue un enfer ! Elle saisit la main de Randy et commença à descendre les marches avec lui, éclairant l'escalier avec sa torche. Geoff coula un regard vers Jack et haussa les sourcils, et Karen dit : « Si elle appelle les flics... »

Maggie avait seulement descendu le tiers de l'escalier lorsqu'elle poussa un cri, et Randy cria également. Geoff braqua vivement sa torche dans sa direction et, à la grande horreur de Jack, il vit que deux mains grisâtres, couvertes de cloques, avaient brusquement surgi, attiraient Maggie et Randy vers les marches en marbre.

— Maggie, tiens bon ! cria Jack.

Lui et Geoff dévalèrent les marches, et tandis que Jack donnait de violents coups de pied aux doigts de Quintus Miller, Geoff dévissa en tremblant la capsule de sa bouteille d'eau bénite et commença à arroser les marches. Maggie hurlait, hurlait et s'agrippait à la jambe de Jack ; puis l'eau grésilla en pénétrant la chair de Quintus qui relâcha sa prise, et Jack fut en mesure d'entraîner Maggie vers le haut de l'escalier. Randy monta les marches en courant, pleurant et tremblant.

Geoff continuait de répandre de l'eau lorsqu'une autre main se tendit depuis les marches et lui saisit la cheville.

Il se retourna, glissa et faillit perdre l'équilibre. Il laissa échapper la bouteille de Perrier qui tomba, rebondit une fois, puis roula au bas des marches.

— Il faut que nous foutions le camp d'ici ! cria Jack. Nous allons descendre l'escalier, traverser le vestibule, et sortir par la salle de lecture, aussi vite que possible !

— Alors, on y va ! dit Geoff. Le plus tôt sera le mieux !

Il s'élança vers le bas de l'escalier, mais juste au moment où il posait le pied sur la dernière marche, une forêt de mains en marbre se dressa depuis le sol du vestibule, cherchant à l'attraper au jugé. Les maniaques avaient quitté le sous-sol et étaient montés à travers la maison, dans l'attente du sacrifice qu'on leur avait promis. Le vestibule ressemblait à un horrible carré d'asperges de bras blafards.

— *En haut!* hurla Geoff.

Et il remonta en courant. Alors qu'il arrivait à l'endroit où les mains de Quintus Miller avaient émergé, les marches de marbre se craquelèrent brusquement et explosèrent, puis un sillon se forma dans un bruit de tonnerre, progressant vers le haut de l'escalier et les poursuivant.

Geoff empoigna Karen et Maggie, et les entraîna à toute allure dans le couloir. Jack les suivit, sautillant et clopinant, sa côte cassée l'élançant à chaque pas, tirant Randy à sa suite, aussi vite qu'il pouvait courir.

Seulement à quelques mètres derrière eux, le linoléum recouvrant le sol du couloir fut déchiqueté avec fureur, tandis que Quintus Miller les poursuivait implacablement, assoiffé de vengeance, de sacrifice, de massacre.

— Il faut que nous montions ! haleta Geoff, comme ils atteignaient le palier devant le bureau d'Elmer Estergomy. Ensuite on prend le couloir au dernier étage... et on redescend par l'autre escalier !

— Qu'est-ce que c'est ? glapit Maggie. Jack, qu'est-ce que c'est ?

— Plus tard ! Monte !

— Mais qu'est-ce que *c'est*?

— *Maggie!* hurla Jack, comme le linoléum se craquelait et explosait tout autour d'eux. *Monte ce putain d'escalier!*

Ils commencèrent à monter à quatre pattes, comme des enfants détalant, et juste derrière eux les marches se fendirent et la rampe vola en éclats ; le treillis métallique protégeant les fenêtres se mit à cliqueter et à vibrer.

— Peux pas... peux pas courir plus vite..., haleta Karen.

Mais Jack dit à Maggie : « Prends Randy par la main ! » et il souleva Karen et la porta dans ses bras. La douleur dans sa côte était atroce, le sang coulant des coins de sa bouche formait des moustaches de Chinois, pourtant il grimpa en titubant l'escalier et ils arrivèrent enfin au palier du dernier étage.

Derrière eux, les marches se soulevaient et éclataient en un implacable *cric-craac-criccc-craccc!* et des fragments de plâtre pleuvaient des murs en une aveuglante bruine grise.

Jack déposa Karen par terre. Puis il dit d'une voix essoufflée :

— Bon... maintenant nous allons courir... jusqu'au bout... du couloir... puis on redescend... et on voit si nous pouvons...

Mais Karen s'écria : « *Regardez!* » et elle montra du doigt le couloir devant eux.

Se dirigeant vers eux à une allure soutenue, arrivait la tête de Gordon Holman, le maniaque qui adorait clouer des langues ; son visage fendait la surface du sol comme une balise flottante traînée par un bateau. Geoff braqua sa torche électrique dans sa direction et, durant une seconde, les yeux de Gordon Holman brillèrent au-dessus de la crête du sol ondoyant, aussi rouges que les yeux de quelqu'un photographié au cours d'une surprise-party.

Jack fit volte-face. Quintus était presque arrivé en haut de l'escalier. Il leur était impossible de redescendre dans l'une ou l'autre direction.

— Là ! dit-il, en montrant le plafond du doigt. Geoff, il doit y avoir un grenier !

Encastrée dans le plafond, juste au-dessus du haut de l'escalier, il y avait une petite trappe carrée. Une corde usée pendait du loquet, mais lorsque Geoff leva la main pour l'attraper, il s'aperçut qu'elle était hors de portée de dix ou douze centimètres. Il sauta et effleura la corde du bout des doigts, mais il ne réussit pas à la saisir.

La marche du haut explosa, et des balustres brisés dégringolèrent au bas de l'escalier dans un bruit retentissant. La tête de Gordon Holman n'était plus qu'à quatre ou cinq mètres d'eux, dans le couloir, et elle s'approchait rapidement. L'une de ses mains surgit brusquement du sol, prête à attraper leurs chevilles.

Jack prit Randy dans ses bras et dit :

— Attrape-la, Randy ! Attrape la corde !

Randy tira sur la corde, mais il ne se passa rien.

— Encore, Randy ! cria Jack.

Cette fois, la trappe se rabattit brusquement, et une échelle en bois descendit bruyamment avec elle ; mais simultanément un torrent épais et visqueux d'une noire putrescence se déversa sur eux, empestant si fort le vinaigre que Karen eut de violents haut-le-cœur.

— Seigneur, qu'est-ce que c'est ? cria Maggie.

— Je ne sais pas ! Monte ! lui ordonna Jack.

— *Là-haut ?* Je ne peux pas ! Oh mon Dieu, je ne peux pas !

Mais Geoff poussa brusquement un cri de douleur, et ils se retournèrent pour voir que les mains de Quintus Miller avaient surgi de linoléum et attrapé sa cheville droite.

— Monte ! cria Jack à Maggie. Toi aussi, Karen ! Et emmenez Randy !

Maggie ferma les yeux durant une fraction de seconde, puis poussa Randy devant elle, vers le haut de l'échelle en bois. Les barreaux ruisselaient de chapelets noirs d'une bouillie en décomposition ; et tandis qu'ils montaient, d'autres filaments et vessies d'une boue liquide non identifiable continuèrent de dégoutter vers le sol.

Jack donna des coups de pied frénétiques aux mains de Quintus Miller, mais cette fois il était résolu à ne pas lâcher prise.

Geoff s'agrippa à Jack avec force, les yeux égarés.

— Jack... pour l'amour de Dieu... sauvez-vous ! Mais empêchez-le... empêchez-le de me sacrifier... ne le laissez pas... pas le rituel... autrement... il sera *libre*, Jack ! Il ne doit pas s'échapper !

Quintus tira le pied droit de Geoff dans le sol. Geoff hurla et le sang gicla de sa cheville. Pourtant il lâcha Jack et dit éperdument :

— Sauvez... vous... Jack...

Jack se retourna. Gordon Holman l'avait presque rejoint, ses yeux luisant d'un désir sanguinaire. Karen était arrivée en haut de l'échelle glissante et disparaissait dans le grenier.

Geoff lui adressa un sourire crispé et un hochement de tête saccadé, puis il se jeta en arrière et de côté, de toutes ses forces. Il bascula par-dessus la balustrade, un flot de sang jaillissant de son pied broyé, et tomba dans le vide vers le palier, deux étages plus bas. Jack entendit un horrible son mat lorsqu'il heurta le sol.

A cet instant, il faillit renoncer et se jeter dans le vide, lui aussi. Mais il se retourna, ses yeux se remplissant de larmes de frustration, et donna un coup de pied à Gordon Holman, le touchant en plein front. Puis il agrippa l'échelle glissante et nauséabonde, et monta rapidement vers le grenier.

Ce qu'il vit alors était effroyable, dépassant tout ce que Jack aurait pu imaginer. Le grenier s'étendait sur toute la longueur des Chênes, à l'exception des flèches à chaque extrémité, et il était éclairé seulement par la torche électrique de Maggie et par la lueur intermittente des éclairs à travers les minuscules lucarnes en œil de bœuf. Le fracas de la pluie tombant sur les bardeaux exactement au-dessus de leurs têtes était assourdissant, et il était accompagné du bruit de l'eau giclant des gouttières éclatées et du *plic-ploc-plic* continu de l'eau s'infiltrant par les plaques de revêtement rongées par les intempéries.

Maggie, Karen et Randy se tenaient au milieu du grenier, en proie à une horreur absolue. Le sol était recouvert d'une couche d'une trentaine de centimètres d'épaisseur de restes humains décomposés ; certains momifiés, de telle sorte qu'ils craquaient sous les pieds ; d'autres beaucoup plus récents, mais putréfiés jusqu'à la liquéfaction. L'air était quasiment irrespirable. Des litres et des litres de vinaigre avaient été déversés sur les cadavres – vraisemblablement pour masquer leur puanteur. Jack se douta que le vinaigre était tout ce que Quintus avait été à même de trouver dans un asile depuis longtemps abandonné... mais la puanteur réunie du vinaigre et de la pourriture des corps était insoutenable, engourdissant l'esprit.

Jack s'avança prudemment sur le sol glissant. Il aperçut un sac à dos surnageant dans le magma informe, le prit et le fit tourner lentement dans la lumière de la torche de Maggie. Il lut le nom sur l'étiquette tachée. « Gale McReady, Université du Wisconsin, La Crosse. » Puis il le laissa tomber.

– Vous voyez ce que Quintus a fait ici? dit-il d'une voix rendue rauque par l'épouvante. Il a déjà pris ses huit cents vies, ou la plus grande partie, en tout cas. En soixante ans, il a tué tous ceux qui venaient aux Chênes, clochards, auto-stoppeurs, que sais-je encore quiconque s'introduisait ici par effraction, ou squattait ici, ou venait juste jeter un coup d'œil. Il les a tous tués. Et il en a probablement attiré ici certains, également, avec ce petit enfant grisâtre de sa création, ce petit enfant grisâtre qui n'est, en fait, qu'un journal.

Il essaya de déglutir, de respirer, mais il en fut incapable.

– Il pouvait le faire, vous savez. Déchirer des feuilles de papier sans les toucher, déplacer des objets. C'est de cette façon qu'il m'a amené jusqu'ici, aux Chênes. La seule façon dont il pouvait m'atteindre.

Il regarda autour de lui, et il pleurait tellement de peine et de dégoût qu'il ne voyait presque rien.

– Il devait être foutrement près d'avoir pris ses huit cents vies... les autres cinoques étaient peut-être au courant, ou peut-être pas. Mais,Quintus lui-même – bon Dieu, regardez ce qu'il a fait ! –, Quintus était sur le point de s'échapper d'ici... pour regagner le monde réel.

C'est pour cette seule raison qu'il ne m'a pas tué. C'est pour cette seule raison que *je* ne suis pas en train de pourrir ici. Il lui fallait quelqu'un pour retrouver le Père Bell. Un pauvre connard, facile à duper.

Maggie s'avança vers Jack d'un pas incertain, lui tendant les bras, suffoquant de peur.

— Jack... tu dois nous faire sortir d'ici. *Jack! Tu dois nous faire sortir d'ici! Je n'en peux plus! Je n'en peux plus! Je n'en peux plus!*

Il la prit par les poignets, affermit sa prise.

— Surtout ne lâche pas cette torche électrique, quoi que tu fasses. Regardez... il y a une fenêtre plus grande là-bas... nous pouvons sortir par là et rejoindre le toit... nous pourrons peut-être descendre en nous agrippant aux tuyaux d'écoulement.

— *Je n'en peux plus, je ne pourrai jamais faire ça! Jack, tu dois me faire sortir d'ici!*

Jack l'entraîna vers la fenêtre semi-circulaire. La vitre était recouverte d'une épaisse couche de graisse et de poussière, mais lorsqu'il l'eut essuyée avec le tranchant de sa main, il distingua la corniche du toit au-dehors, remplie d'eau. La pluie tombait à torrents de tous les côtés, et des éclairs scintillaient au-dessus de la cime des arbres au loin, ressemblant à des langues de serpent. Jack se força à ne pas regarder vers le sol, pour ne pas voir ce sur quoi il marchait, mais on aurait dit un monceau glissant de gants en caoutchouc.

Il essaya d'actionner le loqueteau de la fenêtre. C'était un levier en laiton de jadis, à présent vert-de-gris. Il était dur, et Jack dut le forcer à deux mains, mais à sa grande surprise il fonctionna, la fenêtre s'ouvrit en grinçant, et la pluie froide et rafraîchissante lui éclaboussa le visage.

Il se pencha par la fenêtre, plissant les yeux à cause du vent et de la pluie. La corniche était inondée parce que les tuyaux d'écoulement étaient bouchés par soixante ans de feuilles mortes et de fiente de pigeon, mais, s'ils marchaient en équilibre jusqu'à l'encoignure de la tour est, à quatre ou cinq mètres de distance, il y avait un tuyau vertical dans l'angle entre la tour et le mur principal qui semblait solide. Apparemment ils n'auraient pas trop de mal à descendre en s'agrippant à ce tuyau. Des tasseaux tous les mètres, et une quantité de prises. Il se tourna vers Maggie.

— Tu vois ça? Tu vois ce tuyaux d'écoulement?

— Quoi? lui demanda-t-elle, ses mains sur ses oreilles, ses yeux fermés avec force.

— Maggie, regarde-moi! Ecoute! Tu vois ce tuyau d'écoulement? Là-bas... dans l'angle?

Elle regarda rapidement, puis hocha la tête.

Il la prit par l'épaule et dit :

— Tout ce que tu dois faire c'est... t'avancer le long de cette corniche... d'accord?... en posant ta main sur le toit pour te soutenir... ensuite descendre le long de ce tuyau jusqu'au sol. Ensuite courir. Tu as compris?

Maggie acquiesça, les yeux toujours bien fermés.

— Maggie, bon Dieu, est-ce que tu as compris? Il faut que tu descendes le long de ce tuyau!

— Oui! Oui! *Oui!* lui cria-t-elle. Oui, j'ai compris!

— Parfait, alors, vas-y! Randy viendra tout de suite après toi, et puis Karen.

Maggie ouvrit les yeux et posa un regard hagard sur Jack. Ses pupilles étaient minuscules, par suite du choc.

— *Je ne peux pas faire ça!* cria-t-elle. *Comment peux-tu t'attendre à ce que je fasse ça?*

Mais, juste à ce moment, Karen dit :

— Jack... il y a quelque chose qui bouge ici. Jack, dépêche-toi, je t'en prie! Il y a quelque chose qui bouge.

Jack attrapa le poignet de Maggie et, la soutenant et la poussant, l'aida à enjamber le rebord de la fenêtre. Elle se tint sur la corniche, de l'eau de pluie jusqu'aux chevilles, son Burberry s'agitant au gré du vent, les yeux fermés, ses mains appuyées contre les tuiles du toit.

— Avance, maintenant! lui cria Jack. Avance le long de la corniche jusqu'au coin... ensuite descends en t'agrippant au tuyau!

Maggie hocha la tête, hébétée, et commença à progresser le long de la corniche, lentement, faisant un pas de côté à la fois, tâtonnant avec ses mains. Jack l'observa avec une impatience fébrile, tandis qu'elle s'avançait peu à peu vers l'encoignure de la tour. Une fois là, elle s'arrêta, cherchant derrière elle avec un pied, les yeux toujours fermés.

— Ote tes chaussures ! lui cria Jack. Et pour l'amour du ciel, ouvre tes yeux !

Il se tourna vers Randy, qui était livide et grelottait dans l'immense chandail marron de Geoff.

— Qu'en dis-tu, cosmonaute ? Tu penses que tu pourras le faire. Avancer le long de la corniche jusqu'à ce que tu arrives à l'angle, ensuite descendre le long du tuyau d'écoulement. Il faut regarder ce que tu fais et bien te tenir, c'est tout.

— Oui, m'sieur, dit Randy en frissonnant.

Jack le prit dans ses bras et lui fit franchir la fenêtre, le déposant de l'autre côté, et Randy suivit sa mère sous la pluie, pataugeant et s'avançant le long de la corniche inondée.

Seigneur, c'est mon garçon, pensa Jack. *Sûr de lui, sachant quoi faire.*

Il braqua la torche électrique vers le grenier. Il essaya de ne pas se laisser hypnotiser par l'un des horribles monceaux de chair luisante. Karen venait vers lui précautionneusement, plissant le nez de dégoût, ses jambes striées de boue en putréfaction.

Il lui tendit la main.

— Viens, chérie, c'est à nous maintenant. Dépêche-toi !

Mais, quatre mètres derrière elle, les monceaux de détritus humains frissonnèrent brusquement. Quelque chose se frayait un chemin vers le haut, au-dessous d'eux. Des chapelets d'intestins luisants glissèrent mollement d'un côté ; de la chair transformée en gelée se craquela et dégringola ; des crânes s'élevaient et retombaient comme s'ils flottaient sur une vague. Le sol de l'abattoir de Quintus Miller donnait presque l'impression de *bouillonner* tandis qu'une puissante lame d'énergie se forçait un chemin et montait vers eux... une lame qui ne pouvait être provoquée que par la forme vindicative et infaillible de Quintus Miller, nageant et s'élevant à travers le sol.

— *Plus vite !* cria Jack.

Karen se retourna, et émit un bref : « *Ah!* »

— *Plus vite!*

Karen tendit les bras vers lui — « *Jack, je t'en prie* » —, ses mains tremblant de panique et de désespoir. Sa perruque blonde s'était mise de guingois ; son visage était déformé par la peur. Elle l'avait presque rejoint lorsque son pied glissa. Elle trébucha et tomba à genoux.

Instantanément, voracement, les mains de Quintus Miller surgirent du magma sanglant des corps en décomposition, saisirent ses chevilles et commencèrent à la tirer violemment.

— Karen! Tiens bon! cria Jack.

Il pataugea dans la chair putréfiée, venant vers elle.

Karen criait et se débattait. Mais Quintus continua de la tirer de plus en plus loin.

— Tiens bon! hurla Jack. Continue de donner des coups de pied.

Mais, à ce moment, Randy apparut à la fenêtre, le visage très pâle, ses cheveux ruisselant de pluie, son chandail noir et trempé. Il poussa un cri strident :

— *Papa! Papa! Maman va tomber! Papa, viens vite!*

Jack regarda avec horreur vers Karen ; puis vers Randy.

— *Je t'en prie, Papa... maman va tomber! Elle va lâcher prise!*

— *Ja-a-a-cckkk!* cria Karen.

Jack fit deux ou trois pas vers Karen, pataugeant dans le magma informe. Maintenant elle était tirée, à travers le sol du grenier, vers la trappe. Elle redressa sa tête de la fange glutineuse et son visage était un masque rigide de terreur absolue.

— *Papa!* gémit Randy. *Papa, je t'en prie!*

Jack se tourna vers la fenêtre, puis se retourna vers Karen, puis se tourna vers la fenêtre à nouveau. Il se cacha le visage dans les mains et poussa un hurlement, écartelé.

Il ne saurait jamais pourquoi il décida de continuer de tourner le dos à Karen. Ce n'était pas une décision consciente. Mais un instant plus tard, il s'aperçut qu'il faisait demi-tour vers la fenêtre et s'avançait en pataugeant.

Il s'agrippa au chambranle de la fenêtre et était sur le point d'enjamber l'appui, lorsqu'il entendit Karen émettre un gargouillis désespéré, puis un dernier cri étouffé : « *Jack! Sauve-moi!* »

En tremblant, il enjamba l'appui de la fenêtre et sortit sur la corniche inondée, puis il s'avança lentement vers le tuyau d'écoulement dans l'encoignure de la tour. La pluie cinglait son visage comme du fil de fer glacé, mais il s'en réjouit presque. Elle dissimulait les larmes qui ruisselaient sur ses joues, et cela lui donnait une excuse pour frissonner.

Randy venait juste derrière lui, disant :

— Vite... vite, Papa, vite!

Jack s'agenouilla et regarda par-dessus le rebord du toit. Maggie se trouvait seulement à deux ou trois mètres en contrebas de la corniche, s'agrippant au tuyau et gémissant d'effroi.

— Tout va bien! cria Jack. Maggie, tout va bien! Je descends! Cramponne-toi et ne bouge surtout pas!

Il se laissa glisser par-dessus la corniche, sa côte cassée s'enfonçant dans son poumon, et descendit précautionneusement le long du tuyau, jusqu'à l'endroit où Maggie était blottie.

— Je vais passer sur toi... tu m'entends? Je vais passer sur toi afin de me trouver en dessous de toi... ensuite je pourrai t'aider à descendre!

Maggie ne répondit pas, mais continua de trembler et de gémir.

— Margaret-Ann! lui cria Jack. Cramponne-toi bien, je descends, je vais passer sur toi!

Prudemment, gardant une main appuyée contre la paroi de la tour, Jack passa sur Maggie, jusqu'à ce qu'il se trouve juste derrière elle. Le tuyau émit un craquement inquiétant, et l'un des tasseaux commença à se desceller de la maçonnerie.

— Oh Seigneur, je suis terrifiée, dit Maggie, les yeux fermés.

Son Burberry trempé n'arrêtait pas de s'enrouler autour de Jack, du fait du vent, et il eut toutes les peines du monde à s'en dépêtrer.

— Ecoute, lui dit-il, je vais descendre juste au-dessous de toi. Je guiderai tes pieds avec mes mains. Il te suffit de bien t'accrocher et de continuer de descendre doucement, et tu ne tomberas pas.

— Oh mon Dieu, pria-t-elle.

— *Margaret Ann, fais ce que je te dis, bordel de merde, et descends!* cria Jack. *Autrement, que Dieu me pardonne, je te laisse ici!*

— Je vais descendre, je vais descendre, lui promit Maggie. Ne crie plus comme ça, Jack, je vais descendre.

Peu à peu, laborieusement, ils descendirent le long du tuyau d'écoulement. Aussitôt que Maggie fut à une distance suffisante de la corniche, Jack cria à Randy de descendre à son tour. Randy avait grimpé à des arbres qui étaient presque aussi hauts que Les Chênes, et il descendit sans la moindre difficulté. Maggie pria et gémit sans discontinuer jusqu'au sol, et lorsque Jack l'aida à poser le pied sur le gravier, elle se retourna, puis elle jeta ses bras autour du cou de Jack, couvrit son visage non consentant de baisers humides et éclata en sanglots.

Jack la repoussa et la tint par le bras afin qu'elle reste bien à l'écart de lui. Il regarda et attendit jusqu'à ce que Randy ait sauté à terre, puis il dit :

— Où est ta voiture?

— Là-bas, près de la grille, répondit Maggie. (Puis elle leva les yeux vers le toit et demanda :) Où est Karen?

— Ne t'occupe pas de Karen, cours jusqu'à la voiture, emmène Randy avec toi, et fous le camp d'ici. Rentre à la maison, et ne t'arrête surtout pas.

— Mais je croyais que Karen était juste derrière nous!

— Maggie, rentre à la maison! Maintenant!

Hébétée, Maggie prit Randy par la main, et tous deux s'éloignèrent rapidement vers le bas de l'allée plantée de chênes conduisant à la grille.

— Courez! cria Jack, et ils se mirent à courir.

Jack resta un instant à les regarder s'en aller, en proie à des émotions si violentes qu'il pouvait à peine respirer.

Puis il se tourna vers les flèches sombres des Chênes. Il avait le plus vindicatif des comptes à régler avec Quintus Miller.

Il longea le bâtiment, passant devant les cuisines, et se dirigea vers l'arrière de la maison, jusqu'à la serre. Les fortes pluies avaient fait s'effondrer la verrière encore plus, et l'eau tombait bruyamment sur les carreaux. Il hésita un moment, puis il entra, laissant la porte grande ouverte derrière lui.

Il s'avança dans la salle de lecture obscure, jusqu'à ce qu'il atteigne le vestibule. Les deux statues aveugles l'observèrent sans ouvrir les yeux. Il n'y avait nulle trace des mains avides qui avaient surgi des dalles de marbre. Aucun signe de Quintus Miller ou de Gordon Holman ou des autres maniaques.

Le vestibule était silencieux.

Jack promena le faisceau lumineux de sa torche tout autour du périmètre du vestibule. Finalement, il repéra le reflet du verre vert foncé. La bouteille de Perrier de Geoff contenant de l'eau exorcisée. Il attendit et écouta attentivement, cherchant à déceler ce *ssssshhhh – sssshhh – sssshhhh* révélateur, mais il n'entendit que la pluie. Peut-être Quintus se reposait-il, après son orgie de violence.

Karen, pensa-t-il, avec un brusque serrement de cœur.

Il traversa le vestibule à pas feutrés et récupéra la bouteille de Perrier. Puis il fit demi-tour, braquant vivement la torche d'un côté et de l'autre, appréhendant de voir des mains ou des visages sortir des murs.

L'eau bénite produisit un léger clapotis dans la bouteille. Il pria pour que ça marche, comme cela avait marché pour le Père Bell. Il ne connaissait aucune prière d'exorcisme, mais il espérait que la sincérité de sa détermination à débarrasser le monde de Quintus Miller et de tous ses maniaques meurtriers s'avérerait être un exorcisme suffisant.

A son grand soulagement, il arriva à la porte de la serre sans avoir été inquiété. Il sortit et s'avança sous la pluie, dévissa la capsule de la bouteille de Perrier et commença à faire le tour des Chênes, répandant avec parcimonie le reste d'eau bénite, et récitant sa version personnelle d'une prière destinée à garder des esprits impurs emprisonnés pour toujours.

— O Seigneur, si Vous aimez le monde... si Tu aimes le monde... si Tu aimes la vie, et le bonheur... garde ces gens enfermés à l'intérieur de ce cercle pour l'éternité... la puissance et la gloire T'appartiennent, amen.

Il avait presque achevé son cercle autour de la maison, lorsqu'il commença à entendre des coups violents, dans les profondeurs du sol, presque comme le cognement des machines des Morlocks dans *La Machine à explorer le temps*.

Puis il entendit une lamentation stridente ; et il se tint seul sous la pluie et réalisa que c'étaient les maniaques. Il les avait tous pris au piège dans Les Chênes, à nouveau. Il les avait attrapés ; et cette fois ils ne pourraient plus jamais s'échapper, parce qu'*il* les avait emprisonnés, et parce qu'*il* était la seule personne au monde à pouvoir les libérer. Lui, ou un trio de cardinaux.

— *Ordures!* cria-t-il vers le ciel. *Ordures!*

Il s'éloigna à reculons sur l'allée de gravier, leva les yeux vers la sinistre silhouette néo-gothique des Chênes, et souhaita être en mesure de raser l'édifice.

Il clignait toujours des yeux dans la pluie lorsqu'il entendit un profond *ssssshhhhh* dans le gravier, là-bas à droite, près de la salle des douches. Il braqua sa torche dans la direction approximative du bruit, mais au début il ne vit absolument rien.

Puis il l'entendit à nouveau. *Sssssssssshhhhhhhhh* — de plus en plus vite, augmentant en un crescendo. *SsssssSSSHHHHHHHHH...*

Il fit pivoter sa torche d'un côté et de l'autre de l'allée de gravier. Brusquement, il vit l'énorme lame de fond soulevant les graviers, déferlant vers lui plus vite qu'un homme pouvait courir.

Il n'avait pas besoin de voir qui c'était. Il le *savait*. Quintus Miller avait dû quitter Les Chênes avant qu'il ait tracé son cercle d'eau bénite. Et maintenant Quintus

Miller fonçait à travers le sol, dans sa direction, avec une fureur sans bornes et une force que rien ne pouvait arrêter.

Le gravier bouillonna et vola en l'air. Le gazon vola en l'air. Deux urnes en pierre explosèrent comme des bombes. Alors Jack courut au bas de la pente vers les courts de tennis, poursuivi par un énorme sillon d'herbe et de terre éclatant et volant en l'air.

Quintus Miller était si près derrière lui que Jack n'osait même pas s'arrêter, se retourner et l'affronter avec l'eau bénite.

Il courait et courait, tellement vite qu'il n'aurait pas pu s'arrêter même s'il l'avait voulu. Il traversa les courts de tennis inondés, ses chaussures faisant de grands *splash!* dans les mares. L'asphalte était éventré à moins d'un mètre derrière ses talons. Il arriva au bord de la piscine qui avait débordé, essaya de l'éviter, glissa, agitant les bras, *ne lâche pas cette bouteille d'eau bénite, quoi que tu fasses*, puis il tomba de côté vers les profondeurs obscures, glacées et répugnantes de la piscine.

Le froid lui coupa le souffle, il se débattit... laissa échapper sa torche électrique... la vit couler vers le fond de la piscine.

Puis les bords carrelés de la piscine furent enfoncés, et Quintus Miller jaillit dans l'eau dans une énorme explosion de bulles, de terre et d'immondices. Jack cria sous l'eau, remonta frénétiquement à la surface, respira à pleins poumons. Mais Quintus le saisit immédiatement par les chevilles et l'entraîna à nouveau vers le fond.

Jack donna des coup de pied et se débattit, mais cette fois Quintus était résolu à ne pas le lâcher. Il saisit Jack à bras-le-corps, puis emprisonna son torse et le ploya en arrière. Commençant à suffoquer, Jack sentit les doigts puissants de Quintus lui labourer le visage, cherchant ses yeux.

Il riposta en essayant de frapper Quintus avec la bouteille de Perrier, le manqua, et la laissa échapper. En guise de représailles, Quintus le saisit à la gorge, enfonçant ses pouces sous la mâchoire de Jack, appuyant dessus et la forçant peu à peu à s'ouvrir. Les yeux de Jack saillaient et des bulles d'air commencèrent à s'échapper d'entre ses dents serrées avec force. Il eut l'impression que Quintus allait lui briser le visage en deux.

Jack battit l'eau du bras... et toucha quelque chose d'une familiarité répugnante. Le sac contenant les restes en décomposition du berger allemand à deux têtes de Joseph Lovelittle. Instinctivement, il tira le sac vers lui.

Il a une peur maladive des chiens... son père a lâché leur chien de garde sur lui après qu'il eut tué ses frères et sa mère... a failli le déchiqueter... il a une peur maladive des chiens...

Reniflant par des narines remplies d'eau, Jack leva son genou et frappa violemment Quintus à la poitrine... une fois, deux fois, trois fois. Quintus relâcha sa prise sur le visage de Jack, mais revint à l'attaque, tournant autour de lui pour le saisir à bras-le-corps et le ployer en arrière.

Jack desserra le cordon du sac, tâtonna à l'intérieur avec écœurement, puis en tira le chien à deux têtes, le tenant par la peau détrempée de son cou. Il ne le voyait pas, dans l'obscurité immonde de la piscine, mais Quintus serait à même de le visualiser aussi nettement que si c'était une lampe flood.

Durant une fraction de seconde, Jack fut persuadé que ça n'allait pas marcher. Puis Quintus eut un mouvement convulsif, qui se reproduisit. Il s'écarta de Jack frénétiquement, mais Jack put sentir ses spasmes épileptiques à travers l'eau, et un cri de terreur abjecte produisant des bulles.

D'une puissante détente il remonta vers la surface de la piscine, tenant toujours à deux mains le chien monstrueux. Il voyait de quel côté Quintus était parti grâce aux rides frémissantes qui conduisaient vers le bord de la piscine. Le ciel commençait à s'éclaircir maintenant, même si la pluie continuait de tomber.

Les carreaux, de l'autre côté se fendirent et se brisèrent comme Quintus sortait de l'eau d'un mouvement convulsif et retournait sous la surface du sol. Jack nagea vigoureusement, se lançant à sa poursuite, et arriva à l'échelle. A ce moment, il entendit quelque chose tinter tout près de lui. C'était la bouteille de Perrier flottant sur l'eau. Il la récupéra, et il aurait pu l'embrasser.

Se hissant jusqu'en haut de l'échelle, l'eau ruisselant de ses vêtements, Jack suivit la progression de Quintus à travers l'herbe. Il brandissait le cadavre du chien à deux têtes devant lui, comme un bouclier, comme un talisman.

Quintus atteignit le muret de brique qui séparait les pelouses des bois. D'après le déplacement et la déformation du briquetage, Jack put voir que Quintus se traînait vers une section du mur faisant trois mètres cinquante de long, entre deux volées de marches en pierre, de la même façon qu'un homme souffrant d'une grippe chronique se traîne vers la chaleur de son lit.

Jack laissa tomber le cadavre du chien à côté, puis dévissa la capsule de la bouteille contenant l'eau bénite et fit tout le tour de la section du mur, récitant sa prière et répandant son eau bénite.

— Quintus! cria-t-il. Est-ce que tu m'entends, Quintus? Tu es pris au piège maintenant, tu ne peux pas t'échapper!

Il n'y eut pas de réponse, mais les briques frottèrent les unes contre les autres avec un bruit sec, comme quelqu'un qui a la bouche pleine de sable et qui grince des dents.

— Quintus, où est Karen? Qu'as-tu fait d'elle, Quintus? Je ne te laisserai pas la sacrifier, Quintus! Tu as compris?

Pauvre idiot, répondit brusquement la voix rauque de Quintus, à l'accent du Midwest. *Je ne peux pas la sacrifier parce qu'elle est morte. Tu ne m'en as même pas laissé le temps, toi et ton eau bénite et tes prières à la con! Je l'ai tuée à cause de toi!*

— Tu mens! cria Jack vers le mur. Tu l'as emmenée et cachée quelque part!

J'aurais bien voulu le faire. Mais elle est morte, Mr. Reed. De la purée de tomates.

Jack prit deux inspirations rapides et frémissantes.

— O Seigneur, garde ce pécheur enfermé dans ce mur, parce qu'il a mérité tout ce qui lui arrive, amen.

Il se retourna avec raideur et revint lentement vers Les Chênes. Il était trop épuisé pour courir. A proximité de la serre, il avait vu un appentis de jardinier, et là où il y avait un appentis de jardinier, d'habitude il y avait des outils de jardinage.

La cabane était fermée par un cadenas, mais dans un tel état de délabrement que d'un coup de pied il fit voler la porte de ses gonds rouillés. A l'intérieur, il trouva des piles de pots à fleurs, une tondeuse à gazon pétrifiée, des bidons d'essence, des monceaux de tuteurs, et exactement ce qu'il cherchait... une pioche.

Il rebroussa chemin, marchant péniblement et traversant les pelouses jusqu'au mur dans lequel Quintus était emprisonné. Un soleil blafard apparut derrière les nuages et scintilla sur l'herbe détrempée.

Il leva la pioche et l'abattit, fracassant deux des briques du faîte du muret. Puis d'autres, et encore d'autres, jusqu'à ce que le muret commence à s'écrouler sur l'herbe.

Quintus se mit à tempêter contre lui. *Fous le camp, fils de pute! Fous le camp! Je te tuerai pour ça, je vais te réduire en miettes!*

Mais Jack ne répondit pas. Il était trop fatigué pour répondre. Il continua de manier la pioche et de jeter le muret à bas, jusqu'à ce que Quintus soit blotti dans la toute dernière portion de celui-ci.

Non! cria Quintus. *Touche-moi maintenant et je te tue!*

Jach abattit la pioche à nouveau. *Clonk!* Les briques s'entrechoquèrent en roulant sur la pelouse.

— Tu ne peux aller nulle part, Quintus. Tu es foutu.

Quintus poussa un cri aigu. Un son tellement perçant que ce fut à peine si Jack l'entendit.

Il abattit la pioche, les briques se détachèrent et tombèrent, et le visage de Quintus apparut, les yeux grands ouverts, sa bouche distendue en un cri d'angoisse paranoïaque.

Jack abattit la pioche à nouveau, découvrant les

épaules de Quintus, puis son torse. Ensuite il n'y eut plus qu'un homme à demi nu, tremblant et recroquevillé au milieu des briques éparpillées

Quintus leva les yeux. Métalliques, impitoyables, dénués de toute expression.

Tu seras damné à tout jamais pour ceci.

Jack dit : « Mon Dieu, pardonnez-moi », et il abattit la pioche ; la pointe atteignit Quintus en plein front.

Quintus se fendit en deux, comme deux moitiés d'une statue, puis il s'écroula, se brisant en morceaux. Jack se baissa et en ramassa un, c'était de la brique, également — de la brique qui s'effrita entre ses doigts et tomba en poussière.

Jack resta où il était, près du muret détruit, un très long moment, tandis que le ciel se dégageait et que la pluie commençait à diminuer ; Les Chênes derrière lui étaient enveloppés de brume. Puis il jeta la pioche sur le sol et commença à rebrousser chemin vers le faîte de la colline.

Deux des bidons d'essence étaient encore remplis aux trois quarts. Jack les sortit du fond de la cabane et les porta jusqu'à la porte de la serre, le dos courbé sous leur poids.

Il fit sauter les couvercles puis lança les deux bidons vers la salle de lecture. Il heurtèrent le sol bruyamment, tintèrent et se renversèrent ; ensuite il entendit seulement l'essence se répandre sur le sol.

Il ne dit pas d'autres prières ; il ne poussa pas d'autres cris de vengeance furieuse. Les mains tremblantes, il tira une pochette d'allumettes de sa poche, en alluma trois et les jeta l'une après l'autre vers la salle de lecture.

Les deux premières s'éteignirent, mais lorsqu'il jeta la troisième, la salle s'embrasa brusquement dans un grand *whomph !*

L'incendie des Chênes fut spectaculaire. Etage après

étage, fenêtre après fenêtre, le feu faisait rage, dévastant tout jusqu'au toit.

Les maniaques pris au piège dans le gros œuvre du bâtiment avaient dû monter de plus en plus haut à travers le labyrinthe des murs de la maison ; parce que ce fut seulement lorsque les flammes atteignirent le deuxième étage que Jack entendit crier.

Il se tenait sur la pelouse, sa main en visière protégeant son visage de la chaleur intense, tandis que les contours gothiques de l'imposante maison étaient parcourus de flammèches ; et le feu ondoyait dans le vent du petit matin comme un gigantesque drapeau orange.

Ils poussaient des cris de panique, d'angoisse et de douleur ; totalement désespérés d'avoir survécu pendant soixante ans uniquement pour mourir de cette façon. *Faits comme des rats*, pensa l'homme qui les avait attirés ici en jouant de la flûte.

Les flèches s'écroulèrent, les escaliers s'effondrèrent. Les visages aveugles chutèrent des corniches. Les cris continuèrent et continuèrent, cent trente âmes rôties jusqu'à l'anéantissement total. Jack regarda et attendit avec une infinie patience jusqu'à ce que le tout dernier cri eût cessé.

Il entendit des sirènes dans le lointain. Il essuya son visage roussi par la chaleur avec sa manche. Il regarda Les Chênes une dernière fois, puis il partit, se dirigeant vers les bois.

Le sergent Charles Schiller piétinait les cendres encore chaudes et crissant sous ses pas, les mains enfoncées dans les poches de son imperméable. Non loin de là, une équipe de démolition était en train de faire crouler deux pâles statues veinées de suie, qui étaient restées miraculeusement debout lorsque le sol du vestibule s'était effondré.

Le chef du service incendie s'approcha de lui, reniflant et se frottant les mains.

— Une sacrée flambée, hein?

— Combien de temps avant que nos gars du labo puissent entrer là-dedans? demanda le sergent Schiller.

– Quatre ou cinq heures. Attendez que ça refroidisse.

Le sergent Schiller fit le tour des ruines, sentant la chaleur du feu récent à travers les semelles des bottes qu'il avait empruntées aux sapeurs-pompiers. Il ramassa des fragments de marbre, des morceaux de porcelaine craquelée, une fourchette tordue. Il y avait également des os, mais il n'y toucha pas.

Ce fut seulement alors qu'il s'apprêtait à partir qu'il aperçut quelque chose qui brillait parmi les cendres. Il s'accroupit et, à l'aide de son stylo, dégagea l'objet du sol. Il le souleva et le laissa pendiller au bout de son stylo.

Un collier plaqué or, formant les lettres K-A-R-E-N.

Jack ne rentra jamais chez lui. Il solda son compte à la First Milwaukee Savings Bank, acheta une vieille Plymouth beige à un exploitant agricole à la retraite, habitant Standard, dans le Wisconsin, et il partit vers le nord, franchissant la frontière canadienne sans être inquiété.

A présent son nom est Jack Pontneuf, et il est chef d'équipe à *Saint-Basile, Pose d'échappements*, près de Québec, et il parle un français acceptable. Ses compagnons de virée l'appellent Jack le Sec, parce qu'il ne boit jamais plus de trois verres, qu'il déteste la pluie et qu'il ne parle pas beaucoup, sauf lorsqu'il est question de pots d'échappement, et il n'y pas grand-chose à dire sur les pots d'échappement.

Il a loué une chambre dans une petite maison peinte en bleu, située dans une banlieue anonyme de Québec, et il passe la plus grande partie de son temps devant la fenêtre, à regarder les poteaux télégraphiques, le temps qu'il fait et les enfants jouant dans la rue.

Sa logeuse est une femme nommée Cécile de Champlain. Une veuve de quarante-cinq ans, ordinaire, douce et triste. Elle met un bocal à confitures de fleurs fraîchement cueillies dans sa chambre tous les deux ou trois jours, mais elle lui parle rarement.

Il lui a demandé de le prévenir aussitôt si jamais elle

entendait un bruissement dans les murs ; ou si elle voyait le sol se lézarder sans raison ; ou si elle croisait un petit enfant portant un imperméable gris-blanc.

Elle a promis formellement de le prévenir.

Il lui a également demandé (d'une manière embarrassée, ses yeux fixés sur quelque chose de tout à fait différent, dans le lointain) de ne jamais chanter la comptine enfantine *La lavande est bleue*.

Elle a promis formellement de ne pas le faire.

Cécile de Champlain pense que Jack a probablement besoin de soins psychiatriques. Il y a, se dit-elle, des établissements pour des gens comme lui.

OUVRAGES DE LA COLLECTION « TERREUR »

IAIN BANKS
Le seigneur des guêpes

CLIVE BARKER
Secret Show

WILLIAM P. BLATTY
L'Exorciste : la suite

ROBERT BLOCH
L'écharpe
Lori
Psychose
Psychose 2
Psychose 13

RANDALL BOYLL
Froid devant
Monssstre
Territoires du crépuscule

RAMSEY CAMPBELL
Envoûtement
La secte sans nom

MATTHEW J. COSTELLO
Cauchemars d'une nuit d'été

MARTIN CRUZ-SMITH
Le vol noir

JOHN FARRIS
L'ange des ténèbres
Le fils de la nuit éternelle

RAYMOND FEIST
Faërie

RAY GARTON
Crucifax
Extase sanglante

LINDA C. GRAY
Médium

WILLIAM HALLAHAN
Les renaissances de Joseph Tully

THOMAS HARRIS
Dragon rouge
Le silence des agneaux

JAMES HERBERT
Dis-moi qui tu hantes
Fluke
Fog
La lance
Les rats
Le repaire des rats
L'empire des rats
Le survivant

SHIRLEY JACKSON
Maison hantée

STEPHEN KING
La part des ténèbres
Salem

DEAN R. KOONTZ
Le masque de l'oubli
Miroirs de sang
La mort à la traîne
La nuit des cafards
La nuit du forain
La peste grise
Une porte sur l'hiver
La voix des ténèbres
Les yeux des ténèbres

STEVEN LAWS
Train fantôme

CHARLES DE LINT
Mulengro

GRAHAM MASTERTON
Démences
Le démon des morts
Le djinn
Le jour J du jugement
Manitou
Le miroir de Satan
La nuit des salamandres
Le portrait du mal
Les puits de l'enfer
Rituels de chair
Transe de mort
La vengeance de Manitou

ROBERT MCCAMMON
L'heure du loup
La malédiction de Bethany
Scorpion

MICHAEL MCDOWELL
Les brumes de Babylone
Cauchemars de sable

ANDREW NEIDERMAN
L'avocat du diable

ANNE RICE
Lestat le vampire
Entretien avec un vampire
La reine des damnés
La momie

FRED SABERHAGEN
Un vieil ami de la famille

JOHN SAUL
Cassie
Hantises
Créature

PETER STRAUB
Ghost Story
Julia
Koko
Mystery

MICHAEL TALBOT
La tourbière du diable

SHERI S. TEPPER
Ossements

THOMAS TESSIER
L'antre du cauchemar

THOMAS TRYON
L'autre
La fête du maïs

JACK VANCE
Méchant garçon

LAWRENCE WATT-EVANS
La horde du cauchemar

CHET WILLIAMSON
La forêt maudite

DOUGLAS E. WINTER
13 histoires diaboliques

BARI WOOD
Amy girl

BARI WOOD/JACK GEASLAND
Faux-semblants

T.M. WRIGHT
L'antichambre
Manhattan Ghost Story
L'autre pays

Achevé d'imprimer en janvier 1998
sur les presses de l'Imprimerie Bussière
à Saint-Amand (Cher)

POCKET - 12, avenue d'Italie - 75627 Paris Cedex 13
Tél. : 01-44-16-05-00

— N° d'imp. 2595. —
Dépôt légal : avril 1991.

Imprimé en France